Underteksten: Psykoanalytisk terapi i praksis

精神分析治疗基础
——理论与实践

[挪威] 西丽·埃丽卡·居勒斯塔（Siri Erika Gullestad）
比约恩·基林莫（Bjørn Killingmo） / 著

武 江　王 觅　杨 琴　陈 珺 / 译
黄建军 / 审校

中国轻工业出版社

图书在版编目（CIP）数据

精神分析治疗基础：理论与实践／（挪威）西丽·埃丽
卡·居勒斯塔，（挪威）比约恩·基林莫著；武江等译. —
北京：中国轻工业出版社，2024.3
ISBN 978-7-5184-4357-4

Ⅰ. ①精…　Ⅱ. ①西…②比…③武…　Ⅲ. ①精神
疗法　Ⅳ. ①R749.055

中国国家版本馆CIP数据核字（2023）第206321号

版权声明

Underteksten: Psykoanalytisk terapi i praksis
Siri Erika Gullestad og Bjørn Killingmo
© Universitetsforlaget 2013

责任编辑：刘　雅　　　　责任终审：张乃東
文字编辑：朱胜寒　　　　责任校对：刘志颖
策划编辑：阎　兰　　　　责任监印：吴维斌

出版发行：中国轻工业出版社（北京鲁谷东街5号，邮编：100040）
印　　刷：三河市鑫金马印装有限公司
经　　销：各地新华书店
版　　次：2024年3月第1版第1次印刷
开　　本：710×1000　1/16　印张：19.25
字　　数：200千字
书　　号：ISBN 978-7-5184-4357-4　定价：78.00元
读者热线：010-65181109
发行电话：010-85119832　　010-85119912
网　　址：http://www.chlip.com.cn　http://www.wqedu.com
电子信箱：1012305542@qq.com
版权所有　侵权必究
如发现图书残缺请拨打读者热线联系调换
220046Y2X101ZYW

推 荐 序

在精神分析心理治疗中，聚焦来访者的深层精神世界、关注创伤带来的强迫性重复、挖掘其无意识中的心理冲突等，都需要通过倾听来实现。倾听不但是人与人之间交流及情感联结的基本元素，在心理咨询与心理治疗中也占有举足轻重的位置。它既是一种与来访者工作时所需的基本态度，又是一项基本技能。我们需要在倾听中感受来访者用怎样的叙事方式讲述自己的经历和当下生活中的困扰，也需要通过倾听感受移情和反移情的质量。因此，精神分析治疗中的倾听就更具有了不同的性质，作者称之为"治疗性倾听"，并强调"其本质是一种内在的态度，促进治疗双方在关系中为尚未领悟的情感和思想开启一个开放性的空间"。治疗师不仅要倾听患者话语的内容，还要倾听他讲述这些内容的方式和背后的"潜台词（subtext）"，即那些呈现在话语之外的延伸内容，作者将其描述为一种"间接存在的扩展内容"。因此，我们可以将倾听"潜台词"视为精神分析治疗中探索无意识世界的必经之途，而"听到"并理解和诠释潜台词也就成了精神分析治疗师的基本功。

本书的特点是高度浓缩和提取了精神分析治疗的精华。作者用简洁清晰的语言阐述了与精神分析治疗密切相关的理论概念和临床实践中的关键议题——不是简单地将理论概念与实践操作进行关联性的拼接，而是从理论、实践、研究三位一体的视角进行了深入的阐述。书中也不乏作者原创的见解和观点，如冲突型和缺陷型的心理病理学特征及对应的治疗策略。书中的每一个议题所占的篇幅都不长，就像是经过精细加工后的提纯过的产品，读来几乎都是金句。本书还有一个特别之处，就是作者用自己独创的、富有新意的解析，让我们对一些耳熟能详的概念又产生了更新、更深刻的理解，例如第八章中对心智化和阻抗的阐述。在论述精神分析临床实践的策略和技术时，作者用生动的案例和对话片段直观细腻地演示出治疗的过程，如第十二章的"意料之外"一节中呈现的分析师与运动型女孩 N 的对话片段和分析师的理解，让我们切实体验到了精神分析性倾听的魅力。因此，无论是初学者还是已有一定经验的治疗师，无论是精神分析取向还是其他流派取向的治疗师，本书都会使读者受益良多。

本书的两位作者都曾经是挪威奥斯陆大学心理学系的资深教授、研究生导师，也是挪威精神分析学会的资深督导师和富有经验的研究型学者。作者西丽·埃丽卡·居勒斯塔（Siri Erika Gullestad）教授是国际精神分析协会（International Psychoanalytical Association, IPA）研究委员会的现任主席，她从2006年起就担任中国−挪威精神动力学心理治疗师连续培训项目（以下简称"中挪项目"）的教师，深受学员们的欢迎和喜爱。而已经故去的另一位作者比约恩·基林莫（Bjørn Killingmo）对精神分析临床领域的贡献也非常突出。他不仅在挪威精神分析学界享有盛誉，在欧洲和国际精神分析领域也有一定的影响力。本书是两位作者多年从事精神分析临床实践、教学以及科学研究的结晶，经中挪项目的外方负责人斯韦勒·瓦尔文（Sverre Varvin）教授的推荐，本书英文版的部分章节在过去的中挪项目中已被用作学员的指定参考资料。相信中文版的问世将惠及更多心理治疗与心理咨询的学习者和实践者。

本书的年轻译者和审校者都是经过多年受训和积累了丰富实践经验的精神分析心理治疗师，在此感谢他们的辛勤付出。

杨蕴萍

精神科主任医师，教授

IPA 认证精神分析师

2023 年 12 月 8 日

译 者 序

作为一名学习精神分析十余年的精神科医生和心理动力学治疗师，我在学习和工作的过程中始终有这样一种体会，那就是将精神分析理论和临床实践有效结合起来不是一件容易的事情，刚开始学习动力性心理治疗的人经常会止不住感慨，"为什么我们懂了很多理论，却依然不知道怎么帮助来访？"。众所周知，心理动力学治疗师的培养体系主要包括三部分：理论学习、案例督导和个人治疗。虽然精神分析的历史不过一百余年，但其理论一直以繁杂和晦涩闻名，并且发展出众多不同理论流派。这些流派之间时常产生分歧和冲突，使得一些核心理论和基本概念时常被淹没在不同流派强调自身独创性的书籍中。因而在理论学习中，作为初学者，我们都可能经历过被各种理论和概念所包围，找不到学习的侧重点和理解方向的困惑时刻。如果对精神分析理论的本质和基于理论的治疗方法没有深入清晰的理解，就很难真正开展行之有效的心理动力学治疗。但目前国内把精神分析的核心理论、基本概念、主要治疗观点和临床实践及教学紧密结合的译著并不多，这也是我们翻译本书的初衷。

我的研究生导师杨蕴萍教授和挪威的斯韦勒·瓦尔文教授共同举办的中挪项目是中国最早的心理动力学治疗师培训项目之一。我跟本书的作者之一西丽·埃丽卡·居勒斯塔老师是于2007年10月在第一届中挪项目期间相识的，西丽老师是最初就被邀请来到中国教学的外方教师。第一次见面，我就被她甜美的笑容和热情的拥抱所打动，她的率真热情与我对北欧人内敛含蓄，甚至带有一点"抑郁气质"的印象截然不同。而在跟随西丽老师学习以及担任她的口译员的过程中，我更有机会感受到，她既是一名临床经验丰富的心理治疗师，又是一名具有扎实理论功底和丰富教学经验的老师。西丽老师在督导案例的过程中充满共情又直言不讳，善于在分析个案的同时举例示范如何做出有效的治疗性干预，并从理论层面论证为什么使用这样的干预。这种理论指导和实践示范相结合的方式让我受益匪浅。这也是十年后，我作为国际精神分析协会的精神分析师候选人，再次选择西丽老师作为我的培训分析师的原因。当中挪项目准备翻译西丽老师的这本《精神分析治疗基础——理论与实践》*时，我毫不犹豫接受了翻译部分章节的任务。如前所述，本书延续了西丽老师的教学风格，用一种简洁明了、深入浅出的方式阐述了精神分析理论的基本概念和治疗方法，同时，在临床部分用详细的案例片段和对话演示了重要的动力学心理治疗过程和技术。西丽老师和本书的另一位作者比约恩·基林莫教授既是大学心理教师、执业精神分析师，又长期合作进行了大量针对心理治疗的科研工作，这使得他们的著作既具有教学性和实用性，又具有严谨性和客观性。他们讨论了精神分析与科学的关系、精神分析的认识论基础，并演示了如何根据具有实证的结论进行有针对性的干预。除此之外，本书还具有一定的创新性。如明确提出，除了传统的诠释型技术，对缺陷型病理的患者更需要使用"肯定化（affirmation）"技术，以及将客体关系视角和结构性视角整合在一起的理论。总之，两位作者致力于将精神分析视为一门特殊的心理科学理论，并试图将它与一般心理学理论更紧密地联系起来。如西丽老师在前言中所说"本书最重要的特点就是临床观察和理论之间的相互作用"。

　　精神分析性心理治疗是一门兼具科学性和艺术性的实践活动，为了达到最佳实践效果，心理治疗师需要不断学习，反思、整合理论知识和实

＊ 本书原版为挪威语，原文书名为 *Underteksten: Psykoanalytisk terapi i praksis*。英文版由劳特利奇（Routledge）出版社出版，书名为 *The Theory and Practice of Psychoanalytic Therapy*。——译者注

践经验。因此，我们需要一本兼具科学性和艺术性的教学图书，而对于国内蓬勃发展的心理咨询师和治疗师的培训需求来说，这本《精神分析治疗基础——理论与实践》将是一个很好的选择。

翻译是一个既在工作又在学习，既辛苦又收获满满的复杂体验过程。我想感谢在繁忙的本职工作以外和我一起工作、共同完成本书翻译的其他伙伴们，他们分别是：澳门大学的王觅老师、北京安定医院的杨琴医生和中挪班高级组学员陈珺老师。感谢引荐本书并对翻译工作给予悉心指导的、我的导师杨蕴萍教授；感谢为本书译稿进行统稿审校的、我的师兄黄建军博士；感谢负责组织协调工作的中挪项目会务组同人，没有你们的支持和付出，这本书也无法顺利成稿。由于能力有限，书中难免有翻译不当或疏漏之处，欢迎广大读者批评指正！

武江

精神科医生，心理治疗师

IPA 精神分析师候选人

个体的心灵生活中，始终涉及他人……

———西格蒙德·弗洛伊德（Sigmund Freud）

前　言

在精神分析治疗中，治疗师不仅要倾听患者话语的平淡内容，还要倾听"潜台词"——那些以符号的形式间接地呈现在言语之外的延伸内容。潜台词表现在对话形式中——以语调、拟态、身体姿势和存在方式的形式，存在于个体的性格中。本书整合了客体关系和结构的视角，采用了被称为"关系导向的性格分析（relational-oriented character analysis）"的理论。本书强调患者的存在方式构建了关系策略，策略里携带的内隐信息被传递给对话中的另一方。本书还详细举例说明了如何捕捉这种潜在对话。

本书提出了结构化（structuralized）和行动化（actualized）情感之间的区别，认为治疗师需要在患者的移情中捕捉这种行动化的非言语情感和未象征化的体验。冲突和缺陷的概念是理解这些临床材料的组织维度。在这个概念框架内，需要在经典精神分析的诠释型干预中增加肯定化的干预。

作为这本书的作者，我们既是大学教师和研究者，又是执业精神分析师。这种与实践和学术的双重关系分别反映在本书将精神分析视作一门专业学科的立场上。时至今日，国际上仍在热烈讨论精神分析的科学立场：精神分析是一门科学吗？如果是，它属于哪一类？它是阐释类学科，还是一门研究某个具体对象（即无意识心理过程）的特殊科学？像弗洛伊德（Freud, 1927）一样，我们认为精神分析是心理学的一部分。作为一种深层心理学方法，精神分析治疗为研究精神现象的特定方面（主观的、动力的、调节的）提供了一种特殊的途径。按照哈拉尔·谢尔德鲁普（Harald

Schjelderup）教授在挪威创立的传统，我们希望将精神分析与大学学科联系起来，将精神分析理解与一般心理学联系起来。

作为教师和督导师的长期经验告诉我们，学生和候选人需要对临床水平上发生的事进行深入的反思。本书将带领读者走进治疗室，通过详细的例子说明患者和治疗师之间的互动是如何发生的——可以说扎根于基础。本书还强调治疗师的行为始终受到潜在的系统理论的规范。而本书最重要的特点就是临床观察和理论之间的相互作用。

书中的患者资料均做了匿名处理。此外，其他必要之处均已获得许可。

非常荣幸这本书现在可以用中文出版了，希望这本书能对中国的受训分析师和学生有所帮助。

西丽·埃丽卡·居勒斯塔（Siri Erika Gullestad）

比约恩·基林莫（Bjørn Killingmo）

目　录

导　言

视　角

在对人类的理解中，精神分析关注的重点是潜在之物，即那些在显现的表面之下的目的和意图。治疗师临床实践的倾听视角也表明了这一立场。当治疗师倾听患者话语中显而易见的内容，也就是所谓的"文本"时，他同时也在倾听只能间接存在的扩展内容——我们称之为"潜台词"。他会留心倾听那些话语之外的信号，这些信号可能从根本上揭示了谈话的内容。治疗师以双重视角参与治疗对话：患者通过他所说的内容告诉了我什么他没有直接提到的？对话中总会有潜台词，它是关于情感、幻想、愿望和自我形象的，这些东西因为太脆弱而无法通过文本表现出来。它们因此被降级为潜台词。但同时，潜台词也希望自己像文本一样被知晓。文本和潜台词之间的关系可以看作一种隐喻，隐喻着弗洛伊德的"被压抑（the repressed）"与"被压抑的回归（the return of the repressed）"之间的张力。本书的宗旨是在临床实践中始终如一地使用这一视角。为了表明这一立场，我们选择将"潜台词"作为书名的一部分。

我们从广义的精神分析理论出发，追溯到20世纪70年代，那时人们谈论的还是精神分析的"主流"。它代表着一条回归经典理论的相对完整的线路。尽管自弗洛伊德的时代以来，精神分析有了一些变化和补充，但仍有一个普遍认同的核心，代表着"官方"精神分析。费尼切尔（Fenichel）在他1946年发表的里程碑式著作《神经症的精神分析理论》

（*The psychoanalytic theory of neurosis*）中总结了这一核心。费尼切尔的工作也可以被看作一个时代终结的标志，因为从20世纪50年代开始，对理论细节的把握和推进逐渐有了更多发展，还产生了对原来被视为不可动摇的基石性概念和观点的质疑。如今，对于哪些概念构成了精神分析的核心，已经不再有共识。这意味着临床观察和精神分析设置可以从不同的理论角度得到不同的理解和阐述。简而言之，精神分析学科已进入多元化阶段。

在这种情况下，本书将自己置于所谓的客体关系视角：治疗师不再是一个中立的观察者，而是一个参与与患者的情感互动的人。精神分析的临床语言已经改变。经典语言片面地谈论伪装和象征的驱力欲望，无法体现出把分析情境作为一种关系的现代观点。我们需要新的概念来为患者和治疗师的相互关系打开空间。这些概念中最重要的是移情和反移情，本书对此进行了深入讨论。然而，这一立场并不意味着驱力理论的结束。本书保留了经典原则的一些核心部分的价值，并试图将它们整合到关系的背景中。

我们可以对贯穿整个精神分析史的两种努力加以区分。其中一种（努力）的目的是尽可能地保持经典理论的原初形式。对一些追随者来说，该理论呈现出不可改变的教条主义特征；它们本身已经成为教条。另一种努力是科学的、探索的。它考虑的事实是：理论的不断变化与临床观察相互作用。第一种旨在保存和维护，第二种朝向开放和探索。在20世纪末，出现了一场更接受多元化的运动（Wallerstein, 1986b），我们可以把这解读为正统时代的结束。我们可以在精神分析杂志上看到这种新的开放性。20世纪70年代之前，人们几乎找不到一篇不提性心理阶段固着和退行的文献。这些曾是通行的思维模式，实打实地保证了该理论是"精神分析性的"。而到今天，已经很少见到使用这种特殊的驱力理论语言的文章了。它被淡化并移到了外围，其他概念开始占据理论舞台的中心。如今的精神分析杂志对甚至是最核心的精神分析概念，如驱力和冲突，都进行开放的批判性讨论和质疑。在精神分析的历史中，这些变化可以说不亚于一场"革命"（Gedo, 1981）。

这样的结果可能会引起分歧。精神分析在这种发展中是输了还是赢了？有些人认为，一种坚实而有声誉的思想传统已经瓦解。在这样的情况下我们还能坚持什么？什么是可接受的精神分析？什么是不可接受的精神分析？毫无疑问，参加精神分析培训的候选人对这个问题并不陌生。而有些人可能把这种情境体验为一种解放，一种思想的自由——这种态度正是本书的精神。与此同时，我们也意识到，多样性在理论和治疗技术层面都可能威胁到经典传统中值得保留的观念。在急于改革的过程中，我们可能碰巧把洗澡水和婴儿一起倒掉了 *（Killingmo, 2001a, 2001b）。我们将在全文的描述中包含这个视角，并标记出何时脱离了经典范式，何时又与它一致。

现代精神分析多样性的另一个后果是，仅仅将一个人描述为精神分析师是不足够的。当下的精神分析师不能简单地引用主流精神分析的内容来描述自己的理论取向。他们必须选择自己的精神分析立场。我们在本书中呈现的精神分析取向被称为关系导向的性格分析。[1] 它涵盖了患者的全部人格，在此时此地的治疗关系中体现出来。治疗工作的重点是无意识愿望以及患者的生活方式和存在方式的象征性表征。与此同时，治疗师对患者保持开放的态度，并能够共情作为患者与治疗师工作时的感受：面对一个面质自己、指出自己问题的人时的感受。这意味着治疗师要反思自己对治疗对话的贡献，也承认这在分析对话中的重要性。治疗师维持并交替使用两种视角：一种是改变导向的对心理内部冲突的诠释，另一种是对患者主体性的共情的确认。本书第一部分的标题是"关键概念"，在其中我们呈现了精神分析人格理论和病理学理解中的一些核心问题，之后，我们在单独的一章里讨论了新的主体间性视角对精神分析知

＊ 指得不偿失。下文同。——译者注

识立场的隐隐的挑战。目的是澄清理论前提，这个前提为本书临床部分描述的临床实践奠定了基础。

我们试图通过举例来说明治疗师在临床情境中是怎么思考的——他当时是怎么做的，以及为什么他会这样想、这样做。我们通过呈现我们的工作方式，让其他临床工作者有机会与他们的方式进行比较。[2]对学生和候选人的督导也表明，许多人在实践中关注的好像是对和错。这在干预模式中尤其适用，或许也特别适用于精神分析训练的候选人：在精神分析中，一个人"被允许"说什么？治疗师是否总应该避免回答患者的问题？治疗师能允许自己在治疗过程中发笑吗？提出这样的问题是很自然的事。它们可以被解读为对分析技术细微差别的尊重。然而，这也表达了一种对知识的"独裁"态度——就好像存在一个"真理"，有人被任命来掌管它。我们的立场是：没有任何治疗知识是绝对的。理论和实践都包含着模棱两可的现象和挑战，无法用对与错来界定。虽然原则上我们会使用相当清晰的指南，但在临床层面中，总是存在近似性的问题。因此，在处理本书的临床资料时，我们尽量避免使用确定的陈述。

精神分析治疗的胜任力可以从三个层面描述：战略层面、态度层面和技术层面。战略层面包括目的和实现目的的方法；态度层面包括治疗师的情感和认知存在方式；技术层面则包括治疗师为了对过程产生积极影响而使用的干预措施。虽然可以用三分法来描述胜任力，但精神分析的学习过程实际上并不是按这个顺序进行的。胜任力同时建立在所有层面上，个人对这些知识的整合是一个漫长（当然也非无限）的过程，这也是事物的本质。你无法在便利店轻易买到这些。在这种背景下，自然有人会问，如此繁复细微的治疗方法是否有必要？是否划算？在今时今日它有什么用？很少有人能为这种治疗投入努力。那种不需要漫长繁复的学习过程的方法、那些可以被手册化为技术和实用设备的短程方法，不是更值得投资吗？终南捷径总是比万里长征更具诱惑力。

但本书依然坚守万里长征之路。那么，精神分析的理解的特别之处及优势是什么？首先，精神分析将我们的注意力引向基因型而不是表现型。也就是说，它的目的不限于症状层面的理解，而是着眼于症状之下的动力学和结构性情境。它增加了理解现象的更深刻的维度。这个事实意味着，可以通过理论的透镜看到，许多以独立的、不同的形式呈现出来的现象是相互联系的，并且可以根据共同的基础进行诠释。其次，它将治疗师从分类思维模式中解放出来，用开放和个性化的方式看待事物。它将患者和治疗师的相遇描述为一个复杂的动力性场，治疗师自己也参与其中，这里没有根据每个问题情境而事先确定的技术，每种情况都是独特的。精神分析理论提供了概念，帮助临床工作者理解自身所处的心理位置——或者在所谓的关系情节（relational scenario）的任意时间点上被分配的角色——并在此基础上形成干预。简而言之，理解先于技术存在。最后，精神分析理论是一种综合性的动力学理论。也就是说，对病理的理解、诊断的考虑以及治疗的方法可以用同一种理论语言来总结和阐释。治疗师不需要从一种理论转换到另一种理论，也不需要分别针对长期治疗、短期治疗、紧急治疗和日常咨询的不同理论。理念是共通的。考虑到以上因素，我们相信进行这项长线投资有着充分的理由。

理 论 基 础

在《论自恋》（*On narcissism*）一书中，弗洛伊德讨论了一种可能性，即在不强调观察的情况下，通过推理实现理论变化，使他的精神分析理论更流畅、逻辑上更连贯。他总结到，这样的"推测性"理论需要一个截然不同的概念作为基础。但是，他也表明，如果选择这个起点，那么这些观点将无法成为建立在实证研究基础上的科学表达，他总结道："这些观点不是科学的基础，如果有什么是一切的基础，那么只能是观察。它们*处

＊指上述"观点"。——译者注

于整个结构的顶端，而不是底端，可以在不破坏结构的情况下被替换和丢弃"（Freud, 1914b, p.77）。这个建构传达了以下观点：（1）精神分析从根本上说是一门以经验为基础的科学，其概念出发点是临床观察；（2）精神分析科学明白它的概念是试验性的和不完整的，并在不断向更严谨的方向发展。同时，它也准备好在必要时被新的概念替换。通过这个声明，弗洛伊德宣布了精神分析领域的原则立场，并宣布了一种以开放、灵活和对公正观察的基本尊重为特征的研究态度。这是一个真正的经验主义者的宣言！弗洛伊德认为理论是为临床服务的，而非相反。任何精神分析概念都始于观察，也终结于观察。这一观点也是本书的基础。

尽管我们坚持精神分析是一门建立在经验基础上的科学学科，但这并不意味着治疗师在实践中不使用理论，或者理论只是次要的。事实恰恰相反。理论具体说明了治疗师临床倾听视角的内容，观察正是通过理论才成为"精神分析的"。理论影响数据的选择、评估和组织。从整体的角度来看，理论就像战略地图，治疗师——当然主要是在无意识的情况下——会通过咨询理论来确定自己在治疗领域的位置，并评估治疗过程中进一步的方向选择。尼尔森（Nielsen, 1999b）强调，需要"一个基本的理论锚定，理想的参考框架应该在人格发展、心理病理学和变化的假设上留有空间"（p.23）。安西（Anthi, 1997）断言，理论是一个必要条件。然而，治疗师的倾听视角并不完全由外显理论决定。还有一种内隐理论，即治疗师的主观心理"空间"，由临床假设、隐喻、意象形成中的想法和治疗师的主观世界观（Weltanchauung）组成。这些潜在的、私人的想法，而非正式的理论，形成了治疗师的直接理解的基础，并为他们对材料的体验带来了活力和意义。这种关于理论在临床实践中的地位的观点与一种普遍观点相联系，即临床理解被前理解（fore-understanding）所包围，或与前理解联系在一起。所有的观察以偏好为起点："治疗的非理论原理也有其特定的理论基础"（Anthi, 1997, p.80）。简而言之：理论是起始！

一些临床工作者声称，理论会阻碍对患者的共情和敏感态度。理论在此被视为过滤器，在治疗师和患者之间制造了情感距离。毫无疑问，理论可以以这种方式发挥作用，当然我们不是说它必定如此。这种疏离可能是理智化防御的表现。治疗师把理论像盾牌一样"推"到前面，保护自己不受治疗对话中可能被激发的强烈情绪的影响。另一个原因可能是治疗师对理论的理解不完整或过于"表面"。理论没有被作为内隐知识，而是被作为疏离的词句保存下来，妨碍了对治疗关系中相互作用的即刻和直接的感知。反理论的态度也可能是由于对理论存在误解。"理论"这个概念是与静态的思想形成相关的，而这与临床对话浮动和变化的性质相反。有些人把这个词和一些复杂的、累赘的、"学术性的"东西联系在一起，这是某些人特别热衷的话题，但与临床从业者关联不大。这样的观点并没有理解原则上理论所代表的意义。理论或多或少是一种系统化的表达，表达了我们目前如何思考和理解某些现象以及它们之间的联系。理论代表了思考的策略。理论并非先天地造成了与现象之间的距离。使理论成为治疗过程中不可或缺的辅助手段的决定性因素是内化。通俗地说，就是治疗师获得理论的所有权。理论被"吸收"并被前意识地（pre-consciously）储存起来。当发生关联时，理论可以被召唤进入意识，变成显性的——虽然在临床情境下它是通过自动化的理解来行使功能的。在那个时刻，理论和观察就完全是一回事了！

作为一种疗法的精神分析

精神分析是一种广泛的心理学理论。它提供了对人类心理驱力的基本理解，包括对意识特别是无意识（的理解）。它描述了儿童心理发展的决定性阶段，并提供了对心理——冲突和自我表达中的心理——的结构和功能的系统描述。它涵盖了正常和异常的精神状态，并包含了从悲伤到狂喜的全部情绪谱系。精神分析研究单独的个体，这个个体既是独一无二的生物——与其他所有人都不同，又是一个社会存在——沉浸在与他人的关系中。精神分析特别关注梦境、幻想、内在表征和创造力，并通过这些现象与文学和艺术相联系。作为一种广义的理论，它还与社会科学、宗教和一般文化生活相关。在这样的背景下，精神分析本身就不仅仅是一种纯粹的心理学理论。它几乎可以与一种"文化"相媲美。

然而，这种意义上的精神分析并不是本书讨论的内容。本书论述的是精神分析作为一种治疗精神痛苦的方法。在此背景下，我们将谈到精神分析治疗。精神分析有两个视角：广义的文化视角和狭义的方法视角。前者保持着其基本特征，它对我们的吸引和激发不会停止。相反，后者处在持续的变化中。作为一种疗法，精神分析不是在某种宽泛的理解中得到每一个理解细节而派生出来的。治疗技术在实践中往往基于临床经验和判断，而不是理论上的教条。在讨论精神分析时，我们应该区分作为文化的精神分析和作为方法的精神分析之间的不同。如果不这样做，我们就会混淆属于不同参照框架的现象，陷入概念的死胡同。通常情况下，更广义的视角构成了背景——"潜台词"——为技术提供了深度和历史根基。这两个视角彼此独立又相互联系。这种双重意象将影响本书呈现的内容。"精神分析治疗"这个术语并不是完全清晰的。更准确地说，在今天它是一个通用术语，用于说明精神分析有关的多样性。我们将在本书的临床部分讨论我们自己在这个扩大的精神分析大家庭中的位置（见本书 p.73）。[3]

人们也可能会去区分精神分析治疗和精神分析取向的心理治疗（psychoanalytically oriented psychotherapy）。做出这种区分的一个论点是，不同的治疗框架会在患者中激活不同的过程，也会在患者和治疗师之间的关系中激活不同的过程，所以我们有理由提及这些不同的治疗形式。常有人提出，精神分析取向的心理治疗是更少"分析性的"，更多"支持性的"，因此，尽管也属于动力学形式的治疗，其深度却不如精神分析治疗。另一种不同的论点是，它们从两个不同的战略角度起作用。通过将精神分析比作基础研究，精神分析取向的心理治疗比作应用研究，贝拉克（Bellak, 1952）对这一观点表达了支持。精神分析可以被比作一门基础科学，因为每一个新患者都代表着一种新现象——这是一个广阔的研究领域，研究者通过对日积月累的牵连关系的彻底研究，对其细微差别进行了精巧的描绘。因此，每一次新的治疗会谈都对验证和新发现无比重要。另一方面，心理治疗师与精神分析师所处的位置不同。心理治疗师必须事先对患者做出预判，并基于相当狭窄的信息采取措施。心理治疗师必须使用治疗知识和与既往患者的工作经验作为积极干预和组织决策的基础。因此，心理治疗是一门应用科学——一种基于精神分析原则的技能。这两个论点说起来可能是为了表明两种治疗形式之间的区别。但这种区别是决定性的吗？贝拉克是在描述精神分析实际展开的方式，还是在描绘一种更应该被视为范式的意象——一种大多数精神分析师奋力追求却难以在实践中实现的理想意象？如果以临床现实为出发点，我们很快就会明白，在不同的患者和不同的分析师之间，框架和过程是大为不同的。心理治疗也是如此。考虑到这些要点，很难给出一个把两种分析实践形式区分开的决定性标准，因为我们总是能想象到中间形式的存在。

我们有理由认为这场辩论表达了对该领域的两种潜在的派别性态度：第一种是孤立主义，第二种是包容主义。前者试图保留一种纯粹和"未受污染"的精神分析，后者则看到了扩展精神分析概念的优势。我们的结论是，在理论层面上，人们可能可以形成两种截然不同的精神分析策略范式，以证明精神分析和精神分析取向的心理治疗之间的区别。然而，在临床层面上，是不可能使用两种截然不同的治疗方式的。本书关注的是实践中的精神分析心理治疗，因此可以说是一本与精神分析师和心理治疗师都相关的书籍。

精神分析——一种有价值的治疗

弗洛伊德曾多次表达，他对精神分析作为一种研究方法和科学的兴趣超过了将它作为一种治疗方法："我从来都不是一个治疗狂"（Freud,

1933, p.151）。这一立场在他去世前两年的作品，也就是1937年的《可终止与不可终止的分析》（*Analysis terminable and interminable*）一书中得到了最清晰的表达(Freud, 1937a)。在这部作品中，他回顾了精神分析技术。这位老大师在评价自己的作品时，不动声色地断言了精神分析作为一种治疗方法的局限。与早年陈述不同的是，现在他在怀疑，精神分析治疗是否能保护患者在以后的生活中不患新的神经症，哪怕是阻止已治愈的神经症复发——即使是成功的治疗？换句话说，没有所谓的终极治愈。某些案例甚至谈不上有分析进展。精神分析也没有最终的终点。总会有更多的东西等待分析。精神冲突本身是没有尽头的。分析所对抗的力量也是没有尽头的。它们部分基于生物因素，例如不能被心理手段所影响的驱力，而死亡驱力是所有驱力中最强的。看来，弗洛伊德在生命末期更重视这种破坏性的"本能"。它在每一场冲突中都被认为是中心驱力，是自我毁灭的一个组成部分，总是在阻挠治疗进展。因此当弗洛伊德将他的治疗方法传给后代时，带着一种相当冷静，甚至可能有人会说是有些悲观的结论。

在此基础上，我们有理由提出这样一个问题：在弗洛伊德写下遗言的七十多年后，精神分析治疗仍然是一种有意义的方法吗？如果多数精神分析师都同意弗洛伊德的评论，那我们就可以保守地说：没有。那这本书也就没有意义了。当然，今天的观点依然认为精神分析是大有可为的，但即便如此，精神分析也必须——像任何其他心理治疗方法一样——证明其专业可行性。考虑到时间的投入和接触精神分析师的可能性，精神分析尤其需要证明这一点。同样，如今很多寻求心理治疗的患者并不适合这种治疗方法。不能想当然地认为精神分析治疗是心理健康行业中的一种有意义的治疗。它的存在立场需要理由来证明。

下面，我们将提出我们的一些论点，证明精神分析治疗应该在今天的心理治疗供给中占有一席之地。论证将分为四个部分。

1. 大量研究表明，精神分析作为一种治疗方法是有效的（Schjelderup,

1955; Wallerstein, 1986a; Leuzinger-Bohleber, 2002; Fonagy, 2002; Brandl et al., 2004; Leichsenring & Rabung, 2008; Berghout & Zevalkink, 2009; Leichsenring et al., 2015; Leuzinger-Bohleber & Kächele, 2015; Steinert et al., 2017; Leuzinger-Bohleber et al., 2019）。有研究（Sandell et al., 2000）指出，与其他治疗方法相比，接受过精神分析的人，在治疗结束后的几年里，有相对更好的改善和个人成长的趋势。

2. 今天的精神分析治疗已经不再是弗洛伊德过世时留下的那种疗法了。构成弗洛伊德理论基础的基于驱力的理解的重要性下降了，而基于关系的理解如今占主导地位。视角的转变使这个理论更符合当今患者所认同的痛苦——与自尊、依恋、情感退缩和失去意义有关的问题。

3. 精神分析是一种深度的心理学方法。它寻求改变动力学和结构性的关系，这些是患者对自己的看法和与他人情感关系的基础。许多患者在寻求治疗之前早已经接受了有限的、以症状为焦点的治疗，但没有体会到这些治疗对自己有更深的影响。这些患者需要的是直指冲突核心的治疗，目的是在体验自己和体验与他人的关系时实现更广泛和持久的改变。

4. 对有些患者来说，他们的内心冲突已经沉淀，形成了根深蒂固的态度和存在方式，极大地限制了他们的工作能力、生活体验和对未来的希望。对这些人来说，持续时间较长的精神分析治疗可能是唯一能够改变其僵化性格模式的治疗形式。[4]

精神分析——一种知识基础

基于以上种种，我们认为精神分析治疗在公共卫生服务中有显而易见的意义。此外，精神分析形式的理解还可能有更全方位的贡献，因为它可以被视为其他形式的治疗的知识基础。支持这一观点的最重要的理由是：精神分析建立在心理发展理论的基础上，而这一理论为患者的生活史——包括当前生活状况和过去——提供了连贯性和意义。因此，当涉及战略性思考时，它特别适用，也就是说，根据患者的人格结构和外部情况来评估什么是合适的、什么是可以实现的。

精神分析理论的这一潜力在过去并没有被强调和利用。其中一个原因可能是，特殊的精神分析概念工具、术语使精神分析成为一种封闭的、圈内人的理论。然而，大多数精神分析概念其实可以翻译成日常语言且不会失去其意义。我们可以用一种没有术语的方式谈论精神分析。

除了战略功能，发展性观点的价值可能还在于，它可以帮助治疗师更耐受来自患者的见诸行动的压力，并以人道主义的立场面对心理问题（Fonagy & Lemma, 2012）。

虽然精神分析治疗是在一个方式特定和定义明确的框架内进行的，但这一事实并不排除分析性工作方式的元素可以迁移到其他治疗框架内使用的可能。

弗洛伊德在1919年的作品《精神分析治疗之路》（*Lines of advance in psychoanalytic therapy*）中指出，精神分析并不是对每个人都有效，他提出了基于精神分析原则的一般心理治疗的想法。他展望了未来广泛的治疗形式，总结了自己的想法：精神分析之纯"金"完全被建议之"铜"稀释，他将以下预测作为结尾："但是，无论这种心理治疗对个体采取何种形式，无论它的成分是什么，它最有效和最重要的成分肯定还是从严格和无偏见的精神分析中借用的"（Freud, 1919, p.168）。我们不是为弗洛伊德预测的立场站队，有趣的是，弗洛伊德自己对这样的想法并不陌生：精神分析模式的元素可能在其他环境中发挥作用。

在弗洛伊德的展望中，我们能看到一种"低门槛"疗法的影子吗？这种疗法是否能够直接涵盖并治疗普通人的情感问题，而不需要经过冗长的转诊和评估程序？如果是这样，精神分析形式的理解在公共心理健康保健中就具有重要意义了。毋庸置疑，不取悦患者意愿的原则被弗洛伊德视为精神分析的"纯金"，这是精神分析治疗与其他形式的心理治疗最显著的区别。这种立场基于以下想法：即使患者可能是外部环境的"受害者"，患者自己的需求和与他人产生联系的方式也促成了问题的形成和维持，而这些问题也是他们寻求治疗的原因。因此，低阈限分析的核心工作能帮助患者意识到自己促成的"贡献"。患者需要分析来帮助他厘清问题，并意识到这些问题的联系，以及他自己在其中扮演的角色。

精神分析治疗——一种方法

毫无疑问，精神分析的思想可以说早已被纳入所有形式的动力学心理治疗中，即使是在那些有时间限制的治疗框架中也是如此。动力学心理治疗与普通的社会交往是不同的。心理治疗是在实践一种方法。这意味着患者和治疗师之间的关系发生在一个给定的框架内。这些框架创造了一个有边界和意义的心理空间。精神分析性空间有一些非常特殊的特征，我们将在后面详细阐述（见本书 p.89）。其他形式的心理治疗也会促进其他治疗"空间"，从而促进治疗进程，但这与发生在精神分析性空间中的不同。在最近关于不同治疗方法异同的讨论中（Wampold, 2001; Wampold & Imel, 2015），有一种强调相似性的趋势。背后的意图之一是描绘所有心理疗法共有的因素，即所谓的共同因素——心理治疗的最低共同特征。但在本书中，我们反其道而行之。我们优先考虑差异而不是相似。强调心理治疗框架的不同形式，可以更清楚地看到它们形成的心理空间的差异。我们的主要观点是：正是心理空间的类型赋予了治疗形式特殊性。精神分析性空间在这一语境中处于特殊的位置。它代表了一个经过长期历史过程形成的空间，虽然并不一定是所有治疗空间中最好的。这个空间被清晰地描绘出来，并且构成它的要素在理论上始终是合理的。通过这些特质，我们相信它可以作为自我理解和其他形式的治疗各自的心理空间的参考。

有一部分如今被称为心理治疗的临床实践，由来自不同领域的专业人士实行，但在方法和定义的框架方面是不符合要求的。这种被创造出来的"治疗空间"不仅没有从日常生活的社会空间中被清晰地划分出来，而且很容易包含一些应该被标记为与心理治疗不同的活动，例如"咨询""教育""培训""社会工作"或"关注"。这些活动在其适宜的地方并没有什么错，但它们肯定不属于精神分析性空间，也几乎不属于其他动力学形式的治疗。把这些从心理学角度来说完全不同的活动混淆在一起，不仅会让患者感到困惑，还会造成专业角色和战略思维的混乱。

治疗师从患者那里接收到一串持续的沟通信息流，不仅仅是通过话语，还通过明显的停顿，通过语调、拟态、呼吸和身体姿势。治疗师如何系统地倾听、理解、保存和回应这些交流？这就是本书所关注的——从精神分析的角度。精神分析治疗的出发点是，患者是治疗的原动力。治疗师设定框架，而患者在这个框架内展开和实施（治疗）。这个过程随着表达出来的驱力而"流动"，这些驱力与固着或移动的愿望、需求和情感态度绑定，并被投射到治疗空间中。治疗师和患者的关系因此成为一个连贯的、有意义的过程，具有内在的动力学。治疗师没有"议程"，对治疗的主题不采取主动，不延续上一次会谈的主题，也不布置作业。这一过程的发展和方向在任何给定时间都受到关系中的情感力场的支配。首要的是，这种一致的不干预原则是建立在精神分析的人格理论和对精神病理现象的理解之上的。当然这不仅仅是治疗师的技术指导，它还表达了一种对心理自主性个体的思考（Gullestad, 1992）。自主性是精神分析观的核心。它表达了一种治疗原则，一种心理成熟度和一种值得追求的价值（Killingmo, 1984b）。正如本书将讨论的，心理治疗实践将具有自主性作为首要目标。框架、治疗性态度和所有干预都有一个共同的最终目标：促进患者独立自主。

精神分析治疗——一种受威胁的治疗

精神卫生部门对有效治疗的需求日益凸现。这种趋势的一个表现就是所谓的治疗指南，它定义了什么是最好的治疗，也就是所谓的循证心理疗法。大家都认同，心理治疗必须进行质量控制和系统的文件记载。因此，"证据"[5]这个概念本身在科学记录的意义上并不新奇。它从一开始就伴随着心理学这个专业和领域。新的是什么呢？除了"循证"这个词本身，新的是启动了一个基于循证方法的分级系统。一些研究人员认为，随机、对照的研究［即随机对照试验（randomized controlled trials, RCT）设计］至关重要——这也被称为循证心理治疗的"黄金标准"。对这些人来说，这样的研究是唯一可以被赋予权重的研究。基于这种情况，在一些治疗指南中，精神分析治疗被评估认为是一种不推荐给焦虑症或抑郁症患者的治疗形式。因此，精神分析治疗——以及精神分析的理解——正面临着记录其依据的压力。

国家制定的治疗准则对精神卫生部门的不同机构要提供何种治疗进行了越来越多的规范。在此基础上，人们可能会担心指南威胁到动力学心理治疗的专业自主性和专业基础。精神分析治疗形式尤其凸显，因为它们并不完全符合许多指南假定的方法论范式和医学模式。

在这种情况下，我们认为有必要对治疗指南中假定的证据概念采取批判性的观点。[6]我们的批评可以概括为五点。

1. **精神病理学的理解**。当问及哪种形式的心理治疗对"谁"有帮助时，RCT 的前提是要能明确定义"谁"这个群体：对照组设计预先假定根据国际疾病分类（International Classification of Diseases, ICD）第十版（ICD-10）和《精神障碍诊断与统计手册》（*The Diagnostic and Statistical Manual of Mental Disorders*, DSM）第四版（DSM-Ⅳ）等已建立的诊断系统对患者进行诊断，这样可以把患者分入不同的病理组，属于某一组病理组的同时，会被排除在另一组之外。然而，在实践中，各组是没有严格区分的——这就需要引入共病的概念。这削弱了对照设计的核心先决条件。同时，也证明了诊断分类形式不适用于精神分析或动力学治疗这一事实。在精神分析或动力学治疗中，精神障碍是基于个人生活背景得到理解的，被更广泛地理解为内在冲突、活力的丧失和匮乏、不足感和关系问题的表达。这是个体生活中的困难，而不属于预先定义的疾病群体。

2. **手册化**。RCT 设计的前提是，提供给患者的"东西"可以通过所谓的手册进行指定和标准化，也就是说，提供预先定义的治疗干预。反对手册的主要理由是，很难定义独立于任何特定时间的个体治疗进程背景的干预措施。精神分析和动力学疗法并不是由一系列孤立的技术组成的。相反，干预源自对治疗对话中任何给定时间点的情感互动的理解。从方法学的角度来看，这也是一个决定性的反对论点：手册化的治疗很难推广到实际的心理治疗临床情境中。最后，手册不能保证独立于特定治疗师之外的治疗会有效。试图控制治疗差异的尝试，其结果可以说与经验主义心理治疗研究的结果截然相反，在经验主义心理治疗中，治疗关系的质量比具体技术更能诠释治疗结果的变化。

3. **随机化**。随机治疗是指将同一类型的患者随机分配到治疗组和对照组，或将患者随机分配到不同的治疗组，并进行比较。然而，精神分析和动力学疗法在本质上不是某种可以被分配的"东西"，而是被选择的特定供给。这种治疗形式的一个基本特征是自我洞察力（self-insight），治疗必须基于个人动机和治疗契约，这种契约也表达了患者的自主选择。

4. **标准问题**。选择判断治疗结果的标准也是一个决定性的问题。为了使对结果的衡量有效，它需要与正在考察的治疗形式相关，并能在与此治疗形式配套的理论网络中被定义。对变化标准的定义有赖于人们对疾病的预先了解程度。因此，在不同的治疗传统中，变化相关的测量标准也会有所不同。精神分析治疗的衡量是复杂的，包括各种变量，例如：个体对自身和客体关系看法的分化、情感态度的微妙变化、防御模式的软化以及修通与早年照顾者的关系中的匮乏和冲突。对照组设计倾向于使用更简单、比动力学更容易量化的结果测量方法。所谓经验验证的治疗形式的清单上，症状改善的导向标准都是研究主导，这意味着行为取向和认知形式的治疗更占优势，而心理动力学和更为存在主义以及人本主义的治疗形式则难露头角。因此，某些形式的治疗是以牺牲其他治疗为代价的。确定精神分析和动力学治疗形式的特殊性的前提是，它们需要在自己的假设下进行评估。否则，比较是不成立的。

5. **治疗形式的比较**。今天的心理治疗领域是多样化的，对疾病和变化的概念的理解方式也是不同的。不同治疗方法在持续时间和范围上有很大的不同，目标也有本质上的不同。我们可能会问，沿着同一尺度定义"最佳"治疗形式是否有意义？在此基础上，甚至比较心理治疗的研究项目也存在问题。此外，再怎么强调也不为过的是，经由随机对照研究产生的结论不一定适用于患者的生活情境。统计预测和个值预测是有区别的，基于一系列循证治疗而在诊断和治疗选择之间做连线题可能是一个严重的错误。

在此基础上，我们认为基于 RCT 研究的治疗指南并没有为临床从业者提供太多的相关指导。无论指南是什么，治疗师都必须进行临床判断，以评估哪种治疗方法最适合特定的患者。

我们相信，以上讨论已经表明，治疗指南中预设的证据概念以及控制公共卫生服务中的心理治疗领域的企图，是对精神分析和动力学治疗形式的威胁。其结果可能导致国际认可的整个传统和理解形式被推翻。为了维护动力学和精神分析治疗所依托的专业基础和框架，我们必须从更广泛的取证理念开始。我们支持挪威心理学会批准的循证治疗的定义（与美国心理学会一致），该定义强调三个因素：（1）临床判断，（2）相关研究，（3）患者的意愿和偏好。关于证据概念的详细阐述，请参见罗尼斯塔德（Rønnestad, 2012）和埃利奥特（Elliott, 1998）的文献。

注　释

[1] 此处的更多信息，请参阅基林莫的文献（Killingmo, 2007）。

[2] 精神分析界的领军期刊之一——《国际精神分析杂志》（*The International Journal of Psychoanalysis*）——在几年前设立了一个名为"工作中的分析师"的栏目。在这个栏目中，一名分析师提供临床工作的详细记录，另外一名分析师进行点评（案例见 Killingmo, 2004a）。这种设计可以使个体的理论和临床立场更清晰地显现出来。参见基林莫的文献（Killingmo, 2007）。

[3] 在本书中，我们将交替使用"精神分析治疗（psychoanalytic therapy）"和"精神分析（psychoanalysis）"这两个术语。同样，我们还将交替使用术语"分析师（analyst）"和"治疗师（therapist）"。

[4] 谢尔德鲁普在他的经典研究（Schjelderup, 1955）中表明，精神分析促成了长期精神疾病患者的持久人格改变，这些患者之前曾尝试过其他形式的治疗，但没有效果。

[5] 单词"evident"的意思是"明显的（obvious）"或"正确的（true）"。

[6] 深入的讨论，请见更多文献（Elliott, 1998; Elliot et al., 2009; Gullestad, 2001a; Rønnestad, 2012）。

第一部分

理论基础

第 一 章

关 键 概 念

在临床实践中，有一些常用概念。我们称这样的概念为"前置概念"（front concepts）。比如，在精神分析中，"移情"与"反移情"就属于前置概念。这些前置概念因为与临床工作紧密结合且使用频繁，所以比其他概念的抽象程度要低一些。通常，在治疗时，前置概念是最先出现的。对这些前置概念的掌握会帮助治疗师捕获患者发出的最重要的信号，并及时理解临床材料。本书接下来的章节中会更详细地讲到这些概念。除此之外，治疗中还会运用到另外一系列概念，这些概念对刚刚讲到的前置概念起到理论支撑的作用。我们称这样的概念为"关键概念"。这个定义充分表明了这样的理论框架概念在临床治疗过程中举足轻重的地位。接下来，我们会选一些这样的关键概念加以详述。然而本书的目的并不是对这些概念进行事无巨细的诠释，而是阐述我们作为心理治疗师该如何面对这些概念，以及我们的工作和这些概念的关系。综合来看，前置概念和关键概念将构成本书所要讲到的人格理论的主要要素。

在开始学习这些关键概念之前，我们首先要知道"临床材料"的含义。从历史上对精神分析的认知来说，言语袒露是精神分析治疗的一个重要部分。患者言说和未言说的内容不仅是直接的分析材料，还是进行更深入分析的着手点。因此经典精神分析也被称为"谈话疗法"（Breuer & Freud, 1895）。直到现在，有一些治疗师还认为通过象征性语言表达的无意识幻想才是"真正"的临床材料。里克尔（Ricœur, 1977）曾经就提到了这样的主张，他认为精神分析的真正临床材料是：(1)可用言语描述的；(2)起到交流作用的；(3)反映患者心理现实的；(4)通过叙事形式交流的。[1] 而现在看来，里克尔的定义太过狭隘。治疗师倾听的关注点不应该仅在于患者通过意识和无意识表达的言语本身，而应更加广泛地关注患者的话语结构、语气、拟态、眼神、气息以及肢体姿态和总体状态。如果我们以偏概全，仅以患者的言语来分析所有无意识的交流，我们就仍然停留在历史上"谈话疗法"的状态。无论是对他人还是对自我，有意识还是无意识，个体随时都在"交流"。治疗对话的过程就是双方的信息互相交流的过程。在治疗的过程中，这种互相交流是多层次、多形式的。在这个背景下，治疗师的倾听关注点可以总结为："谁在对谁倾诉，倾诉内容是什么，以什么样的形式进行，到了哪个阶段？"（Killingmo, 2001b）

无意识过程

> 假定无意识心理过程的存在，认同阻抗和压抑理论，承认性欲和俄狄浦斯情结（Oedipus complex）的重要性——这三个要素构成了精神分析的基本主题和理论基础。任何无法接受这些理论的人都算不上精神分析师。
>
> （Freud, 1923a, p.247）

尽管现在精神分析的流派越来越多样化，但我们认为精神分析师总体来说依然需要认同弗洛伊德所提出的这几个要素。当然，我们也不能对这几个要素不加权衡地冠以同等的重要性。如果没有第一个假设，也就是关于无意识情感过程的假设，其他所有要素都会失去意义。无意识假设提到，无意识意图（指不被个体意识到、个体也不具备能力意识到的欲望和动机）可以主宰一个人的思维、情感和行为。这个假设在所有的精神分析理论中位于首位。一般来说，无意识假说极大地拓展了治疗师涉及的心理领域。患者在治疗中有意识谈到的任何内容，都与无意识的情绪、想法和幻想息息相关。这些隐藏的潜台词是患者无法自己认识到的，需要在治疗过程中进行诠释才能明白。因此，在精神分析治疗的步骤中，对于无意识假说的把握是优先于其他一切的。无意识假说如罗盘一般，在有意无意间指引着治疗师的治疗方向。

我们这里所讲到的精神分析中的无意识应该与另一种被称为描述性无意识（descriptive unconscious）的术语区分开。后者单纯指未被个体意识察觉的精神活动。而精神分析关注的是有意图的精神过程，即动力性无意识（dynamic unconscious）。动力性无意识包含了五个理念。第一，人会有意图地感受和思考，但并不能察觉到此过程；第二，动力性无意识精神活动与个体的所有历史经历和感受息息相关；第三，这些精神活动，无论是无意识欲望还是心理防御机制，都会主动抗拒被意识化；第四，这些活动持续不断地随时进行，并且持续不断地影响着有意识的精神活动；第五，这些活动以一套独特的"语言"运行，我们称其为初级过程（primary process）。这套语言在梦的工作中显示出最纯粹的形式，体现为梦的潜在内容如何以一种被伪装和象征化的方式表达在显梦（manifest dream）里。通过一些概念，如凝缩、象征和移置，该理论诠释了隐梦（latent dream）中的想法如何转变成显梦中的图像表征。初级过程和次级过程（secondary process）的概念让人们能够根据心理功能的水平来描述认知产物并将其分类，还暗含了一种思维的理论（Hilgard, 1962; Holt, 1956; Gill, 1967）。这些概念对精神分析治疗工作十分必要，因此它们被当作本书的前提。同时，必须说明，我们不使用"无意识"的名词表达。我们将它用作形容词，也就是说，用"无意识"来形容心理过程、情感以及观念的（不被意识觉察的）特征。

对弗洛伊德本人来说，德文"无意识（Das Unbevußte）"的实际含义比我们这里提到的更为全面。无意识在整个精神领域拥有自己独立的"属地"，收集着一个人最原始和古老的精神生活。比如，弗洛伊德就曾提出无意识里潜藏着许多普遍幻想的假设。这些普遍幻想并不是依据单个体的经历而形成的。相反，它们作为人类天性的一部分而存在。原初情景（primal scene）就是这种理论的一个体现，指的是儿童与生俱来的关于父母性交的"知识"和有关的幻想。关于这一假设以及弗洛伊德关于无意识内容的其他假设，本书就不再具体讨论了。但我们仍然要指出一个事实，即在分析材料中经常出现的关于父母性关系的幻想是可以根据个人经验来诠释的。因此不必使用种系"遗传"的假设来诠释这一临床现象。

弗洛伊德1900年提出的地形学说（topographical theory）第一次说明了精神活动是如何组织的。无意识是其中三个精神活动系统之一。这个理论将人的精神以层次划分。无意识代表了与意识最为不同的部分，前意识则是处于无意识和意识之间的层次。在地形学说中，每个精神现象的性质取决于这个现象属于三层系统当中的哪一层。这样的划分法使得无意识的地位非常特殊，它管理着核心驱力欲望，而这些欲望都有一种内在倾向，企图在意识层面获得满足。然而在前意识和无意识之间，还有一层审查机制在审查这些欲望，制止欲望到达意识层面。两个层面的边界上形成了一个相互作用的力场，一面是驱力欲望，一面是审查机制。正是这个持续的力场塑造了人类精神活动的动态性质。

弗洛伊德于1923年修正了他的理论。在新的结构论（structural theory）中，他提出了新的决定性评判标准（Freud, 1923b, 1926），认为精神现象的性质不再取决于属于哪层系统，而是取决于属于哪个具体部分：本我（id）、自我（ego），还是超我（superego）。本我代表着驱力，自我代表与现实之间的关系，超我代表道德和社会准则以及自我理想。在新的理论中，驱力欲望不再是唯一的无意识内容；而它的反作用力，换言之就是防御机制，也在无意识层面中运作。地形学说将无意识-意识维度视为不同心理系统的划分，而在结构论中其重要性下降，只被用作临床描述。地形学说中意识与无意识之间的相互作用力场（驱力欲望和审查机制）在结构论中转变成了一边是本我，另一边是自我和超我的精神内部冲突。

相较于地形学说，结构论更加复杂，且更详尽地诠释了人格的整体张力动态。这个理论，加上后来学者们的补充和细化，构成了我们理解病理现象以及治疗技术的主要理论框架。[2]

然而，这并不意味着地形学说就完全过时而没有现实意义了。正如其他许多过时的精神分析观点一样，地形学说没有完全被摒弃。它曾被广泛应用在许多名盛一时的理论中，然而随着时间的推移和新的理论的出现，这些老旧的理论也就逐渐退出了人们的视野。同时，它代表着精神分析文化的一部分，也许会持续对当代精神分析见解产生深远的影响。当仔细研究治疗进行的过程时，我们发现，大部分治疗师都有一个共同的目的：使患者接受一度被排斥或否认的另一部分自己。正如斯瓦尔海姆（Svalheim, 1993）所述："在日常临床工作中，我认为大多数心理治疗师会在地形学模型的框架内进行思考。他们力图与患者一起将无意识的内容意识化"（pp.69-70）。

动　机

我们在前文中使用"动力（dynamic）"一词来指代无意识过程中的目的性。更广泛地说，动力其实是指动机（motive）。动力一词的词根源于希腊语"dynamikos"，意为移动的力量。精神分析中的人格理论实质上也是一个动力理论。在经典精神分析中，分析师的任务是追踪无意识在自由联想、梦、幻想和症状中的表达，然后通过诠释展现出其隐藏的含义，使其被分析者意识化。精神分析工作着重于本我、自我和超我之间的动力（交叉系统视角）。动机指的是驱力欲望，分析的切入点是本我和自我的冲突，治疗的原理可以总结为一个概念：洞察。我们熟悉的弗洛伊德的名言也正好表达了治疗的目的："本我所在，即自我所在（Where id was, there ego shall be）"（Freud, 1933, p.80）。

当我们在临床实践中采用动力学观点时，这意味着我们寻求以下两个问题的答案：

1. 是什么在意识层面或无意识层面上支配着某种特定的心理现象？
2. 这种现象背后的心理驱力是什么？

从更深的层次上来说，这两个问句虽然用了不同的语言表述，却表达了相同的问题。经典精神分析理论假设，所有与心理有关的经历和行为，无论正常或病理，都可以追溯到两个驱力因素：性（sexuality）和攻击性（aggression）。这个驱力的概念就是弗洛伊德对上述两个问题的解答。驱力的形成往往是从生理事件开始的，而该生理事件又通过思想和情感等心理机制被表达。这样特殊的心理机制被称作驱力欲望。弗洛伊德（Freud, 1905a）最初只提到一个单一的驱力，而这个驱力就是性。此后不久，攻击性也被弗洛伊德赋予了驱力的特性（Freud, 1920），因此这个理论被称为双重驱力理论。

驱力不是一种可观察到的现象，而是生物体内固有的心理力量或冲动。驱力可以从三个角度来描述：来源、目标和对象。第一个角度是驱力的生理基础，第二个角度是驱力的目的，第三个角度是指能够满足这个驱力的对象（Freud, 1905a）。那么，一个特定心理现象需要满足哪些条件，才能被定义为驱力呢？我们列出了以下五个基本特征。

1. 感受到真实迫切的压力；
2. 释放时感到如释重负；
3. 若发泄或释放的过程被阻，会引起不适；
4. 张力的释放具有周期性；
5. 依附于某个特定的身体部位。

除此之外，驱力的生理来源必须是可确定的。性就满足以上所有的条件，但攻击性不能。攻击性并不需要周期性释放，且比起性欲依附于所谓的性感带（erogenous zones），我们并不能说攻击性依附于身体的某个特定部位。同理，我们也无法确定攻击性的生理来源。因此，我们认为，攻击性并不是与性平等的驱力，我们也不完全赞同弗洛伊德关于"死亡驱力"的假设。尽管如此，攻击"冲动"通常可以满足我们上面提到的三个基本特征，表现为一种类似驱力的现象，在临床上仍然可被视为一种与性欲截然不同的动力。

在此书中，当提到"驱力"或"驱力理论"，我们所指的都是性欲。尽管性满足了基本的驱力特征，但作为一种现象，其最重要的特征是可塑性和易变性。这种可塑性和易变性既指性的表达方式，又指性的对象选择。性唤起可能通过多种方式产生，这些方式往往是错位且被个体掩藏的。比如，性愉悦可能通过受虐式的自我折磨和施虐式的折磨他人的方式达成。性表达的多样性可能与童年时期的性心理发展有关。性成熟要经历三个阶段，即口欲期（oral stage）、肛欲期（anal stage）和性器期（phallic stage），这三个阶段分别依附于身体的不同部位。如若个体在童年时期对性愉悦的探索止步于这三个阶段的某一个，他们在以后的生活中对性愉悦的探索以及伴侣的选择都可能会受到影响。前面所提到的攻击性也可能与性心理的这三个阶段有关，并可能会将这种攻击性带到性行为当中。对某些患者来说，固着于性和攻击性的情况可能会非常严重，以至于影响着整个人格的强度和类型的发展。例如，口欲期对应具有攻击性的贪婪，肛欲期对应性格上的顽固，性器期对应自恋性的控制欲。

在经典精神分析中，通常用对性心理阶段的固着和退行来诠释许多临床症状和人格特征。[3] 然而这种诠释方法在今天已经逐渐处于次要地位。客体关系的观点大大弱化了性欲作为病因的重要性（Green, 1995）。在对20世纪末的精神分析理论状况进行概述时，霍尔特（Holt）曾得出以下结论：

> 在临床治疗中，性和攻击性会以各种各样的形式表现出来，我们可以很明显地体会到它们首屈一指的重要性。然而其他因素，如恐惧、焦虑、依赖、自尊心、好奇心和群体归属感，并不

能单纯简化为性和攻击性。这些情感主题是治疗师不能忽视的。

（Holt, 1989, p.179）

与霍尔特的观点一致，我们也认为，如果将前文所述的性心理模型作为唯一的诠释模型，就过于简化且单一了。话虽如此，性心理模型确实涵盖了对临床现象较为全面的理解和思维方式。因此，该模型仍然在我们的理论观点中保有一定地位（Killingmo, 1999b）。

在经典精神分析中，自尊（self-esteem）也与驱力息息相关。弗洛伊德所提出的自恋论和自我爱恋就概括了个体对积极自尊的努力追求（Freud, 1914b）。该理论提出，儿童在最初是充满愉快的自我体验的。从原始自恋的储备中而来的力比多能量（libidinal energy）"支持了"自尊的发展。从个体发展的角度看，自恋之爱先于对客体之爱。自恋之爱和客体之爱是一条发展路线的两端。通过这种发展，儿童对自体释放的力比多逐渐减少，并逐渐转移到客体上。同时，经典精神分析还认为这样的转移是可逆的。在退行过程中可以撤销转移，再次增强自恋的地位。这种以驱力能量的观点来诠释自尊调节的理论——驱力分别为自体和客体"充电"（精神注能），并且这些能量可以被置换和撤销——应该被认为是过时的："必须完全摒弃这种将自恋等同于向自我投注力比多能量的经济倾向，因为这种诠释过于局限，无法对临床观察和当代理论做出公正的回应"（Dare & Holder, 1981, p.325）。

对于上述的驱力经济概念，我们的立场可以概括为四点。

1. 对于"精神能量"的假说，我们应该持拒绝态度，尽管这个假说是弗洛伊德关于元心理学的理论基石。精神能量假说是一个过时的物理模型，既没有实践数据支撑，也无法诠释自我-他人关系的复杂模式，而这个自我-他人关系模式已成为当今的主流精神分析观点。因此，这个"能量"概念仅适合用来作为一个描述性的比喻。

2. 精神分析元心理学系统中的"经济视角"——关注心理现象的"数

量"（Rapaport & Gill, 1959），不再被认为是具有现实意义的。因为在临床实践中，我们的关注点不在于某个现象出现的"数量"，而是在该现象的性质特征及其在不同社交情境和人格组织结构中的表达方式上。

3. 经典理论中的"力比多"是指一种与性"本能"相关的能量形式。经典理论认为力比多能量可以转移到多个不同的身体器官，为不同身体器官注能并以各种升华的方式被表达出来。但在我们看来，这个模型过于机械化，并不适用于描述临床实践中遇到的许多主观、象征化和行为化的表达性欲的方式。力比多的概念在我们基于的客体关系视角中并不适用。相反，我们讨论的概念将是性欲、情感和客体表征的不同特质，而它们都可能涉及性欲的多种表达方式。因此，从精神能量的概念来看，力比多仅仅只能起到比喻的作用。

4. "自恋"不再被视为仅受驱力作用的单一现象。当我们在本书的临床部分中谈到自恋时，指的是属于自尊调节概念的部分。积极自尊或对自恋需求的满足不是通过单一途径实现的，而是多样化的。因此，我们可以假设，无论处于生命的何种阶段，来自客体的积极反馈和认可都是满足的重要来源。

费尔贝恩提出的理论与弗洛伊德的驱力理论背道而驰。他认为，个体并非被追求快感的驱力所驱动，而是对人类客体的追求："力比多的基本目的不是寻求快感，而是寻求客体对象"（Fairbairn, 1952, p.137）。尽管费尔贝恩依然使用了"力比多"这个词，但是他对力比多的定义与弗洛伊德的不同。对费尔贝恩来说，力比多并不是指一种主要服从于快乐原则的驱力，而是一种从最开始就指向客体的积极情感。换言之，费尔贝恩提出的是一种基本的社会性动机，因此把一种新的概念带到了精神分析中。约瑟夫·桑德勒和安妮-玛丽·桑德勒（Joseph Sandler & Anne-Marie Sandler, 1998）认为，人类除了有驱力欲望，还渴望获得对安全、肯定、自恋满足和确认等需求的满足。这些愿望并不是由驱力衍生而来的，它本身就构成了动机。关于人类动机的基本问题，驱力理论的拥护者和客体关系理论的拥护者之间一直存有异议。他们争论的核心在于，关于精神驱力能量和其衍生物的机械学观点对精神分析理论是否仍然有必要、有意义或者能带来新的成果（Killingmo, 1985a）？

如今，大多数精神分析师都认为仅靠驱力理论来诠释所有的心理功能是不够的。我们必须使用两种基本动机，即驱力需求和关系需求。后者在精神分析中没有统一的术语，但它被用不同的概念命名：巴林特的"原初之爱"（Balint, 1937）；费尔贝恩的"客体寻求"（Fairbairn, 1952）；温尼科特的"自我关联"（Winnicott, 1965）；鲍尔比的"依恋"（Bowlby, 1969）。在本书中，我们用"关系需求"这个表达。

驱力欲望的满足观点应该被渴望关系的满足观点所补充。二者之间的心理学差异可以表述如下。

1. 驱力需求形成一种内在的压力，使个体寻求满足感来缓解压力；而关系需求旨在通过与客体的关系，实现并维持个体渴望的自我感觉。

2. 关系需求最重要的特性是社会性，它不像其他驱力一样遵循周期性的张力积累与释放。然而，这并不是说关系需求缺乏生物学基础。婴儿研究表明，人类对社交形式的某些刺激具有先天性的选择偏好。精神分析学界一直存在一些担心，认为动机理论的拓展会削弱精神分析的生物学基础，而保留精神分析的生物学基础正是弗洛伊德的基本意图之一。但我们有充分的理由相信，寻找社会性客体的需求是具有生物学基础的。

关系需求是比驱力更加细分的一组动机。它们涉及个体的自我感觉、自体表征、客体依恋、交流关系和归属感。在此我们选择从三个角度检视它们：

1. 对安全感的需求；

2. 对自我肯定的需求；

3. 对归属团体的需求。

第一种关系需求是指儿童对可提供安全感的对象的情感依恋需求（Bowlby, 1969; Bowlby, 1973）。在这一点中，最核心的概念是依恋。依恋是指儿童与特定的人所建立的持续纽带关系。当儿童感到脆弱或需要保护的时候，他会从这个人身上寻求安全感，为此他必须与这个照顾者保持亲近，而这个照顾者有能力给予儿童安抚和保护，使其免受危险。根据进化论的观点，生物的存活本能是诠释其行为的基本原则[4]。一个物种会通过特定的生物性系统来保障依恋的满足，包括微笑、哭泣、哺乳、依偎和跟随等行为倾向。这些行为是向他人发出的情感信号，它们通常都会得到特定的"回复"：哭泣会得到安慰，而微笑会给依恋关系带来安全感。"跟随"和"依偎"是上述生理倾向中最重要的两个。如果对安全感的需求没有被满足，这个需求可能就会在治疗中表现为对治疗师强烈的"依偎"和"在一起"冲动。比如，我们可能会发现有的患者在治疗师休假离开时感到恐慌，有的患者不愿离开治疗师的办公室，有的患者想要"被治疗师随身携带"并强烈地想成为治疗师的孩子。

安全感和探索力是息息相关的。安全的依恋关系为个体探索外界提供了一个安全基地。若没有这样的基础，个体就会一直关注依恋关系，就像有的儿童会不断"确认"他们的照顾者，因而无法自由玩耍或参与社交互动。这里所说的探索不仅限于对外部世界的探索，也包含对内部精神世界的探索。安全感达到满足的儿童可能会探索自己和照顾者的内心世界。精神分析治疗的目标之一就是释放个体的好奇心和探索行为，扩充患者的"认识空间（epistemic space）"（Main, 1991）。这种安全感与探索力相互依赖的观点激发了一系列关于依恋关系与各种心理功能之间联系的研究。

第二种关系需求是儿童对从客体处获得情感反馈的需求，这种反馈肯定了"我"的独立存在和"我"的价值。自我肯定作为动机的重要性已经在临床上和发展心理学的研究中得到证实。作为治疗师，科胡特（Kohut, 1971）在临床工作中曾遇到过无法将患者的移情归类于经典理论中的性或是攻击性的情况。这种移情某种程度上是源于患者被看见或者被"镜映（mirror）"的需要，也包含着一种崇拜和理想化治疗师的冲动——将治疗师视为一个平静的、可以安全依靠的成熟之人。基于这些观察，科胡特扩展了精神分析对动机的理解，他引入了个体对自我肯定的需求，也就是所谓的自恋式需求。[5] 来自客体的肯定和认可式反馈对于儿童自我价值感的发展是必不可少的。俗语"母亲看孩子的眼里闪着光"（the gleam in the mother's eye）（Kohut & Wolf, 1978）呈现的就是一个儿童被喜爱的景象，而这正是儿童建立积极自我形象的前提。从一开始，儿童就透过别人看自己的眼光来看自己（Hansen, 2000; Schibbye, 2002; Fonagy et al., 2002）。因此，自我情感发展的重要前提就是儿童的情感能被照顾者识别并确认其合理性。从这个理解中发展出一个非常重要的概念，即"情感调谐（affect attunement）"（Stern, 1985）。对成年人来说，自我没有被肯定的部分会形成想要被看见、被确认的强烈动机，并使患者对治疗师提出一些迫切的要求。这些要求可能也同时与其他一些基于冲突的需求和欲望相互作用。

受自体心理学的影响，精神分析就治疗师是否应该满足患者所谓的自体客体需求展开了长久的讨论。自体客体是科胡特提出的概念，指个体需要客体承担的一种心理功能，这种心理功能可以使个体将自己体验为连贯的和重要的。[6] 对此我们认为对这种需求应该加以确认和分析，而不是一味满足（Killingmo, 1989）。科胡特（Kohut, 1984）认为，人类一生都依赖自体客体来维持积极的自尊。在他最后的著作（出处同上）中，似乎舍弃了个体将自体客体的功能内化（即通过"转变内化"）的观点，转而认为个体对自体客体的依赖是持久的。在我们看来，一个被"自恋支持者"

挟持的人，自尊的内在调节观念被削弱了，而这是一个核心观念。

第三种关系需求，也就是对团体的需求，实际上是关于社会接触的。在日常语言中，"接触（contact）"和"依恋（attachment）"通常被用作同义词。然而，"依恋"和基于生物学的"依恋系统"这些词语最初是用来描述生物为了生存、寻求安全感和防范危险的术语。因此一个儿童可以在没有"接触"他人的情况下仍拥有安全的依恋关系（这里的安全依恋是指有客体能提供个体需求的安慰和保护等）。此外，个体对接触的需求其实是关于分享主观经验的需求。体会到自己的内在世界可以与他人共享，是一个发育分水岭，在心理发展上具有实质性的飞跃。儿童自此通过一座"心灵之桥"进入一个主体间（intersubjective）领域（Stern, 1985）[7]。这是个体发展心理亲密功能的前提。这种交流经验的需求——他人能够看见并了解自己的想法和经验——是人类本能的一种深层次的强大动机。他人的情感可及性满足了个体的主体间需求（Emde, 1988）。这种需求是关于一个分享的"我们"，而不是一个心理隔绝的、单独的"我"。在文学作品中亦有对这种需求的表述，如易卜生（Ibsen）的戏剧《建筑大师》（*The Master Builder*）中，索尔尼斯（Solness）就感叹道："哦，希尔德（Hilde），我无法用语言描述你来到这里给我带来了多大的安慰！现在终于有了可以与我交谈的人了！"（Gullestad, 1994）

总而言之，依据对精神病理学的理解和治疗实践，我们总结了三种动机机制：（1）性；（2）攻击性；（3）关系需求。虽然原则上它们可以被视为独立的动机，但在临床实践中它们往往很少单独出现。虽然在很大程度上可以基于其中一个动机系统来对心理冲突进行动力学理解，但是单靠一个动力系统无法全面捕获有关冲突的所有信息。在个体的心理发展中，信息处理的过程是在不断进行的（Killingmo, 1985b, pp.66-68）。对成年患者来说，来源于不同动机系统的心理元素将会被归类到十分复杂的性格模式中。因此，我们应该意识到，治疗师面对的临床材料将由多种具有不同动机背景的现象组成，并相互融合。而治疗师面临的挑战是揭露临床现象是由哪些动机机制产生的，以及在任何时候都能根据心理表面的活跃动机来诠释这些现象。

情　感

在临床实践中，对情感的关注一直占据精神分析的中心位置。治疗师正是从患者的感受中获取对临床材料最鲜活的印象及其对治疗过程的动力学意义。与之相反，情感在理论中的地位却一度被弱化。19世纪80年代至90年代是心理治疗的宣泄（catharsis）疗法时期，当时人们认为压抑的情感是癔症的主要病因。在弗洛伊德的经典理论（Freud, 1915a）中，情感的理论地位被弱化，仅被视为驱力的一个附属表现形式。在他看来，情感仅仅对心理张力起到指示作用，它类似于一个安全阀门，在个体"因为现实中缺乏驱力投注的客体，导致驱力无法通过行为释放"的情况下被激发（Rapaport, 1953, p.194）。在焦虑的信号理论（Freud, 1926）中，弗洛伊德又赋予了情感一种新含义。情感被视为一种警告信号，提示个体形成防御机制，以避免个体陷入无助。由此可见，情感曾在理论中占据着不同的位置，不同的精神分析理论流派会以不同的方式看待它。[8]

现今的情况与弗洛伊德时代早已不同，情感的理论地位也从一个相对隐蔽的位置转移到了精神分析的核心位置。情感的理论地位的变化可以总结如下。

1. 情感不再依附于驱力的概念，而是成为具有自身特征的独立心理形态。从动力学的角度来看，情感代表了一种有机（生理以及心理）的反应，表明了个体的动机与达成的目标之间的关系。有意识和无意识的情绪都反映了现实状态和个体追求的健康、安全的理想状态之间的契合度或是差异度。

2. 情感不再是一个简单的心理张力的量化参数，而是带有深层意义以及内容。

3. 情感代表个体对周围环境的自发评估。对基础情感的研究表明，情感［被达尔文（Darwin）称作"基本情绪"］是一种具有生物学基础的、独立的知识来源，它独立于感知、认知和记忆。[9] 然而个体对情感的处理是发生在意识之外的。这就意味着我们在完全感知到刺激之前就已经开始对刺激的情感意义做出反应。[10] 这个现象也同样出现在患者和治疗师之间。在与他人相处时，患者会产生一个快速的情感评估，来判断自身及对方"地位"的优势和劣势，这反过来又促使个体调节心理内部和人际间的"行为"。这种对他人情绪的感知是一个非常迅速的、在无意识中自动发生的过程。

4. 情绪即交流。无论情感表达为何种方式——在意识层面经历的情感，隐藏、移置的情感，或是躯体感觉——所有的情感表达都可以看作与外部客体或内部客体表征进行信息交流的信号。情感也因此成为探索无意识意义的捷径。

5. 情感与各种需求和表征如影随形，无论是驱力需求还是关系需求，是客体表征还是自我表征。人类的动机往往以与客体或客体表征的情感关系为框架。从某种意义上讲，我们甚至可以说，情感框架是先于愿望和需求内容的。换句话说，无论是否被意识察觉，情绪或情感状态才是最直接的动机。照此推理，情感是超越了其他所有动力因素的第一序位的心理动机。

结　　构

当我们说某个既定的心理现象是结构性的或结构化的时，这意味着该现象相对稳定，并且变化速度很慢。此外，结构化也意味着这个现象没有受到强烈的动机或迫切的冲突施加的压力。结构化现象具备一些稳定的心理功能，这些功能在一段时间内被个体用作特征性的工具。在面对任何新情况或环境时，它们可以直接被使用，而不需要临时创建。语言和防御机制就是结构化心理现象的例子。拉帕波特（Rapaport, 1951）对精神分析理论中的动力性概念和结构性概念进行了区分。第一种概念涉及驱力、力比多、贯注（cathexis）和本我，第二种概念则涉及防御、阻抗、性格和自我。动力学概念指的是人格中"可活动的"部分，而结构性概念则指的是"更稳定的"部分。这种划分方法与我们的看法一致。在本书稍后的临床问题讨论中，结构性视角和动力性视角将一并被使用（详见第八章）。

人格的策略性立场（strategic instance）是精神分析人格结构论的核心观点。这个观点通过自我的概念得以体现。自我维持着与现实的联系，协调着内在和外在刺激之间的关系，并使人格作为一个整体发挥综合的功能（Nurnberg, 1931）。稍后在本书中讨论临床问题时，我们将始终以自我概念作为背景。自我概念使我们能够将患者视为一个完整的功能单元，视为治疗工作的盟友，也意味着患者有相对稳定的理解我们的诠释的能力（Schafer, 1997）。

就自我功能的调节而言，最重要的临床评估标准有两种。第一种是患者是否能够持续地将治疗师视为"合作伙伴"，也就是说，是否能与精神分析师就心理治疗的工作联盟达成一些共识。这里所说的"联盟"并不是一个与治疗形式无关的独立的理论概念。在精神分析中，"治疗联盟"是指患者在精神分析过程中与治疗师合作的能力和意愿。一些分析师认为，患者的"结盟能力"应被看作一个与冲突无关的、不受移情影响的独立属性。其他人则认为这种划分是不现实的，认为应将结盟看作正向移情的一个属性。对此，我们认为，移情在患者和治疗师之间是始终存在的，但联盟却是动力性的，而且在分析过程中会发生变化。因此，我们认为最好将患者的结盟能力视为评估自我可靠性的一个方面（见下文）。

现在，我们来看第二种评估标准——患者是否有能力不断尝试将自己的内心活动和外在生活事件关联起来，以及能否理解二者是如何关联的。这被用来评估患者是否具备执行所谓的"求知经验模式"的能力（不同的经验模式见本书 p.202）。这是我们能通过精神分析获得洞察的本质原因。

运用和维持探索的立场需要较高的自我功能水平。自我必须能够抵制即时满足的诱惑（即可以"延迟满足"），并且必须能够忍受无法获得自我预期的回报带来的挫败感或匮乏感。临床经验表明，有些患者无法控制冲动和获得延迟满足。他们还可能会有弥漫的不安全感和碎片式的自我体验感，这导致他们缺乏持续的自我探索动力。当然，这种情况也不是必然的，具体取决于在治疗中被激活的是哪种情感的主题。但我们认为，不管是什么情况，为了使精神分析的工作模式有效，患者需要首先建立一定程度的自我安全感和意义感。患者还需要具备基本完整的自我功能，以便从分析性的工作模式中获益。如果患者不具备这些基本条件，治疗策略的重心就需要从对患者心理的揭露转变为更加肯定化的干预和对患者自我的建设（见本书 p.202"肯定化策略"）。

在开始进行精神分析治疗前，一个常规程序是评估自我的"可靠性"，或至少评估在治疗过程中发生退行的风险，例如现实检验能力。[11]"可靠性"是一个相对概念，通常取决于治疗师的判断。我们在这里提出了"可靠的自我"的几个特征，以便参考。

- 能通过成熟的防御结构来调节内部心理冲突；
- 能运用情感作为信号；
- 能与驱力和情感保持一定距离；
- 能清楚地区分自己和他人；
- 能在自我表征和客体关系中承担责任；
- 能保持相对稳定的自我身份；
- 能批判性地观察并判断自己的行为。

虽然结构代表了人格中相对稳定的部分，但这并不意味着它们是一成不变的。首先，结构化是分程度的，当我们判断一种现象是否具有结构性的时候，还要判断其结构化的程度。其次，结构也可能陷入冲突。例如，当认知能力被用于自我肯定和与智力竞争的时候，思考就不再被用作一种工具，从而丧失了自主性，也就不再能以结构的形式运作。最后，结构可能会退行。[12] 这意味着结构可能改变其运作模式，变得更加原始、未分化和脱离现实。这个结构退行的概念对于临床治疗很重要。它既涉及在治疗开始前对患者的评估，又涉及在治疗过程中对患者对于不同干预方式的反应的评估：精神分析治疗代表着一种退行的激活，患者是否能够忍受这样的方式？患者的心理防御是否能处于充分放松的状态，使治疗师能对患者的防御策略进行诠释和揭露？患者是否具有一定程度地不受冲突干扰的抽象能力，以便其能够理解事物之间的关联性，并从治疗师的诠释中获益？患者是否容易感到被冒犯，以至于会把治疗师指出其防御机制当作人身攻击，从而引起偏执性的怀疑？以上是治疗师在整个治疗过程中进行评估的示例（Killingmo，1980）。尽管治疗师不会一直有意识地依据这些问题对患者进行评估，但对结构的评估其实会在前意识层面上持续不断地进行。

　　基于对结构的理解，福纳吉（Fonagy）及同事（Fonagy et al., 2002; Fonagy & Target, 1996）提出了与之相关的一个新概念——心智化（mentalization）[13]。心智化概念的核心是将自己和他人的行为理解为一种内在心理状态的表达，例如需求和幻想的表达。在该理论中，把自己和他人的想法区分开的能力是至关重要的。心智化对情绪的自我调节能力起决定性作用，而心智化失败被认为是心理病理学的一个重要特征，尤其体现在边缘状态的患者身上（Bateman & Fonagy, 2006）。心智化概念中所指的心理功能，也包括一个成熟（可靠）自我所具备的部分特征：一是与自己的情绪和反应保持一定距离，并进行理性评估；二是拥有区分自我和他人的能力，并承担对应的责任。福纳吉的心智化概念的主要优势在于，它可以通过反思功能（reflective function, RF）进行实际运用，而反思功能可以通过评分被量化[14]并用于研究。

从结构的角度来看，人格可以被视为分层次构造的。心理活动被认为发生在不同的人格层次上。某种幻想所在系统的层次越高，其潜在愿望的表达可能就越克制和细微；所在层次越低，其表达就越不受约束、不加修饰且脱离现实。一个边缘水平患者和一个功能良好的神经症水平患者在仇恨表达的结构上具有很大差异。前者可能通过幻想来表达情绪，比如幻想真的将对手的头咬掉；而后者则更多通过辛辣的讽刺。这种分层的观念在临床实践中是一个有用的工具。它可以帮助治疗师评估患者的幻想在多大程度上具有压倒性的优势——它们是否已经威胁到了患者的现实感知。功能分级的概念也非常重要，而且被更广泛地接受。这个概念意味着，如果我们希望充分理解一个人，那么仅仅知道他的意图是不够的，还需要知道需求和愿望的内容。例如，仅说一个个体是受攻击性驱使是不够的，因为每个人都或多或少地受到攻击性的驱使。我们还需要知道的是，这种攻击性在心理上是如何生成的，以及它在哪个结构层次上被加工和表达。只有这样，我们对攻击性作用的理解才具有临床意义。这种逻辑与我们之前的看法一致，即在精神分析中，每种现象都必须从动力和结构两个方面来考虑。

在精神分析中，结构的概念同时包含狭义和广义的内涵。狭义的结构概念是其最原始的概念——指三个结构系统：本我、自我和超我。这种用法关注的是人格微观结构，它们构成了结构理论的基石。广义的概念则不只对心理进行系统性分化。它实际上包含了所有心理现象构造形式的微观体系。在微观层面，我们可以观察到自我细微调节的控制系统。它们被编织进患者的语言、感知觉、情感表达、思维方式、交流模式、存在方式或身体姿态中。然而这些微观结构可能难以被发现。在倾听时，治疗师往往主要专注于患者的经历、幻想以及突发奇想的内容，因此很容易陷入患者讲述的"故事"。然而，结构化的视角隐藏在故事的背景中，通常需要在故事的构成方式或呈现方式中寻找。临床治疗师需要以一种更客观的观察方式去发现患者的结构形成。也就是说，治疗师必须抑制对患者表述内容的迷恋，以便领会故事形式上的细微差别，继而通过抽象思考提取出患者内在的结构形成。这就是我们所说的临床敏锐度！

心理防御机制也可以在更整体的层面上表达，例如性格防御。性格防御指个体的社交方式、认知功能和情感关系会依循刻板的模式。无论身处何种场景，个体都会以一种缺乏灵活性的方式反复使用这种模式。谢尔德鲁普（Schjelderup, 1940）对此进行了生动描述："若一个人过分拘泥于礼节到了神经质的地步，就算在乡下农舍，他也表现得像在参加聚会一样正式，与前往农舍的女孩彬彬有礼地交谈，如同参加皇家舞会一般！（p.34）"在这种情况下，个体对内部冲突压力的掌控方式就散落或贯穿在整体人格中。如果我们把这种情况也当作阻抗——它体现了患者无意识地企图阻碍治疗的进程——那我们面对的就是所谓的性格阻抗（Reich, 1933），也被称为结构化阻抗（Killingmo, 2001b）。这种阻抗机制给治疗师带来了很大的技术挑战。性格阻抗是自我协调的，它已经成为个体的自我感知中无法得到反思的部分，因此治疗师很难让患者一起观察阻抗机制。简单来说，就是患者自己已无法看到这种阻抗。如果把心理系统比作一台机器，那种阻抗就是机器自带的刹车。因此我们认为，结构化阻抗的概念对治疗师而言是一种宝贵的思维工具。如果治疗师对患者的理解中没有包含这个概念，他们可能就无法了解和分析更深层次的潜在冲突，而对这些冲突的处理也仅仅停留在表面，即性格阻抗允许其被分析的水平。

关　系

从广义上来看，我们可以说客体关系的观点是现代精神分析发展的产物。在这个语境中，"客体"是指一个作为对象的人，而不是经典驱力理论中所指的任何可以降低驱力压力的事物。与客体相对的互补概念不是自我（ego），而是自体（self）。尽管当今多数分析师都推崇客体关系的观点，但这些观点并没有构成一个统一的理论。我们会谈及部分理论观点，它们强调关系概念的不同方面。

1. 强调"寻求与他人的情感关系是人类本质"的理论。
2. 强调"儿童与亲密照顾者之间的情感互动决定了内部客体表征和心理结构形成"的理论。
3. 强调"心理疾病是发展早期人际关系被干扰的产物，并且这种干扰被内化，构成了紊乱的内部自体-客体表征"的理论。
4. 强调"精神分析治疗的过程最好被理解为一种患者和治疗师进行情绪交流的关系"的理论。

上述所有客体关系理论都有两个共同的基本假设。

● 与他人（客体）建立关系的动机优先于释放驱力张力的动机。
● 对自体的威胁带来的焦虑比所有具体的心理内容更优先突破到意识层面。

一些分析师会把关系的所有细微意义都纳入自己的观点，而另一些会强调其中的一部分。本书相当全面地涵盖了这些意义，但会特别强调那些与治疗过程相关的部分。我们认为，利用关系概念的框架（即"二人"观点）可以对精神空间中展现的动力进行富有成效的概括和理解。这种观点与经典精神分析的截然不同。经典精神分析认为，分析师应该扮演一个"中立"的观察者角色。巴林特（Balint）早在1935年就区分了基于"人-对-人"关系的理论的精神分析技术与基于"个人"心理的理论之间的不同。但直到20世纪下半叶，"二人"观点才取得了实质性的突破，从此，关系概念也成为越来越重要的精神分析词语。对此，约瑟夫·桑德勒和安妮-玛丽·桑德勒写道：

在如今的精神分析中，我们已经摒弃了"分析者只为镜"的理念。这个理念认为治疗过程是患者向一个最大程度匿名的分

> 析师吐露自己的移情幻想，而治疗师的任务仅仅是通过诠释，
> 向患者反射其自由联想背后的无意识内容。现在公认的则是：
> 分析情境是一种分析性的关系，分析师密切参与了这种关系。
>
> （Sandler & Sandler, 1994a, pp.47-48）

上文的关键字是"关系"。我们不妨将心理治疗比作一个"舞台"——治疗师不再处于经典理论认为的导演位置，而是以演员的身份与患者共同登台。这些新概念很好地涵盖了各方的相互作用，例如分裂与投射性认同、内化与外化、角色选择、角色反转和关系情景等。它们都是治疗师需要掌握的前置概念，之后将在书中进行更全面的讨论（见第九章）。

与此同时，移情在当今的治疗中被赋予了更大的意义。移情是精神分析中最为古老又最负盛名的概念之一。对弗洛伊德而言，移情概念的实质是患者将一些无意识中的想法转移到了分析师身上。然而，弗洛伊德并没有广泛地将这个概念运用到他的工作中。他认为移情仅是一个偶尔需要分析的局部现象或症状。尽管弗洛伊德可能逐渐改变了他对移情在治疗中的作用的看法，但他从未整体地从移情的角度看待治疗。而现代精神分析根本性地改变了对移情作用的看法。移情成为治疗的核心关注点，它涉及并联结了分析互动中的所有要素。因此，移情既是一个关键概念，又是一个前置概念。

移情在分析的不同阶段中都会发生。一开始，治疗会激发患者对内部客体表征的无意识态度，这些客体源于患者既往接触的人物，通常是父母、兄弟姐妹或者一些亲密的照顾者。然后，这些态度会转移到患者对治疗师的形象和治疗关系的看法上。这时过去的表征和眼前的表征混杂在一起。患者会按照与过去表征的关系来感知和处理这段与治疗师的新关系，错误地将治疗师与过去的客体关系联系起来。因此，移情现象反映了患者现实检验能力的退行。同时，正是利用这一原理，我们可以将移情作为一种治疗工具。通过移情，治疗师可以看清患者的心理现实。移情

使过去的情感得以重现，治疗师原则上可以据此分析患者的婴儿式冲突和最早期的关系模式。

在不断增加的对移情的理解中，我们想强调两点。第一，与弗洛伊德的观点相反，无论患者和治疗师处于关系的何种阶段，我们认为移情都是这段关系中的有效推动力。尽管移情在临床中并不总是公开出现，但它会持续不断地在"后台"运作。即使移情并不适用于诠释所有的现象，治疗师仍需要将它纳入考虑范畴。若不考虑移情，分析的过程就会漏掉一些更深层的信息，而分析的注意力将会集中在相对肤浅的、通常是理性的层面上。然而，这并不意味着只有基于移情的诠释才具有治疗意义，关键在于治疗师是否能时刻将移情视角纳入自己的理解中。第二，移情不仅反映了患者的内在心理，还无意识地主动向治疗师施加一种压力。对此我们的看法与约瑟夫·桑德勒和安妮-玛丽·桑德勒一致，他们曾对移情的定义进行了如下扩展：

> 移情并不仅仅指患者对分析师的歪曲看法，还包括很多无意识的、非常精妙的企图。这些企图是为了达到在分析情境中操控分析师的目的，以便患者从治疗师身上获得某种特定的反应。
>
> （Sandler & Sandler, 1978, p.288）

基于这个新的关系视角，临床中的分析单元已经从"本我-自我"的组合变为"自体-他人"之间的关系。但是，这并不意味着经典的单人视角观点已经从理论中消失了。俄狄浦斯情结就是这种观点的示例。在经典分析中，俄狄浦斯情结描述了一种内部系统间的冲突，即乱伦的性欲（本我）需是被禁止的（超我），因此必须予以压抑（自我）。但是，俄狄浦斯情结也可以描述为一种由爱、嫉妒、竞争、仇恨和惩罚组成的三角化情感关系模式。从经典分析的角度来看，俄狄浦斯情结的冲突强调无意识欲望的内容，而关系理论强调对客体情感反应的无意识态度和期望。因此我们可以看出，经典的冲突视角和现代的关系视角之间的差别并不是很大，更多的只是侧重点的不同。甚至可以说，关系视角包含了冲突视角。这意味着新的关系视角比冲突视角更具扩展性，它们从"二人"视角对经典模型的概念内容赋予新的理解。[15] 这个概念对临床的意义在于，患者所有的动机、关系愿望和驱力欲望都可以汇聚到对治疗师的移情中来理解。

在精神分析中，客体关系指的是人际关系的内在表征，而不是可直接观察的人际行为。这些表象反过来会影响人的社交行为。尽管内在表征与外在行为之间看似没有直接联系，但内在表征只能通过可观察的外在行为被理解。精神分析自形成初期就对联想、幻想和梦之类的认知现象十分关注，尽管当时还缺乏连贯的理论来解释儿童如何形成内在系统以及对自身、他人和人际关系的概念或表征。直到20世纪60年代，"表征世界"的概念（Sandler & Rosenblatt, 1962）出现，带来了关键的理论贡献。这个概念的主要思想是，随着儿童认知能力的逐渐成熟，他们逐步形成对自己、客体和周围环境的表征。这些表征反过来会建立儿童对新刺激的感知，并赋予感知印象意义。通过上述两个过程，儿童逐渐建立起了一个表征世界，这个世界中也包括对驱力、需求和情感的表征。表征是集合化或系统化的感知和思考，供人格中的动机所驱使。初级表征为更高级的动力表征（如梦、幻想、白日梦和象征）服务。幻想是一种内部概念，它反映了个体的自我表征参与了一个想象的场景，经常是通过视觉形式来表达。幻想是自我和本我之间的折中形式，它表达了无意识动机的象征性满足。然而幻想并不是凭空出现的，幻想的存在意味着心理内容的表征在之前已经形成。相反，梅兰妮·克莱因（Melanie Klein）则认为，幻想是驱力的直接表达。在克莱因的理论中，幻想构成了理论上的动机概念，它们从一个人诞生开始就存在。

内化的概念是指个体"吸收"周围世界并形成内部表征的过程。"内化"一词最初被弗洛伊德用来描述超我的形成方式。后来它被赋予了更宽广的定义："内化是指个体与环境互动的规则被转化为内部规则的过程

(Hartmann & Loewenstein, 1962)"。[16] "规则"一词应从广义上来理解，它包含了规范、互动形式、概念、语言以及环境的性质。但儿童与照顾者之间非常早期的互动不会以"表征"的形式被内化，而是以"程序"的方式。这是因为幼儿的大脑和记忆结构还不够成熟，不能以语言或感官图像的方式来表征经验和事件。总体而言，内化是指内心结构的建立，它使儿童越来越不依赖于客体的实际存在。这意味着个体可以与内化的客体意象（比如父母）交流并寻求支持。同样的现象也在临床治疗中出现，一些接受过分析的患者表示，他们在分析治疗结束后会继续与内心的治疗师交流。

自体表征和客体表征这两种形式在临床上都十分重要。它们属于治疗师的"前置概念"，本书的临床部分将进行讨论。我们在本章中仅对概念进行定义。自我表征应被理解为一种复杂的、感知的、概念性的以及充满情感的内在"结构"，它体现了个体在意识或无意识层面对自身的看法。个体可能会使用多种自我表征，并且不同的表征可能会在不同程度上被接受或被回避，甚至这些表征之间会彼此冲突。最后一种情况表达了一种分裂机制（见本书 p.46）。与自体表征类似，客体表征也应被理解为一种复杂的、感知的、概念性的以及充满情感的内在"结构"，它体现了自体表征在意识或无意识层面对客体的感知。正如自体表征一般，客体表征也可能在理想化和贬低化之间分裂与交替：如果一个人满足了个体对客体的需求，他就被视为"神化的英雄"；反之，如果另一个人偏离了个体的想法，他就会成为"失败的神"。[17] 当客体表征发展到一定的水平，相对独立于客体的客观存在和个体需求状态的变化时，我们可以说，这个表征已经达到了"客体恒定"（Mahler et al., 1975）。在临床环境中，评估个体是否能清楚区分客体表征与自体表征尤为重要。这种区分的缺乏常常成为分离焦虑的基础。如果患者没有建立起对治疗师的稳定而清晰的内在表征，他就无法与治疗师保持一种象征性水平的接触，而是完全依靠物理存在与治疗师接触。只有在自体表征和客体表征之间建立了清晰而稳定的区别，我们才可以说个体在心理上有了清晰的自我轮廓。黑德维格（Hedvig）在《野鸭》（*The wild duck*）中的悲剧性自杀就可归因于她混乱的自体-客体表征（Killingmo, 1994）。

精神病理学

内在冲突的概念是从精神分析的角度理解精神病理学的基石。几乎所有理论概念都与冲突相联系，有些与冲突的各个部分相关（本我、自我、超我）；有些与应对冲突的机制相关（压抑、防御机制）；有些是冲突的表达（症状、性格态度、梦、象征）；有些是冲突的前提条件（享乐原则与现实原则、天性与文化）。传统意义的内在冲突指的是，个体拥有攻击性或色情性的愿望、冲动和幻想，与个体自身的道德标准和更成熟、更现实的目标有冲突，因此必须被排除在意识之外。在这个语境下，我们称之为系统间的冲突（本我、自我、超我系统之间）。

客体关系视角扩大了人类动机的概念。除了力比多和攻击性驱力欲望，依恋、联结和自我肯定的需要也成为独立的动机。这意味着动机类型变得更丰富，相应地，可能产生更多引发冲突的需要和情绪。我们还将谈及系统内的冲突，这是指同一个系统内的张力，比如自我系统。类似冲突的例子是相反的自我意象——伟大与渺小，或者相反的对客体的态度——亲近与疏远。例如，个体难以在亲密依恋他人的同时体验到维持自我同一性和自主性的感受。系统间冲突的心理防御机制是压抑，而分裂则是系统内冲突的代价。

分裂在临床上是一个很有用的概念，尤其是它刻画了众多患者的困扰。分裂指精神现象的两个方面被分离，在特定时间点上，只有一方能被意识表征。分裂表明自我缺乏耐受两种相反的情感态度同时出现的能力，比如爱和恨。对最先使用这个术语的克莱因而言，分裂是将神（god）和坏客体的表征分开。如果分裂失败，个体可能会被原始焦虑所淹没。在这个基础上，分裂自然被视为一种防御机制。

分裂以一种"非此即彼"的方式运作，这意味着个体的运作模式可能会突然从一极转向另一极。因此分裂是一种原始的防御机制，它消化心理张力的能力非常薄弱，通常与比神经症更严重的病理程度相关。科恩伯格（Kernberg）认为分裂是所谓的边缘结构的核心特征。极与极之间的切换可以说影响了所有的功能模式，包括自我意象、他人意象、联结方式、认知功能和道德。分裂的心智无法提供一个中间地带，让个体能感到有些事情是"足够好"的。个体要么把自己体验成天潢贵胄，要么觉得自己一文不值。这样的人格结构在治疗中会引发一些特殊的问题，在评估阶段了解患者性格中分裂的程度具有重要意义。

针对儿童的依恋和被肯定的基本需要的研究，以及对更多病理状态的研究都表明，仅用冲突概念无法解释所有的精神病理情况。内在冲突的概念预设某种精神结构已然存在。而在儿童生命的非常早期阶段，我们很难说存在可分析的内在冲突。冲突需要一个情感缺陷的概念（Killingmo, 1989）来做补充。[18] 缺乏刺激、刺激不匹配或刺激过度，都会不同形式地损害人的联结能力和自尊调节能力，最终使个体体验到诸如缺乏联结、"假我"、碎片化的恐惧、非存在感和慢性空虚。我们将这称为"缺陷型病理"。这些早期伤害可能会决定性地影响人格发展和产生的病理类型。当下大部分精神分析师都将精神病理看作冲突和缺陷的共同表达。早期缺陷会成为后期冲突的组成部分，并影响冲突的形式。冲突和缺陷会被共同编织进个体的内在结构之中，因此在临床实践中它们不是非此即彼地存在。

虽然缺陷的概念较晚进入精神分析领域，但它其实涵盖了诸如剥夺和创伤的概念，而这两个概念在精神分析领域被看作病理原因已有很长时间。创伤的概念是在与受创伤患者的临床工作中产生的（Varvin, 2003, 2008; Varvin & Rosenbaum, 2011）。对创伤的近期研究者（van der Kolk et al., 1996）将创伤定义为会导致一种无助状态的外在事件，在这种状态下，个体在心理层面处理事件的能力崩溃或极大受损。精神分析传统并未将创伤看作单纯的外部事件，而更强调创伤总是在内部和外部因素的共同作用下发生（Laplanche & Pontalis, 1968）。精神分析从个体的角度看待创伤。对个人品行的恶劣中伤可能对一个人而言是创伤性的，也可能激发另一个人的反击。此外，个体对例如性侵等外部事件的解读和应对，事实上是基于个人经历和自身的需要以及幻想的（Gullestad, 2005a）。因此，"创伤性"的概念是相对的，"创伤"本身也并非一个动力学概念。在我们看来，"创伤"具有一种描述性价值，虽然它本身并不足以成为一个解释性概念。

不过，创伤状态却是精神分析病理理论的一个基本概念。这个概念指的是幼儿的机体充满大量刺激，这些刺激超出了幼儿应对紧张的能力范围。这是一种完全无助的状态，是形成焦虑的核心。在精神分析对精神病理的理解中，焦虑是一个连接性概念。很多概念，例如冲突、缺陷、剥夺和创伤，最终都指向焦虑。焦虑是一个核心动力因素。与早期创伤情景相关的焦虑（原初焦虑）不存在于言语层面，它是混沌不清的，个体只能被动地感到发生了一些事情。随着自我的发展、儿童预期能力的增加，焦虑逐渐获得一种信号性特质，预示着迫近的威胁。当焦虑获得了这种信号性特质，它就成为我们通常说的神经症性焦虑。不过焦虑的表达形式多样，它可以在更稳定的控制策略到无分化的惊恐这一范围内变化（退行）。在心理表征能力的发展过程中，儿童会将幻想与焦虑、自身的冲动、亲密的客体以及外部情境相联系。幼儿的思维是具象的、灵性的和神奇的，因此幻想可能会带有恶魔场景般的、伤害性的、充满破坏性力量的特质，即婴儿式焦虑。

弗洛伊德（Freud, 1926）区分了四种可能导致创伤状态的情况：(1)丧失客体；(2)丧失客体的爱；(3)阉割幻想；(4)受自身良心（超我）惩罚的威胁。第一种情况主要发生在儿童发展的非常早期阶段，它与母亲的在场和缺位有关。[19] 最后一种良知焦虑则发生在相当后期的发展阶段，在这个阶段，心理结构（本我、自我和超我）已然建立。谢弗（Schafer）增加了第五种焦虑，即对自体破碎的恐惧。这五种情况都以特定的方式影响着体验。它们都没有提供关于焦虑起源或表达形式的全部图景，也不应该被看作相互独立的分类。对此，我们更应采取一种复合式思维。尽管如此，这些内容可以为治疗师评估精神病理提供一些方向，并能提示治疗中可能会发展出的移情性质。早期对客体丧失的恐惧总是与自身存在性的体验紧密相关。客体的丧失等同于自体的丧失。与丧失客体的爱相比，这可能是更根本的威胁。当对客体丧失的恐惧占主导地位时，患者对治疗师的依恋也将成为一种"生存还是毁灭"的问题。

对成年患者而言，他们的结构化发展已经发生，婴儿式的焦虑幻想已经部分被现实经验所缓和，还有部分通过不同的防御策略被有效回避了。尽管如此，精神分析仍保有"成人中的儿童（child in the adult）"这一观念（见本书 p.137"婴儿式情节"）。早期的心理组织层级并未消失，只是被更分化的层级覆盖了。在心理病理状态中，恰恰是这些后期的层级会受到影响。部分精神结构会出现退行，随后，更早期的层级和与之相关的幻想被激活。在精神分析的空间里，治疗师将会触及在此时此地的移情中直接或间接展现的焦虑。虽然治疗师的倾听也包含回顾性的视角，但来自过去的焦虑总是构成当下焦虑的一部分。总而言之，婴儿化的无助和绝望构成了精神分析对精神病理的理解基础。

在当代精神病学中，精神病理的分类和严重程度主要由疾病分类系统描述，例如 ICD-10 和 DSM-IV。诊断分类依据的是患者展现出来的症状，比如"社交恐惧"。这与传统的医学思维一致，即与躯体疾病的分类相似。这些分类系统优先考虑个体与群体共有的那部分特征，而个体自身的特质居于次要地位或被无视了。疾病分类系统致力于划分出各种同质性的群体，可以与其他群体清晰区分开。属于一个群体就不能属于另一个群体。这类系统的问题在于，群组划分在临床上没办法清晰明了地定义患者的症状。"地形"（个体）对不上"地图"！一个有"惊恐焦虑"的患者因此可能会有几个附加诊断。在此需要介绍一下共病（comorbidity）的概念。共病是指某个患者的问题由几种不同的疾病组成。这种叠加原则与精神分析的格式塔原则＊（gestalt principle）形成了鲜明对比。我们也可以说，因为科研人员广泛地把 DSM-Ⅳ当作诊断出发点，这带来了一种"看似清晰的幻觉"，实际上诊断与疗效几乎不相关（Fonagy, 1999b）。在一个群体水平上形成的诊断，在制订个体治疗计划时几乎不能被转化为有用信息。我们认为诊断分类用于精神分析取向治疗的价值有限。治疗师真正需要的信息包括：

1. 个体的现实检验能力（是否能够在躺椅上躺下而不感到受威胁？）；

2. 自尊调节（自身价值感的维持靠外界调节的水平，是否到了无法从精神分析式治疗设置中获益的程度？）；

3. 防御的结构（是否耐受精神分析心理治疗带来的对习惯性防御策略的挑战和动摇？）。

治疗师不需要诊断分类，但需要对自我的可靠程度和人格结构的退行或进步的平衡做细致评估（Killingmo, 1980）。诊断分类因此被对个体人格的描述所取代。在动力学模式的理解中，症状不是分类的起始点，它被整合进一个关于意义的心理宇宙。我们在更广阔的个体生活背景中理解症状，认为它们表达了内心冲突的结构、被激活的丧失与匮乏、无能感和关系问题等。与"疾病模型"不同，心理痛苦被理解为人生的困难。一个有趣的临床经验是，患者往往在心理治疗的过程中改变了对自身问题的看法。比如一个患者的"社交恐惧症"被重构为对大声说话的恐惧——她害怕自身的攻击性，而社交情境在无意识中暗含着竞争性，所以她从社交中退缩了。关于病理的程度，理论和实践都有一种将病理看作连续谱的倾向，这个连续谱从一端的精神病性，到所谓的边缘状态和自恋

＊ 即整体性原则。——译者注

性问题，再到另一端的神经症。同样的线性思维也在心理治疗的预后方面占据了主流地位。通常认为神经症个体比边缘状态更易从治疗中获益。通过持续将每个患者看作一个独特的人格结构，不仅会移除诊断分类的概念，也会摒弃掉线性思维的倾向。临床评估并不是找出患者在一个统一标尺上的位置，而是确定个体人格的一系列问题。

1. 形成主要冲突的动机都有哪些？

2. 防御使用了哪些机制？

3. 症状在为哪个无意识功能服务？

4. 冲突是如何嵌入性格中的？

5. 自我结构处于何种分化水平？

6. 自我功能退行的程度？

7. 起源于缺陷和冲突的病理程度分别是怎样的？

8. 人格中的哪些部分是没有冲突的，可以作为资源使用？

在临床语言中，诸如"共生性固着（symbiotic fixation）""前俄期病理（pre-oedipal pathology）""原始防御"（primitive defence）等术语会被使用。根据防御的心理表征能力去区分不同的防御方式无疑是有意义的。但一个主要的问题是，防御机制或者客体态度是否存在一种"分层"，即原始内容在底层而更成熟的在上层。安西（Anthi, 1986b）强调这种好像"沉积分层"一样的"层级理论"是有缺陷的，它没有对地质学中的"错位（dislocalization）"现象做出解释，即高层和低层的物质相互混合的情况。

> 前俄狄浦斯和俄狄浦斯层级没有被清晰区分为下层和上层。
> 它们混在一起，例如，不能想当然地认为某种强劲的精神铠甲是
> 单纯由口欲期或生殖器–俄狄浦斯期决定的。

（Anthi, 1986b, p.42）

这意味着心智中发展较好的特质与未充分发展的成分共存。在临床

实践中，治疗师可能会遇到患者功能水平的突然下跌，比如缺乏心智化的爆发性哭泣（见本书 p.124"案例 C"），但他们同时具有更分化的言语和认知功能。在评估精神分析治疗的适应证时，线性思维没有意义。以原始防御机制（如分裂）为特征的边缘结构，并不一定就比性格神经症更难治疗。后者可能更僵化、更难以触及情绪内容。因此考虑人格结构的类型要比病理的"程度"更重要。

经典精神分析倾向于用特定的动力解释特定的病理情况。例如，将抑郁状态理解为朝向丧失客体的攻击性转向自身，变成自我责备和内疚（Freud, 1917）。这个理解意味着外显症状和背后的动力之间是一对一的关系，且抑郁总是攻击转向内在的体现。这种解释在当前看来太过粗糙。首先，并非所有抑郁都有攻击性因素。其次，多种因素可能同时起作用（Bleichmar, 1996; Gullestad, 2003）。抑郁反应的背景应该放在整个动力场中考虑，例如早期分离和客体丧失、对抑郁父母的认同，以及对联结和爱的广泛剥夺。本书基于扩展后的动机概念，我们认为这些动机概念还应包含未被言语化的需要和剥夺：在特定客体关系建立之前，丧失可能已经发生了。克里斯特瓦（Kristeva, 1987）认为，母亲-客体（即前客体）的早期丧失没有在言语层面被表征，因此被称为"那个东西"（法语为 la chose），这是抑郁的核心。另一种类似的抑郁是"白色悲伤"（法语为 le deuil blanc; Green, 1983），主要特征是失神和空虚。因此，无论从病因、形式还是主观体验上来讲，抑郁反应都是多样的。将特定的发展阶段或发展失败与特定的病理模式直接联系起来，这种因果论的解释必须抵制。统一化的模式需要被多路径的理念取代，即多个因素相互作用、相互增强。因此，同样的外显症状可能有不同的发展起源。

从精神分析的视角看，病理不是由症状定义的，这与范围更狭窄的疾病模型不同。精神分析的角度更广阔，它涵盖存在方式、态度、关系模式和认知风格等内容。"症状"与"人格"总是被区分开。这种对临床现实的二分法没有考虑到，所有表达出来的心理痛苦在某种意义上都是"症状"。所有诊断的起始点都来自观察。所谓的性格障碍、人格障碍或人生困难都与症状一样，是我们根据一个人可观察的整体行为特征而命名和描述的。那些我们选择称为"症状"的现象是相对更显著、更异常的，通过外部观察和患者的自我观察（这些症状与自我不协调），它们具有了相对更清晰的轮廓。当心理痛苦表现为人生困难时，它们看起来没有症状那么清晰。它们更多地被牢牢嵌入一个人的日常生活方式和体验中（自我协调），需要更详尽和细致的观察才能被厘清和描述。

在某些特定情境下，将单独的症状和更泛化的性格偏差做区分是合适的，尽管二者之间没有原则性的区别。我们可以将心理痛苦的所有表达都看作症状，它们的规模从行为方式的显著症状一直跨越到最细微的差别。我们也可以把所有内容都视为精神痛苦通过人格进行表达。表达形式的差异则源于人格的不同结构。

某种事物是否应被描述为"病理性"，并不主要取决于症状，而是与工作能力受损、破坏性的人际关系、受限的体验等有关。换句话说，病理是相对的。此外，无意识冲突和发展性缺陷在某种程度上也应该被视作正常生活的一部分。我们无法想象，高度影响生活质量的人际互动和自我实现中毫无深层冲突的激活。冲突的终止和消失并非精神分析治疗的目的。冲突是人类生活不可泯灭的一部分——在这个意义上，精神分析对现实有一种"悲观的愿景"（Schafer, 1970）。内在冲突是否会演变为具有病理性，这与多个条件有关，例如冲突的力量，它们影响个人整体自我表达的程度，影响工作、享乐和现实体验的程度，从外在环境中获得注意力转移、支持和替代满足的可能性。哀悼同样也是正常人生的一部分，也是精神分析治疗的一部分。有能力涵容痛苦、匮乏和忧郁状态可被视为情绪成熟的表现，对某些人而言，甚至可能成为进行创造性工作的前提条件。因此，精神分析传统强调，清晰地区分正常和病理既不可能，也不可取。本书将这一观点视作基本出发点。

注　释

[1] 格林（Green, 2000）认为，"叙事"并不适合被用作患者在分析情境中交流的术语。分析师才是创造叙事来组织患者的无序思维的人。

[2] 文献（Arlow & Brenner, 1964）对这两种理论进行了深入的描述，并讨论了从地形学到结构论的转换的理论和临床意义。

[3] 对阶段的描述以及固着和退行概念之间的关系见文献（Nagera, 1964）。

[4] 关于经典精神分析与依恋理论之间的关系，见文献（Gullestad, 2001a）。

[5] 对科胡特作品的广泛而有趣的介绍和讨论，见文献（Karterud, 1995）。

[6] 在我们看来，自体客体的概念并不明确。对这个概念的批判性讨论，见文献（Gullestad, 1992, pp.91-93）。

[7] 这里的"主体间性"与认识论语境中的"主体间性"意义不同，后者指的是一种认识论立场，重点在于所有数据都是在主体间领域内被创造——构建——的。见本书 p.57 第二章。

[8] 更广泛的讨论见更多文献（Green, 1977; Gullestad, 2005b; Stein, 1991）。

[9] 汤姆金斯（Tomkins, 1995）在这方面做出了相当大的贡献。

[10] 最近的神经生物学研究证实了情感是自动的信息来源的观点。一本名为《情绪大脑》（*The emotional brain*; LeDoux, 1996）的书表明，大脑中存在两种情绪反应系统。第一种来自杏仁核——大脑中决定刺激的情感意义的关键部位。这是自动发生的，相对粗糙，没有经过大脑皮层的处理。第二种涉及大脑皮层，能产生更多不同的反应，因为它包含了认知成分。

[11] 基林莫（Killingmo, 1980）将罗夏墨迹测验作为一种研究回归激活的过程中不同自我功能及信度的方法。

[12] 有关回归概念的更详尽的介绍，见文献（Killingmo, 1971, ch.9）。

[13] 我们也在更广泛的背景下使用"心智化"一词。见本书 p.121。

[14] 反思功能通常在成人依恋访谈的背景下进行评分，并越来越多地被应用于心理治疗研究。然而，反思功能需要进一步规范，以便成为评估治疗效果的精确方法（Gullestad & Wilberg, 2011）。

[15] 基林莫（Killingmo, 2007）对这一观点进行了扩展。

[16] 此外，精神分析还有另外三个表示经验"吸收"的概念：认同（identification）、内摄（introjection）和结合（incorporation）。详细的讨论见文献（Schafer, 1968）。

[17] 汉娜·奥斯塔维克（Hanne Ørstavik）通过小说《第 43 周》（*Week 43*）中索尔维格（Solveig）的形象对这一现象进行了恰当的文学描述（见 Bernhardt & Holt, 2004）。

[18] 易卜生创作的角色格雷杰斯·沃勒（Gregers Werle）和赫贾尔马·埃克达尔（Hjalmar Ekdahl）在《野鸭》中表达了这两个层次的心理功能（Killingmo, 1990）。

[19] 在这种情况下，缺席应被理解为身体和心理上的同时缺席。

第二章

✳

认识论问题

新 景 象

关系导向的精神分析和主体间性理论的出现，影响了治疗师对患者的立场的既定观念。[1] 在今天的精神分析学界，人们普遍认为，弗洛伊德关于治疗师是患者精神内容投射的"白屏"的观点已经过时了。这些观点必须被一个二人情境所取代，在这种情境中，参与者相互交流，双方都发出影响对方的信号。除此之外，这一观点还意味着，患者的反应不能被一概视为移情的表达，它们也可能是对治疗师实际表现的反应。治疗情景的概念是我们论述的核心内容，它指的正是这种动力性的关系。移情并不仅仅指向"另一个场景"，它也可能由此时此地的场景中发生的某件事触发。托马和卡切尔（Thomä & Kächele, 1987）在这方面谈到了移情的"场域依赖"，而吉尔（Gill, 1979）则创造了"分析情境残留（analytic situation residue）"的概念，它类似于弗洛伊德的"日间残留"，被用来说明移情总是依附于一个当前刺激物的事实。这种观点需要对治疗师的学识和权威进行"解构"。它使人们更加关注治疗关系的互动性，也合法化了人们对治疗师主体性的兴趣。因此，它有助于使传统治疗师更加意识到自己对临床材料的影响，尤其是通过语言、风格、行为举止和身体信号所产生的影响。这些信号是在无意识层面沟通的，它们超出了治疗师的控制。

　　关于感知的主体如何影响被感知的内容，这是一个古老的哲学问题。在科学领域中，人们往往把它放在"主观性偏差"的标题下讨论。在一个已经成为经典的心理学实验中，罗森塔尔（Rosenthal, 1966）表明，实验者会影响实验的结果。术语"罗森塔尔效应"描述了实验者对数据的主观性影响。所有的科学学科都承认，这种影响是不可避免的。然而，这种影响带来的认识论结果还没有一致的看法。在所谓的后现代思维方式中，人们质疑感知主体是否能够超越自己的主观性。鉴于此，客观知识的说法就变得不可信了。在后现代的时代思潮中，寻找知识本体的想法似乎是相当天真和过时的——这个想法属于启蒙运动对理性和进步的信仰，属于一个过去的时代。随着后现代主义的转向，取而代之的是建构主义的认识论，其特征是所有知识的相对化：没有任何知识具有普遍的有效性。这是一个建构性的问题。在这种情况下，假设任何人（如治疗师）能够代表职业权威和专业知识都是有问题的。相反，它强调所有的知识都有局限性（如 Reichelt, 1996）。

　　虽然治疗师在治疗关系中作为合作者的重要性已经在精神分析中得到承认，但关于它给关系视角带来了什么样的意义，仍然存在观点上的分歧。一个极端的声音来自雷尼克（Renik, 1996），他声称治疗师被困在一个"无法削弱的主体性"之中。因此，"治疗师可以观察患者的材料"这种想法是不牢靠的。这种极端主观主义立场的结论是，患者的精神生活并不是作为一个独立现实"存在于外部"的，它难以被第三方观察和发现。精神材料并非独立于观察者——"数据"是一个主体间情境的产物，因此是"被共同创造"的。这两种观点——（1）治疗师陷入了自己的主体性，（2）数据是在治疗情境中被共同创造的——是我们接下来将提到的主体间性观点的核心。基于这样的观点，人们可能不会说治疗师揭示或发现了真正存在的东西。米切尔（Mitchell, 1998）甚至声称，谈论"患者心理（psyche）"的过程是不可能的（p.16）。他认为心智应该是通过一个"诠释性建构"的过程被理解的。这不是一个发现或揭示意义的问题，而是构建意义的问题。这种立场对关于治疗师权威性的观点也有影响。在米切尔看来，经典精神分析学家是中立的、客观的观察者，他们配备着精神分析理论，拥有着"对患者心智的独一无二的科学认识和权威性"（出处同上）。根据米切尔的观点，我们必须提出这样一个问题：精神分析学家是否有任何权威性来判断患者的心理现实是什么？

尽管对治疗师的立场和权威的批判是合理的，但我们可能容易把洗澡水和婴儿一起倒掉了。有些必要的概念很容易被丢弃，特别是对治疗师观察位置的关键论述似乎受到了威胁。有些人认为，根据新的范式，治疗师已经离开了观察者的位置，进入了一种主体间关系，在这种关系中，双方共享一种主体经验。另一些人则认为治疗师的观察者角色和参与者角色在主体间关系中存在着一个跨度范围，治疗师可能会在这两个角色之间切换。我们不赞同这些观点，并认为这两种观点都有问题。第一种观点的极端之处在于，它导致了分析理念的丧失：治疗师不再站在一个可以分析患者材料的位置上。因此，治疗过程被缩减为一个完全存在于两个独特主体之间的治疗问题，每个主体都有自己的语言信息，这些信息也不会指向二者之外的地方。如果超出这个二人对（dyad），对患者材料的理解就失去了有效性，精神分析案例报告作为一种知识就变得微不足道了。我们所描述的精神分析性空间清楚地表明，治疗师在面对临床材料时具有观察者的角色。如果对患者的理解并不局限于治疗双方，而可以通过与其他观察者在原则上达成一致的方式进行交流（如在研究的背景下），那么精神分析才能名正言顺地成为一门科学学科。我们认为，第二种观点——治疗师可能在观察者和主体间搭档的角色之间切换——可能会导致关系的混乱。治疗师什么时候是一种角色，什么时候又是另外一种角色？此外，通过与患者分享主体经验，治疗师破坏了自己对移情保持一致态度的机会。就好像他可以在精神分析性空间中进进出出。我们的观点是，参与性观察者和主体间搭档的角色之间有明显的区别。它们之间不存在来回变动的跨度范围（见本书 p.170 "参与者和观察者"）。

然而，意识到治疗师参与了与患者的情感互动，就不可能还保持一种"朴素"的想法，即存在一个客观的观察者。双方的相互影响需要不断被分析。一些精神分析学者没有对这种相互作用进行反思。尽管一些克莱因学派分析师强调客体关系的观点，但他们似乎仍然停留在经典的弗洛伊德学派所说的观察者的立场上。"从现象学角度看，这些克莱因学派分析师仍然是客观主义或现实主义论者。基本上，当他们呈现他们的材料时，就好像自己是完全独立的观察者——甚至对他们自己的反移情也是如此"（Schafer, 1997, p.19）。

在我们看来，观察是治疗计划的基石。因此，问题就变成了我们如何将治疗师作为情感互动参与者的观点与作为合理独立的观察者的观点结合起来。下面我们将讨论两个基本问题：

1. 治疗师的主体性是否破坏了观察功能本身？
2. 患者的心理是作为一个真实的存在被揭示，还是——从根本上来说——在治疗对话中被建构的？

观　　察

在此后的数年里，独立观察引起的复杂的认识论问题在精神分析杂志上得到了充分辩论（Mitchell, 1998; Renik, 1998; Greenberg, 2001; Eagle et al., 2001; Hanly & Hanly, 2001）。当谈到治疗师的主体性时，区分心理主体性（psychological subjectivity）和认识论主体性（epistemological subjectivism）可能是有用的。心理主体性是指治疗师对患者的反应中的情感和个人成分。但这并不是说这种主体性会妨碍治疗师理解患者本来的样子。用汉利等人（Hanly & Hanly, 2001）的话来说，心理主体性与一定的客观性并不是无法兼容的，这种客观性的定义是：患者体验到的精神生活允许治疗师进入，但不会受到治疗师的构建而严重扭曲。在这一方面，治疗师辨别和分析自己的主观情绪和反应的能力至关重要——也就是说，能将它们客观化——并且能利用它们来理解正在与患者进行的互动。治疗师必须培养这种自我反思的能力，这是让分析工作变得可能的条件之一。在精神分析性空间中，演员们的地位并不平等。在这个空间中，治疗师需要保持一种技术性距离，然后进入一种对患者材料进行反思的关系，这是治疗师需要承担的任务。

治疗师对患者的看法被渲染为"心理主体性"，这个事实与被称为"批判现实主义"的认识论立场相一致。与"朴素"现实主义相反，批判现实主义考虑的事实是，在对现实的感知中总是会涉及主观因素。然而，尽管我们所知不全且有局限，根据批判现实主义的说法，它们依然是知识。尽管我们的发现可能不被接受、被过度解读或存在细微偏差，但我们依然关切这些知识。感知主体不是主观性的"囚徒"。"认识论主体性"指的是一种更为极端的立场，这种立场涉及观察者改变了所观察的事物的性质。根据这种理解，一种适当独立的感知是不可能存在的。所有的数据都是在主体间的情境下被诠释和"共同创造"的。

谢尔德鲁普（Schjelderup, 1940）强调，正确完成的精神分析是一个按照自身规律发展的过程，而很大一部分分析材料具有新颖性。这个观点支持将分析视为一个相对确定的过程，并认为它独立于特定的个体。但我们认为，不能无条件地维护分析具有内在规律性的观点，有必要考虑治疗师作为一个人对治疗过程的影响。同时，如果对治疗师贡献的强调过于绝对，就会导致人们失去阐明患者问题和病理的影响的概念，而这些概念在某种意义上意味着分析过程具有自身的规划。

治疗对话中的双方都受到对方主体性的影响，而且这种互动主要发生在无意识层面，这几乎是一个理所当然的事实。然而，这并不意味着治疗师应该如一个独立的主体一样与患者相处，例如通过分享主体经验的方式，即所谓的自我暴露。在这些情况下，对关系的不同视角就丢失了。作为治疗干预方式的自我暴露将在随后的"反移情"一节中讨论（见本书p.152）。

从相互影响的观点来看，我们也无法推断出治疗师已被一种"无法削弱的主体性"所俘虏。虽然临床材料在一定程度上是辩证形成的，也因此在某种意义上是被共同创造的，但这并不等于说观察的概念失去了意义。主体性无法削弱的观点必定还涉及无法分析。因此治疗师的观察立场被削弱了，同时这意味着移情和反移情的概念也失去了意义。这里预置了某些定义，即治疗中的哪些东西属于这一方，哪些属于另一方，这些都是可区分的。汉利（Hanly, 1999）指出了一个事实，极端的主体间性主义重视客体关系的认识论，这体现在，它假设我们不可能区分某一方的自我感知和自我认识被另一方所影响的部分，也不能区分其对另一方施加的影响。这意味着，没有人可以针对关系发表确切的言论。因此，极端的主体间认识论在这里自乱了阵脚。

发现或建构

现在，我们来谈谈发现还是建构的问题。精神分析治疗的核心是通过重新建立患者与被分裂和压抑的愿望、幻想、想法、需求及情感的联结，来建立他们精神生活中的关系和意义。此治疗的一个主要观点是：对事实的洞察——为什么会是这样——包含着解脱的可能性。弗洛伊德明确指出，诠释只有符合患者内心"实际"的状态，才会有治疗效果。"只有治疗师预设的观点（即诠释）与患者内心的事实一致，冲突才能被成功解决，阻抗才能被克服"（Freud, 1916—1917, p.452）。这一陈述，即所谓的一致性观点，成了科学哲学家和理论家格伦鲍姆（Grünbaum, 1984）等人批判的起点。他们批判的核心是：不存在事实这种东西；患者的心理并不是可以被揭露的客观事实。这个论点认为，患者在临床情境中呈现的材料必然是受到治疗师的暗示影响而形成的。精神分析的治疗数据是通过暗示预先形成的这一论点也是一些其他作者（如 Crews, 1995; Webster, 1995）的核心观点，他们是20世纪90年代中期弗洛伊德主义批判浪潮中的领军人物（Gullestad, 1998）。其批判的核心是：在治疗情境中建立的"意义"是治疗师的意义，而不是患者的。

那么，该如何回应对暗示或影响的指责呢？首先是关于术语的评论。在历史背景下，"暗示（suggestion）"这个概念被用来表示通过权威性产生的影响。[2] 这也是精神分析批评家们所针对的概念。然而，对大多数精神分析学家来说，这是一个他们不会在工作中使用的概念，它与催眠和强烈暗示的干预形式相联系。很少有人会认同这个概念。因此，当我们讨论治疗师对患者材料的影响时，使用"影响（influence）"这个表述可能更好些。

考虑到格伦鲍姆的攻击针对的是精神分析的科学基础，我们首先可以强调：如果从更广义的角度上将影响看作对数据的主观解释，影响就是所有科学都面临的问题了——不仅仅是精神分析。想象一种没有预设的科学观察形式是天真的，它反映了一种被如今的科学理论家抛弃的观点。影响对临床手段和所有形式的心理治疗而言都是一个特殊的问题，这也是同样显而易见的。然而，精神分析给予了这个问题特别的关注。霍尔特（Holt, 1989）认为，弗利斯（Fliess）可能是第一个指出弗洛伊德的方法容易引起下列指责的人，即指责治疗师在诠释患者的材料时，将自己的想法融入其中，而不是帮助患者澄清其无意识的意义内容。霍尔特说，如果再加入患者希望满足治疗师的愿望，就很容易理解"为什么弗洛伊德学派的患者会做经典的弗洛伊德式的梦，而荣格（Jung）学派的患者的梦则充满了曼荼罗（mandala）、智慧老人和其他荣格式的符号"（出处同上，p.328）。

弗洛伊德非常清楚暗示所代表的危险。从历史的角度来看，精神分析正是从对暗示的批判立场出发而发展起来的。值得注意的是，韦伯斯特（Webster, 1995）给出的所有精神分析作为暗示性疗法的示例，都是从精神分析方法出现之前的案例中提取出来的，那时候弗洛伊德使用的是压力宣泄疗法，而不是精神分析。

弗洛伊德对暗示影响的认识通过多种方式表达出来，包括治疗师和患者对治疗过程的贡献的认识。关于治疗师对患者的影响，弗洛伊德承认，权威治疗师的诠释可能会按照以下公式进行："正面我赢，反面你输"（Freud, 1937b, p.257）。虽然提出这一点是为了说明这不应该是治疗开展的方式，但一些评论家将治疗过程描述得就好像精神分析师把诠释强加给患者一样。然而事实并非如此。治疗对话是以相互发现的过程展开的。但我们可以从另外一个角度来解读这个批评，即它否定了格伦鲍姆关于暗示性影响的观点。诠释反而可以被看作一个在临床层面有效的公式。但同时，我们明白治疗师不可避免地会影响治疗过程。格伦鲍姆还将治疗描述为一种假设检验的情境，即治疗师旨在证实假设。这个描述并不那么准确。治疗师的确在工作中使用了临床假设，但它与科学意义上的假设检验并不一样。

然而，弗洛伊德意识到了影响力的诱惑。他告诫我们不要扮演一个无所不能的角色，即作为治疗师，怀着造物主的自豪感，用自己的形象塑造患者，并"认为这是好的"。在这个背景下，他强调治疗师的目的是增强患者的自我，而不是创造一个治疗师本人的克隆体："患者应该被教育去解放和实现本性，而不是模仿治疗师"（Freud, 1919, p.165）。精神分析的许多概念都表达了对该问题的认识，即治疗师对治疗过程的主体性影响。弗洛伊德创造了"反移情"的概念，也就是所谓的治疗师的盲点，用来描述治疗师为了治疗工作必须克服的部分。他明白治疗师的情绪反应可能会干扰治疗过程（见本书 p.152"反移情"）。要求治疗师接受分析训练是精神分析认真对待这个问题的事实表现。分析训练让治疗师熟悉自己的情绪、态度和关系模式在与他人的对话中的典型展现方式。例如，他无意识中可能有被欣赏和保持权力位置的需要，这些都会在分析中出现。因此，治疗师对自身人格的认识是一个前提条件，让他们时刻觉察并确定自己对治疗对话的贡献。

正向移情的暗示力量意味着，患者基于取悦治疗师的愿望，"赋予医生权威性，并转化为对沟通和诠释的信任"（Freud, 1916—1917, p.445）。在治疗过程中，这些理想化、"讨好"和服从的表现会被指出来，并与其他治疗材料一起进行分析。格伦鲍姆和其他精神分析批评家写道，似乎治疗师发现自己在面对这样的问题时无能为力，没有机会区分真正的洞察和患者表面上对治疗师的认同。在这种情况下，我们忽略了这样一个事实，即分析训练正是为了揭示这种防御性的服从。我们可以总结说，精神分析发展了一系列概念，使人们能够探索和理解治疗过程中的影响的本质。影响不是一个"这样或那样"的问题，这种现象可能产生的干扰效应可以被澄清、评估和最小化。

真相：一致性或连贯性

揭露还是建构？这个问题引出了另外一个问题，那就是，我们所依赖的真相的概念是什么？这也是讨论精神分析应该处于什么样的认识论框架内的核心议题。弗洛伊德将精神分析定义为自然科学的一部分："智力和心灵是科学研究的对象，就像研究任何非人的东西一样"（Freud, 1933, p.159）。另一种对立的观点可以被称为诠释学的（hermeneutic）立场（Ricœur, 1965, 1977; Rycroft, 1966; Schafer, 1976, 1992; Spence, 1982），也常被称为叙事的（narrative）观点。一些人拥护将精神分析视为一门诠释学学科的观点，认为它关注对意义的诠释。这些支持者与狄尔泰（Dilthey, 1883）一样将自然科学与人文科学区分开，认为自然科学旨在基于一般规律对各种现象提供因果解释，而人文科学根据背景理解单一现象的意义。他们强调无法对患者表达的形式给出因果解释，而是应将其看作一篇编造的、必须被破译的"文档"。在这种前提下，他们强调语言是精神分析情境的核心。[3] 这两种认识论框架隐含着对诠释的不同理解——在什么情况下，诠释可以被证实为"正确"的？根据弗洛伊德（Freud, 1933）的说法，所有的科学思维都在努力达到"与现实的一致性（correspondence）——

也就是说，与存在于我们之外、独立于我们的事物的一致性……这种与真实的外部世界的一致性，我们称之为'真相'"（p.170）。在近代的哲学语境下，弗洛伊德的真相理论被认为建立在一致性的基础上（Hanly，1990），即表述和实际情况之间的一致。我们应该指出，这种对弗洛伊德的说法的表述过于简单化了。"重构"的概念包含了相反的观点：历史真相无法被揭露，而必须被重构。这个观点已体现在弗洛伊德对"狼人（the Wolf Man）"的讨论中（见本书 p.257）。然而，毫无疑问的是，一致性的理念代表了弗洛伊德的主要观点（Hanly，1990）。[4] 这个观点构成了对"一致性"争论的基础。将精神分析治疗看作一种考古形式的观点也建立在"真相"的理念上：通过精神分析工作，患者的原初情绪被揭露，过去的真相被重新找回。

诠释学观点代表了一种对立的观点。根据这种观点，"真实"处于次要地位。"叙事"处于更突出的位置，它认为人是一种创造意义的生物，不停地构建关于自身的传记。在治疗过程中发生的是对自传的探索和重写，使之成为更连贯（coherent）、主观上更有意义的版本。治疗结果是一个"精神分析的历史"，它创造了意义，并使患者能够对自己负责。这种历史不是根据与现实相一致的概念而被评价为真实或不真实的，而是根据它被体验为有意义的程度。根据里克尔（Ricœur，1977）的说法，在评估这样的"历史"真相时，合适的标准是：它是否（1）整体连贯；（2）内部一致，即尽可能考虑到各个单一元素；（3）可理解的叙事——也就是说，它是不言而喻的，如同其他优秀的文学故事一样。这些标准可以被归入所谓的真相连贯论（Hanly，1990）。

关于连贯性标准的一个主要问题是：可能存在多个基本符合连贯性的"历史"版本。精神分析的"叙事"只是对个人历史的几种可能有意义的诠释之一。因此，这变成了一个诠释的相对性问题。格伦鲍姆（Grünbaum，1984）用一个驱魔人的例子说明了这个问题的极端形式，这位驱魔人将患者精神分裂症的症状理解为被魔鬼附身的表现。尽管这样的诠释对患者来说可能是有意义的，甚至有一定的治疗效果，但我们很难认可驱魔人揭示了精神分裂症症状的"意义"。这是因为，这个例子抛弃了对现实的基本看法，而这种看法决定了什么样的意义可以被揭示出来。施特伦格（Strenger, 1991）试图回应对诠释相对性的批评，他声称，这样一个故事的内在连贯性总是基于他所谓的诠释学框架，而这个框架必须根据外在连贯性进行评估。也就是说，这个框架与某一文化中的"普遍接受的理论"相符合。然而，施特伦格没有回答的一个问题是，这种外部连贯性又是如何建立的。很难说这种外部连贯性的建立没有涉及一致性思维："普遍接受的理论"与真相"是"什么相一致，它们是通过人类的共识建立起来的。

就治疗而言，我们还质疑使用"历史"的说法是否恰当。对一段历史进行诠释很难涵盖分析工作中发生的所有事。更准确的说法是，患者和治疗师试图建立一个或多或少连贯的形象，用来描述患者目前的功能和存在方式（见本书 p.257"回忆和重构"）。

另一个问题是，诠释学的观点对患者叙述的内容赋予了特权。它的重点在于发现内容"为什么相关"，而把"如何相关"置于次要的位置。据此得到的精神分析没有为作用机制和心理过程留出空间。与此相关的一个问题是，什么是精神分析的主题或数据？当弗洛伊德强调观察对建立精神分析假设的核心作用时，诠释学的立场要求精神分析关注的不是对材料的观察，而是在言语叙事的背景下对意义给予诠释。这样的定义排除了非言语的数据。然而，精神分析治疗并不仅仅关注话语的内容。语调、手势、身体姿势，所有非言语的表现决定性地表达了患者的无意识意图。本书特别强调这一点。

心灵的关系观

讨论一致性和连贯性时，一个潜在相关的主题是关于心灵本质的问题。米切尔（Mitchell, 1998）摒弃了传统观点，即"与分析过程相关的核心动力已在患者的内心预先组织好了"（p.18）。这种哲学立场认为，分析材料并不是患者带入治疗时段然后变成分析对象的东西；相反，材料是治疗情境本身的产物。心灵没有固有的特征，但通过每一次新的主体间接触而被塑形并获得一个特定的结构。心灵在本质上是"关系"的。

所有分析材料都由关系动力创造，这种想法显然与"常识"背道而驰。很明显，患者背负着可识别的冲突和幻想的历史，这些冲突和幻想早在患者进入分析之前就存在了。同样，固定的性格态度和重复的关系模式是患者带来的临床材料形式，而不是治疗情境造成的。在一次讨论中，米切尔（Mitchell, 2000）声称，他从未持有过"心灵在进入治疗之前不具备任何特征"的观点："我认为心灵是既存（pre-existing）的，而不是预先组织好（preorganised）的"（p.155）。乍一看，这种区别似乎很难理解。米切尔似乎意识到了第一种观点的荒谬性，但又坚持心灵的关系特性。[5] 极端的主体间性观点摒弃了作为病理背景和干预焦点的个人病史。如果个体是如此容易被塑造，以至于在每次新的主体间接触中都会被塑形和重构，那么实现治疗性的改变就会比实际情况简单得多！这种思维将所有的重点放在皮亚杰（Piaget）所说的"顺应（accommodation）"上，而忽视了心灵将新经验同化（assimilate）为"既存的和预先组织的模式和表征"的强烈倾向（Eagle et al., 2001, p.476）。

在极端的主体间观点中，精神分析还失去了一种特性——作为一种产生普遍有效知识的方法。数据只在创造它们的特定互动情境中具有"局部"有效性——每个单独的治疗师-患者二人对都成为一种独特的关系，封闭在它自己的主体性中。因此，弗洛伊德为人格的一般理论做出贡献的雄心壮志被打破了，精神分析仅限于一种使用诠释的治疗和临床实践。在这个意义上，精神分析理论关注在精神分析情境中展开的移情和反移情过程的主体间领域。

　　精神分析是一门怎样的科学学科？这个问题没有一个"正确"的答案。它更像是一个策略性问题——我们希望精神分析是什么。[6] 在过去的十年中，精神分析与其他学科的关系——特别是与婴儿研究的关系——一直受到广泛的国际关注和讨论（如 Sandler et al., 2000）。虽然法国精神分析学家安德烈·格林（André Green）认为精神分析是一门特殊的独立科学，其特性是独一无二的，精神分析发展研究人员如罗伯特·埃姆德（Robert Emde）、丹尼尔·斯特恩（Daniel Stern）和彼得·福纳吉（Peter Fonagy）则认为，精神分析要作为一门科学生存下去，必须与其他学科保持持续的对话，如发展心理学、神经心理学、记忆研究等。其中心思想是：精神分析式观察和一些概念原则上应该被检验和摒弃。国际精神分析协会在2004年举办的一场名为"在前沿工作"（Working at the frontiers）的大会也表达了同样的观点。早在这场国际辩论之前，挪威的哈拉尔·谢尔德鲁普就超前地把精神分析界定为一门学术学科（Schjelderup, 1927; Killingmo, 1984a）。我们的立场是，精神分析有两种话语形式——个体化话语和普遍化话语。第一种包括了对个人历史的诠释学重构，这始终是临床实践的中心。第二种观点认为，精神分析是普遍心理科学的一部分，有助于有关人格发展、精神病理和心理变化方面的知识的积累。防御机制的功能理论就是一个例子，说明了精神分析如何帮助对精神功能机制的普遍理解。在这个视角下，精神分析数据必须正视来自其他学科的数据。

诠释的效度

在我们看来，当考虑诠释的效度时，情感起着决定性的作用。情感通过叙事的形式、身体的反应和声音的语调传达，脱离了意识的控制，比叙事内容提供了更好的"真实性"保障。因此，对情感表达的观察可以让我们获得更真实的自我体验。当要在治疗对话中建立意义时，首要的是捕捉与自我体验相关联的情感。当个体与真实感受建立联系时，意义就产生了。患者体验到"这好像是我存在的样子"。它是关于某种"真实"的东西，出现在对现象的语言建构之前。因此，我们坚持一致性的观念——坚持某种真实的存在。在这个意义上，我们与弗洛伊德把精神分析治疗视为一个"启蒙工程"的观点是一致的，它以苏格拉底"认识你自己"的理想和真相解放的理念为基础。这也是哲学家哈伯马斯（Habermas，1968）观点的背景，他提出精神分析是以"解放的知识兴趣"为基石的（也见 Gullestad, 1992）。

谈论真实的情感比谈论对过去的真实记忆要容易得多，因为记忆是一个不断重复的重构过程。一致性的概念不能准确地诠释松散的回忆。临床经验表明，与记忆相关的情感体验比事件本身更直接地表现在记忆中。被回忆起来的往往是情感，而不是准确的事件记忆。当我们作为治疗师评估一个评论或诠释的效果时，我们不能只强调患者说了什么。我们是否成功的经验同样基于对患者的呼吸、声音和手势的观察，换句话说，对身体表达的情感性质的观察。因此，情感是评估一种诠释的标准，是判断什么是真实的指标。基于这种推理，"好的故事"并不是一个足够的标准。坦率地说，任何历史或重构都不足够。因此，与语言上的连贯性相比，我们建立了一个更具实质性、更少相对性的评价准则。在针对一致性和连贯性的争论中，优先处理情感表现的观点可以说代表了一个新的视角——在某种程度上超越了既往的立场，这也是本书的核心。

注　释

[1] "关系导向的精神分析"指的是一种包含不同精神分析视角元素的传统派别，包括客体关系理论、自体心理学、人际关系理论和依恋理论。它还受到诠释学和社会建构主义等科学理论立场的强烈影响（Mitchell & Aron, 1999; Binder, 2004, 2006）。

[2] 关于暗示的更详细讨论见基林莫（Killingmo, pp.25-30）的文献。

[3] 关于诠释学立场的讨论见更多文献（Gullestad, 1993; Thorbjørnsrud, 1993）。

[4] 更详细的讨论，请参阅拉普朗什（Laplanche, 1992）的文献。

[5] 关于米切尔的立场的更详细讨论，请参阅伊格尔等人（Eagle et al., 2001; Eagle, 2011）的文献。

[6] 关于精神分析在科学理论中的地位的更详细讨论，见居勒斯塔（Gullestad, 1993）的文献。

第二部分

临床实践

第 三 章

※

一 个 模 型

在第二部分，也是本书的主要部分，我们试图说明精神分析治疗如何用于临床实践。在弗洛伊德的大量著作中，仅有很小一部分详细描述了治疗师如何理解治疗过程中的不同情况、关系双方发展出什么样的动力以及治疗过程在一段时间内是如何具体发展的。弗洛伊德这些关于临床治疗与实践方面的贡献被收录在六篇短文中，即所谓"技术性论文"，这些文献发表于1911年至1915年。有五个众所周知的案例在他的作品中被反复提及。虽然这些案例描述了治疗过程，但它们主要被用来说明一般性原理和理论概念，而不是治疗技术。

我们需要意识到，弗洛伊德最先可能并没有将精神分析视作一种治疗方法。他的视野更广阔：精神分析是为了形成对人类心理的全面理解，其中无意识的心理过程这一概念是核心思想。在这个前提下，精神分析的"技术"应被理解为一种研究方法，用于澄清那些依靠一般心理学理论无法阐明的部分。精神分析探索能够提供治疗效果的事实，对弗洛伊德来说只是附带的好处。

如果要阐述弗洛伊德对治疗技术做出的有限贡献，那就必须提及他最著名的描述之一。在一篇描述技术的文章中，他将精神分析的治疗过程与国际象棋游戏进行了类比（Freud, 1913）。他认为，在游戏中，只有可能对开场和收局提供指导。而在游戏的过程中，有无限种可能的走棋方法，无法轻易提供指导。精神分析也是同样的情况。一切实际行动都是在临床情境中进行的，这是不是意味着理论和实践之间总会有隔阂？临床技术总体来说只能通过揣摩一般性原理或研究既往案例的方式学习，是否只有一部分治疗技术可以用特定的治疗步骤来描述和教学，就像初学者通过观摩大师的棋局去学习下棋技巧一样？根据国际象棋的隐喻，我们同意，确实很难为"游戏过程"提供固定程序的指导。但即便放弃了这种指导，我们仍相信在治疗关系的层面上提供具体指导是完全可能的，并且它在治疗的所有阶段都是有效的。在"临床行动（clinical moves）"（见本书 p.211）这一章中，我们试图说明这一点。我们还试图让治疗空间中发生的事具体化和生动化——通过案例、对话节选或推荐的干预措施。此外，我们也尝试说明在不同情况下所选择的治疗手段的合理性，并反思治疗的内在过程。

我们曾提到，在弗洛伊德最初的理论中，精神分析师的称呼通常被用于理论讨论，精神分析也并不被看作一种治疗方法。在这一点上，我们的问题是：必须满足什么条件，一种心理治疗才能被称为精神分析？我们在本书的书名中使用了"精神分析治疗"一词。它代表了什么意思呢？它在精神分析治疗形式的"家族"中处于什么位置？科恩伯格（Kernberg, 1999）在一篇文章中对当今基于精神分析治疗的各种疗法进行了总结、区分和澄清。在这个领域中，我们会遇到诸如"标准分析""精神分析心理治疗""基于精神分析的支持性治疗""人际精神分析"和"自体心理学"之类的术语。这些不同的流派一部分是基于地理位置区分的，一部分是基于治疗过程中强调重点的不同。然而，科恩伯格最早发现了精神分析技术的共通之处。它呈现了美国自体心理学、当代克莱因主义、英国独立学派和法国"主流"分析的特征。这些共通点包括：明确地把重点放在聚焦和理解移情上，考虑到患者的性格形成，聚焦于治疗关系在此时此地的无意识意义。同时，越来越多的理论倾向于用客体关系语言去理解无意识冲突，并重点强调反移情分析和患者的情感体验。为了从技术的角度阐明精神分析的本质，科恩伯格强调了三个特征：诠释、移情分析和技术中立。

我们后面介绍的技术概况将以这三个特征为出发点。但同时，我们不会只基于规则来划分这些技术。我们认为，精神分析治疗并不一定需要每周至少进行四次。[1] 诚然，会谈的频率会影响移情的深度，但每周二到三次的治疗频率也可以开始并维持精神分析治疗。在我看来，只有"精神分析性空间"（见第五章）的质量才能决定治疗是否能够被称之为精神分析性的。我们明确指出，我们不将诠释视为唯一的干预形式——病理结构的复杂性可能需要其他形式的干预。最后，我们关注的重点是，无意识冲突和关系的主题如何通过性格形成和关系模式呈现出来。

描述一种治疗方法是复杂的，因为无法用一种语言对它进行全面的总结。实践必须从不同的角度来描述，每个角度都需要自己的词汇。在后续章节中，我们将交替使用三种语言，它们分别是"经验语言""叙事语言"以及"观察者语言"。第一种语言描述了主观经验，包括患者的和治疗师的。第二种是关于内容含义和叙事主题的语言，例如患者的梦或想法。第三种则是描述过程、机制和功能水平的语言，例如现实检验或性格形成，这是一种更普遍的理论语言。精神分析不应该局限于主观和叙事的领域，而应该从更广阔的角度理解人格，即必须同时透过客观化的视角去看待患者和治疗师的关系。有时这三种语言也还不足够，只有使用隐喻性语言才能传达意义。值得注意的是，弗洛伊德就是一个很好的隐喻使用者。这可以看作表明了一个事实：隐喻特别适合激活治疗过程中的复杂情感和认知互动（有关隐喻的更多信息见本书 p.90）。

接下来，我们将展示一种思路，它依次涉及治疗过程的所有要素，直至治疗结束（图3.1）。

1. **社会空间**代表患者和治疗师在治疗之外共享的社会现实。社会空间形成了一个背景，将治疗（精神分析性）空间分离出去。

2. **框架**提供了治疗起点。它包括物理上的布置，是治疗师与患者之间的约定。当我们描述治疗关系时，框架既开启了治疗的过程，又代

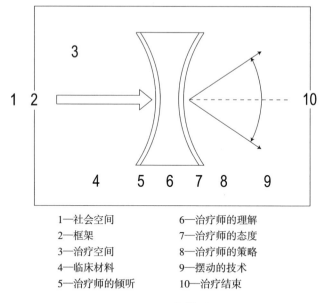

1—社会空间　　　　6—治疗师的理解
2—框架　　　　　　7—治疗师的态度
3—治疗空间　　　　8—治疗师的策略
4—临床材料　　　　9—摆动的技术
5—治疗师的倾听　　10—治疗结束

图 3.1　透镜模型

表着治疗的整体视角。

3. 治疗框架形成了**精神分析性空间**（即治疗空间），这是一个具有确定特征和关系性质的心理空间，它是使治疗室中发生的事情变成精神分析过程的先决条件。

4. 治疗过程的下一个要素是**治疗师的倾听**视角，也就是说，治疗师对**临床材料**的感知。

5. 治疗师采取哪种模式倾听以"抓取"患者不同信息中的内容、形式和情绪含义？又如何储存这些收到的信息？

6. 接着是治疗师对临床材料的**理解**（图 3.1 中用箭头标记）。治疗师如何诠释和整合"吸收"到的印象？治疗师根据哪个概念给材料分配含义？又是基于什么认为某一方面材料比其他方面更重要？

7. 下一个要素是**分析性态度**。这是治疗师在治疗情境中展现的稳定特征，以决定性的方式影响着治疗关系的特异性。

8—9. 在分析性态度的背景下，我们将谈到治疗过程中最具"技术性"的方面，即治疗师的**干预**。在具体的临床情境中，治疗师选择说什么还是不说什么？治疗师如何判断自己选择的合理性？治疗师如何形成对患者的干预？治疗师依靠什么样的临床观察去判定他是否与患者保持着情感联结？

10. 我们描述的治疗形式在治疗开始时并不会确定结束的时间。但就像自然规律一样，一个疗程总有终点。我们称其为这套思路的"尽头"。针对这一点的关键是：治疗师和患者观察到什么迹象，表明结束时间到了？

这套思路可以用图来表示，我们将称其为透镜模型（lens model）。它展示了从框架建立到治疗结束的过程。

在接下来的描述治疗实践的所有章节中，我们都会涉及透镜模型。但是，应该强调的是，这个模型仅是一种思维模式，它本身并不形成对临床实践的描述。我们还应该强调，这个模型并不意味着治疗师对材料的"吸收"是一种被动的过程。我们假定感知本身就是一个积极的、有建设性的过程。现在，我们准备好开始治疗框架的内容。

注　释

[1] 其他条件适用于精神分析师的培训分析或对照分析。在这些情况下，我们认为每周四次的频率是正常标准。

第四章

❋

框　　架

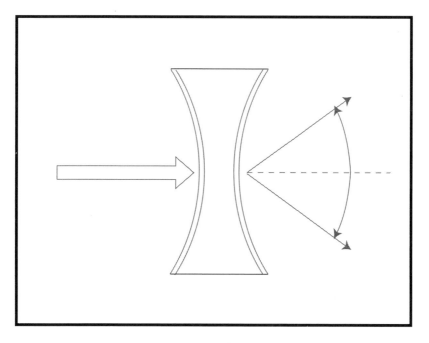

图 4.1*

框架是一个包含了精神分析性空间中所有物理和心理元素的概念，这些元素代表了这个空间中发生的相互作用，使它与在社会空间中的相互作用区分开。框架是描述治疗关系的最具决定性或最重要的起点。框架决定了治疗关系的存在、特征以及最终目的等事实。原则上，治疗过程的所有方面都可以追溯到框架。框架是在治疗开始之前的评估阶段建立的，通过四个要素来表达：心理准备、物理布置、协议和指示。

心 理 准 备

患者提出的大多数治疗问题都是无法当场回答的。他们被幻想和个人想法所包围，充满了焦虑、希望和对失望的恐惧。他们也可能抱有一种神奇的期待，期待治疗会在一瞬间消除疾病和问题，就像药物一样。尽管每个患者的问题都不一样，但大体上可以分为三组。

1. 什么是治疗？

2. 我预计要接受多久的治疗？

3. 我可以期望得到什么样的帮助？

治疗师对这些问题的回答有助于建立治疗框架。它们有助于澄清将要发生什么，以及如何发生。我们可以通过如下表述给出一个全面的回答："我建议我们一起对你的问题工作，直到我们都同意你可以靠自己继续工作为止。"

这个表述中的每一个要素都有其存在的原则性理由。第一个要素——"我建议"——是基于这样一个观念：治疗是患者自己选择的，而不是强加于他的。"工作"是核心，它的目的是抵制一些魔幻的观念，比如被动等待"被给予"解决方案，获得如何处理自己生活的建议或者指导。这一要素表达了精神分析治疗的特殊性的本质。与此同时，它表明治疗师是一个冷静的联盟伙伴，而不是全能的"导师（guru）"。抵制"治疗师无所不能"的想法是很重要的，尤其是多数人都渴望有一个可以依靠和臣服的人——一个睿智的父亲，一个包容、温暖的母亲——一个能给他们提供"答案"的人。这些渴望在治疗中属于情感和幻想，但治疗师并不扮演满足这些渴望的角色。治疗师的任务是理解、肯定和分析这些情感和幻想。

"我们"代表了患者并不孤单的事实。患者和治疗师是在一起的。这种回答尤其与治疗持续时间的问题相关。它提供了分析一种几乎伴随着整个治疗的焦虑的基础，即，害怕治疗师可能"厌倦"患者而结束治疗。

"直到我们都同意你可以靠自己继续工作"传达了一个时间框架。这个表述包含两个基本要素。第一，治疗不会通向一种没有问题的生活，因为冲突是人类生存中不可避免的一部分。第二，在治疗结束后的生活中，患者可能会继续进行自我分析的工作，也就是说，继续一种积极的、"策略式"的态度。同时，这还表达了治疗的长短取决于治疗目标：不同的患者需要不同的时间框架来达到依靠自己工作的目标。

物 理 布 置

第一次进入治疗师的办公室是一个充满紧张感的情境。它包含了一些与治疗以及治疗师本人有关的问题。从治疗师打开门的那一刻起，患者对意义的寻找就开始了。治疗师的外表和风格、办公室的布置均具有强大的刺激价值。患者会根据自己特定的历史，立即对其给予诠释并赋予意义。这种意义归因是不可避免的，无论治疗师是什么样子、房间是怎样布置的，它都会发生。然而，治疗师必须意识到患者受到了影响这一事实，并努力搞清楚自己的风格所传达的社会和文化信号。弗洛伊德的办公室被一张铺着厚重波斯毛毯的躺椅、一张大书桌、各种古老的人物雕像——神话人物、众神的头部等——以及墙上富有象征意义的图画所占据，其中最突出的是一尊埃及狮身人面像。与现代简约的治疗师办公室相比，这样的办公室显然会营造出一种不同的氛围。我们设想弗洛伊德的办公室与他对精神分析过程的"考古"观点相吻合，这也是不无道理的。[1]

尽管物理环境对心理的影响毋庸置疑，但无论是弗洛伊德本人还是后来的精神分析文献，几乎都没有把这些环境当作反思的对象，也没有对构成治疗师办公室装饰基础的个人需求和动机进行系统分析。也许治疗师没有足够的倾向去反思他们通过办公室暴露自己的事实，以及他们的主体性是如何被传达的。患者的意义归因当然表达了患者的个人历史和幻想。与此同时，我们应该假设它是由当前的某种东西触发的——此时此地的一种独立的刺激物。治疗师面临的挑战是要反思自己的表现，通过这种方式，他可以做好准备去通过言语表达和分析他在患者眼中是什么性质的刺激——"博学的""昂贵的""高雅的"还是"枯燥无味的"。虽然办公室总能表达治疗师的个人特征，但物理框架应该有一个形态，优先考虑专业性和这个房间作为工作场所的重要性。因此，治疗师应该避免用过于私人化的方式表现自己，并注意避免让自己显得非常特别（Zachrisson, 1997）。如果治疗师明确表示对某些亚文化的认同，他可能会发现很难获得患者的信任。

精神分析治疗是在患者躺着的时候进行的，它涉及一种特定的空间布局：一张用于分析的沙发和一把放在沙发靠头一侧的椅子。躺下意味着患者失去了与治疗师直接的面对面的接触，因此他更难"核查"治疗师的凝视。这种布局要求"凝视"指向患者的内部。在介绍性访谈的阶段，治疗师提及物理布置时，会提供一个简洁的理由[2]："我们工作的方式是：你躺下，我坐在你后面。这样做是为了让你能更专注于可能出现在你身上的冲动和情绪。"有些人对被要求躺下的反应是感受到威胁、羞辱、不体面或"没有男子气概"。治疗师必须理解这些反应意味着什么，分析性设置才可能对治疗这个特定的患者有帮助。这些反应应该被理解为患者问题的表达，并且属于被分析的材料。

协　议

　　"协议"不是一份书面文件，而是一项口头约定，包括会谈的次数、时间、费用、联系方式（如，关于取消会谈）以及关于保密和记录的一般原则等。此外，如果要对治疗进行录音并将录音材料用于教学或研究，还存在书面同意的问题。治疗协议的细节在这里将不再讨论。但是，我们依然希望强调治疗师细致地提到所有框架因素的重要性。"你可以按门铃或是坐在我办公室外的等候室（的椅子上）等着，我来接你。""如果门开着，就说明我出去找过你。"程序化的细节是重要的，它说得越多，患者对程序的偏离就越构成一种需要诠释的意义。

　　协议是相互的，它表明治疗师和患者是平等的伙伴。诚然，寻求心理援助的人可能会感到需要情感支持并体验到幼儿般的无助感。然而，就治疗达成协议是一种"成人"行为。治疗师在建立框架和治疗协议时的首要态度是尊重和坚持合理性。尊重是把患者当作一个自主平等的谈话伙伴。合理性指精神分析治疗是一种专业关系，其核心目的是帮助患者在生活体验中增加现实性。治疗并不能提供魔法般的解决方案。

指　示

　　在精神分析治疗开始前，患者会收到一个指示。弗洛伊德在《开始治疗》（*On beginning the treatment*）中总结了他的指示：

　　　　你向我诉说的和平常的谈话有所不同。平常情况下，你会在言谈中尽量保持连贯的思路，排除任何可能发生的干扰性想法和无关紧要的问题，以免偏离主题太远。而现在，你必须采取不同的做法。你会注意到，当你把事情联系起来的时候，会有各种各样的想法浮现在脑海里，你会因为一些批评和反对的理由

而把它们放在一边。你会忍不住对自己说，这个或那个想法在
这里是不相干的、毫不重要的或荒谬的，所以没有必要说出来。
你绝不要屈服于这些批评，而必须把它说出来——事实上，正因
为厌恶，所以请你务必准确地说出来。之后你会发现并学着理
解这个指令的原因，这是你唯一必须遵守的指令。所以，说出
你脑中所有浮现的东西吧。就像你是一个旅客，坐在火车车厢
的窗边，正向车厢里的人描述你看到的车厢外不断变化的景色。
最后，永远不要忘记，你曾经承诺过要绝对诚实，无论出于什么
原因，不要因为说出什么而感到不愉快而遗漏任何东西。

（Freud, 1913, pp.134–135）[3]

尽管几乎没有人再使用弗洛伊德的完整版本，但它仍然构成了指示
的基础。通过鼓励患者自由联想，并抵制因为不愉快或尴尬而压抑某些
东西的诱惑，它达到了促使无意识精神内容浮出水面的目的。自由联想
的指导是精神分析治疗方法的核心，被称为基本规则。每个治疗师对基
本规则都有自己的解释。他们通常都在强调这样一个事实：治疗时间是
由患者支配的（"时间是你的"），患者可以自由地表达自己的情感和思想，
他们也被请求尽可能地开放表达，即使会感觉不舒服或者尴尬。然而，
遵守自由联想的要求是一种理想化的情况。没有治疗师会期待这样的开
放性。有人甚至可能会说，当患者能够自由联想时，治疗就到结束的时
候了！

框架建立了精神分析性空间。这样做的目的是为了揭露一些原本隐
藏的东西。患者的每句话都是对"他人"——患者无意识地投射到治疗师
身上的客体表征——说的。如果把情况简化一点，我们可以说至少有三
个"声音"参与了治疗对话：患者的，治疗师的，以及患者的某个既往客
体的，这个客体被患者内摄入自身又带入治疗。治疗师的任务是倾听，以
便捕捉到患者此时此地在对什么样的内部客体表征进行交涉、理想化、

反对、服从、渴望或拒绝。这个框架为不可言说的事情创造了一个可以言说的空间。不仅如此，框架本身就制造了可以被分析的材料。没有框架，就没有精神分析这项工程！这意味着建立、维持和重新建立框架在任何时间点都是治疗师的首要任务。

注　释

[1] 弗洛伊德在第二次世界大战前逃离德国纳粹（Nazi）的迫害后，在伦敦安家并建立了办公室，现在它成了一座博物馆，你可以在梅尔斯菲尔德花园（Maresfield Gardens）参观它。在一个名为"沙发"的系列中，精神分析学内部期刊《时事通讯》（*Newsletter*）展示了来自世界各地的不同分析师办公室的沙发照片。该系列记录了显著的沙发多样性。

[2] 分析的设置早已在心理学上被证明是合理的。最近有脑科学研究表明，水平姿势能刺激产生更多联想和图像的心理活动，这为心理学的合理性提供了补充印证。

[3] 关于弗洛伊德基本规则的更详细的陈述和解释，请参阅基林莫（Killingmo, 1971）的文献。

第五章

＊

精神分析性空间

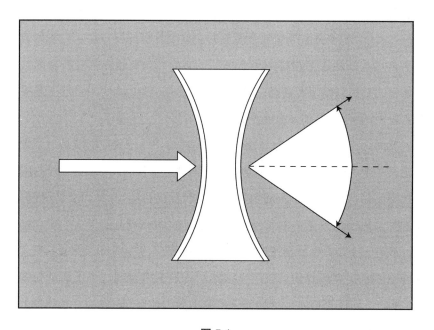

图 5.1

隐喻和概念

术语"精神分析性空间"可以代表两个空间，一个是具体的、物理的，患者和治疗师见面的空间；另一个是隐喻的、心理的，空间中的"空间"。作为一个隐喻，这个词还可以代表关系双方的空间，可以代表患者及治疗师的"内在"空间。最后，我们还可以说有一个高阶空间，通过双方的相互作用产生，这个空间中形成了用来观察关系"第三只眼"。伦恩（Lunn, 1997）运用了一个精妙的关于房间的隐喻，强调了抛开其他事情，有一个内在的主体间性方面，它创造了一种特殊的氛围。这个方面对于每对单独的患者-治疗师关系都是独一无二的。这个隐喻的要点在于，它以自己的语言形式表达了治疗师与患者关系的核心维度：涵容那些患者无法自己涵容的情感、幻想和冲动。这个版本的隐喻与比昂（Bion）的双重概念"容器-被涵容物"（Bion, 1962b）相关。

然而，将"空间"作为一种临床隐喻，并不等于说空间就是一个理论概念。一个术语要成为一个概念，需要满足一系列的要求，而一个隐喻可能达不到这些要求。成为概念需要用说明性语言给出一个相当明确的定义，并且需要与理论中的其他概念有系统性的关联。如果一个概念模棱两可或者太灵活，它就会变成一个糟糕的概念。从这个角度来说，概念比起隐喻要承担更多责任。接下来，我们将尝试将空间这个术语从隐喻层面"提升"到概念层面。目的是让"精神分析性空间"成为一个理论上可以锚定的概念。当然，这并不意味着"空间"作为隐喻没有用处。隐喻是治疗师临床词汇的核心，特别是当涉及描述和表达患者及治疗师自身经验的品质时。恩凯尔（Enckell, 1999）强调了隐喻的运动性和转化性的特点："当隐喻在读者心中起作用时，它就产生了语义上的创新"（p.234）。甘默尔加德（Gammelgaard, 1998）也强调隐喻的"唤醒"功能，认为它能传达某种"身体感觉"。在临床情境中，它有助于打破刻板的语义学的陈词滥调，并使移情保持"活力"。然而，虽然空间隐喻作为理解和诠释的通用工具，它也存在一些不足。

1. 不够聚焦。两名治疗师可能会谈论患者的"内心空间"，并且相信他们说的是同一回事；而事实上他们对现象的理解可能是完全不同的。他们只是通过隐喻在一个普遍的层面上分享一些东西。

2. 隐喻很容易让人产生一种已经理解了某事的错觉，从而成为一种无所不能的思想工具，实际上却降低了思想的精确度。

3. 隐喻太万金油了。例如，我们如果放宽松一点，很难想象有什么心理现象不能被空间隐喻包含。因此，它既能够说明一切，又好像什么都没说明。

4. 对治疗师而言，隐喻也可能代表着一种诱惑，让他们沉浸在一种文学形式和典故中，从而避免直接面质关系中的情感张力。

空间作为隐喻表达了一种拥抱、包围、包容和亲近的体验模式，一种明显的"母性"维度。现代客体关系思维强调对话、相互关系和依恋，难道它已经以牺牲分析性模式为代价，接管了理论舞台，成为分析性空间的核心？难道今天的治疗师过分聚焦于涵容，以至于不再强调分析？如果这种想法有一定的正确性，我们应该继续追问：为什么这么多治疗师全心全意地支持空间和涵容的想法？是不是对他们来说，比起作为一个包容和关怀的治疗师，做一个指出问题、进行分析和挑战分离的人更让人不舒服？治疗师有时就像是助产士。然而，过分强调空间隐喻中蕴含的思维主线可能会导致我们一面倒地支持母性模式，处于封闭的圆圈中；而忘记了分析师的任务也包括支持分离、支持患者与世界大胆邂逅——这样一条直线！

我们之前已经指出，对于什么是合法的、什么是不合法的精神分析技术，可能有人存在疑问，特别是在受训的候选人中。由于每种临床情境的独特性，我们不可能在具体的层面上给出"正确的"精神分析技术准则。

然而，我们相信，如果能够描绘出一个相对有边界的精神分析性空间概念，就可以获得一个思想工具，帮助我们应对这些问题。这就改变了问题的性质。这不再是允许什么和不允许什么的问题。而是变成了：我发挥的功能是否符合这个特殊心理空间的特征？这就不是一个只能回答是或不是的问题了。这是一个始终值得反思的问题。接下来，我们将描述一些特征，这些特征综合起来，表征并决定了精神分析性空间的概念。这些特征是：

1. 一种不同的现实；
2. 言论自由；
3. 投射；
4. 张力；
5. 虚构；
6. 安全。

一种不同的现实

人们可能会想象，在日常生活中"好的"社交情境和慈悲的治疗空间之间有一个过渡。如果是这样，来自日常生活中社交空间的规则和期望也会在治疗空间中有效。然而当涉及精神分析性空间时，情况并非如此。分析性空间代表了一种非常特殊的社交情境。其中发生的互动在各个方面都不同于日常生活中的互动。它代表了一种不同的现实，适用不同的目的和手段。框架就是一个标志，标志着习惯性的社会现实和治疗关系现实之间明显的不同，清晰地区分了二者。

分析性空间中的所有元素，哪怕是最微小的细节——患者把外套挂在哪里，是谁打开和关闭房门，会话是如何开始的——都行使着仪式的功能，标志着把一个现实抛在脑后，进入另一个现实当中。仪式是从一次会谈到另一次会谈之间的稳定元素。它们就像一条基线，让我们可以看到偏移。同时，患者会用自己的方式诠释和适应这些仪式。一位患者在躺下之前，会脱掉夹克、松开领带、脱下鞋子，把它们放在沙发下的固定位置——所有这些都是一种精心设计的冗余的动作；第二位可能毫不在乎地踢掉鞋子，一头栽进沙发；第三位则擤鼻涕、清嗓子，并在躺下时把围巾搭在膝盖上。如果从沟通的角度来看待治疗关系，我们可以说，空间这个仪式传达着一种信息，而患者自己的仪式构成了对空间仪式的回应。以一位把外套挂在挂钩上中年男子为例，他像大多数人一样挂衣服，却全程戴着帽子，即使炎热的夏天也如此。他这样做在传达些什么？这是一种抗议（"我不会在你面前全裸"）吗？这是不是和头部作为一种象征——它是要被保护的（"你不能拥有我的思想"）——有关？或者，帽子可能是为了让人们不要注意到他刚刚开始谢顶（"虽然我正在掉头发，但我还是个男人，你千万不要多想"）？这些都是治疗师心中可能出现的假设，需要在后续整个治疗过程中进一步考察，之后这些仪式的无意识意义才可能被诠释。这一语境的要点在于，在分析性空间的现实中，各方都在意识和无意识层面用不同的"语言"进行着持续的信息交换。互动的每个细节都是持续对话的意义载体。总而言之，我们可以说，在精神分析性空间中，所有的材料都有平等的地位，都在扩展的语境中等待着被理解。原则上，一切都是可以被诠释的。

言 论 自 由

分析性空间的指示邀请并呼吁患者表达情感、思想和幻想，而不用考虑在社会现实中表达同样的事情所需要承担的后果或责任。治疗空间提供了无限的言论自由。当然，这并不意味着这个人可以摆脱与言论有关的所有不满或责任。在这里发生的是一种从"指向外部"到"指向内在"的责任感的移置。当针对可能暴露的东西的外部规则被移除时，个体内化的规则以及与之相关的焦虑、内疚和羞耻情绪就会以更强大的能量和更清晰的方式凸显。正如霍尔特所说：

> 在这种情况下，选择的自由让人们以各种可能的幻想或现实主义来表达自己的想法，而表达取决于个人的内在标准，即个人应该表达什么、可以允许自己表达什么或情不自禁要表达什么。

（Holt, 1956）

分析性空间是没有日程的。分析进程仅由各方之间的情感动力推动，并不以预先规划的进程为目标。因此，视角将直接指向患者内在决定的边界。从这个角度来看，我们可以说，分析性空间挑战、探索并且——从长远来看——刺激着患者自主的自我表征能力。

投　射

根据所谓的投射假说，每个个体都有一个根据其人格中的某些组织原则构成的私密世界。我们可以通过在一个非结构化的情境中激活这些原则来研究它们，而个体要让这个情境与自己的私密世界相调和。精神分析性空间正是这样一种非结构化的情境，它打开了一条通向个人的"私密"情感和幻想的道路。投射假说强调，人类所有的行为表达（utterance），无论是那些难以观察到的还是最显著的，都揭示和表达了人格的特定特征（Rapaport, 1952）。投射是在无意识中发生的，个体无法通过有意识的努力来阻止自己直接或间接地暴露特定的特征。情境越非结构化，投射的趋势就越明显。诚然，分析性空间是根据一定的框架来组织关系的，但这些框架关注的是表达的过程，而不是表达的内容。分析性空间原则上是作为投射的屏幕行使功能的，这个模式与所谓的投射技术（罗夏墨迹测验、主题统觉测验等）相同。然而，二者之间有一个决定性的区别：投射技术的方法都包含刺激材料，让个体去关联，也就是说，有一个特定的结构影响着被投射到材料中的想法的内容。与此相反，在分析性空间中，并没有能起到促进作用的刺激物来主动塑造投射。因此投射的强度增加了，并且更强烈地激发了私人的情感和幻想。精神分析性空间因此可以说是一个纯粹的"投射空间"。

张　力

分析性空间会激发自由表达。同时，患者需要对表达的内容负责。这形成了一种反差，使患者在两种相反的力量之间保持持续的紧张，一种朝向表达，另一种朝向抑制。这是分析性空间与普通社交空间的本质区别。在社交空间中，个体会寻求通过转移注意力来尽快改变对立，以减少紧张。而在分析性空间中，张力始终被维持。当然，患者会采用不同的策略以试图改变造成紧张的情况。例如，患者变得沉默，否认自己想到了什么，尽管他的姿势明显表达了相反的意思。如果治疗师"接受"这种否定，他就会在现实中离开分析性空间，与属于社交空间的患者形成某种共谋。在分析性空间中，患者不去"逃避"紧张感。如果患者宣称"我什么也没有想到"，那么这个信息本身也要被指出和讨论。沉默变成了一个话题。在分析性空间中，沉默也是一种交流方式。它包含着一种无法用语言表达的紧张感，也许是因为潜在的信息包含着对治疗师的攻击。治疗师也可能会采取一些方式来避免紧张。如果治疗师自己无法承受在关系中被激活的主题带来的紧张感，如攻击性，他就可能以一种微妙的方式将对话转移到一个不那么危险的轨道上，以此减少体验到的紧张。如果这一举动也符合患者避免攻击性的需要，我们就可以说，双方在共谋进行互助式的保护。因此，分析性视角消失了。根据精神分析原则，维持分析性空间为一种张力空间是进行治疗的条件。

虚　构

社交空间和分析性空间的本质区别在于，治疗师不参与传统的问答对话。从治疗双方"踏入"精神分析性空间的那一刻起，视角就改变了。这里的目的不是回答问题，而是去探索问题的基础。这种关系脱离了日常生活的现实，进入了一个新的领域。在这个领域中，焦点不是关系的现实方面，而是双方对关系的看法。分析性空间消解了普通现实中的要求，即现实导向的逻辑和关联关系，这为患者提供了一个合理的空间来安置那些幻想、一厢情愿的思考和不切实际的想法。分析性空间引导意识远离"是什么"，而强调"可能是什么"的理念。它激活了一个关于情感、对自己和他人看法的一个"好似"的寄存区。因此，它成为一个虚构的空间。稳定的框架创造出了一个与日常生活分离的退行空间。当患者进入分析性空间时，他就暂时离开了属于日常现实的表达和互动模式。他发现自己站在一个"舞台"上，内心的情感戏剧可以以一种不被日常生活的社会规则所允许的水平和方式上演。当分析会谈结束，患者离开房间时，他也跨出了一个边界；这个边界将退行材料象征地、具体地保留在空间内，标志着退行是一种暂时的状态。这个房间被精确地定义了，也正因为这个事实，患者能够释放更深层的幻想和情感，而在治疗后离开分析性空间时，又能恢复日常生活功能。在这种背景下，分析性空间的工作方式和艺术是一样的，框架充当了现实世界和虚构世界之间的边界。帷幕在这个剧场里是有功能的。当帷幕拉开时，我们就会步入剧中，情感性地参与其中。当最后一幕结束，帷幕落下，我们走出虚构，被其震惊、影响或感动。空间周围的框架在两个不同的现实之间建立了区分，使我们与被激活的情绪保持一定的距离。这个框架同时具有打开和保护的双重功能。

安　全

在框架创造了虚构空间的同时，它也创造了一个稳定不变的空间。这种稳定有助于形成一个"安全的背景"（Sandler & Sandler, 1998）。然而，让人感到情境是安全的，并不一定是由于"慈悲"、稳定和可预测，而是熟悉感。对个体来说，某种情境是已知的，意味着他已经发展出精确掌控情境的策略。从很早就感到能够掌控新情境会让人感到安全。但矛盾的是，这意味着当一个儿童感到不安全时，她可能会在一个"不安全"的客体那里寻求安全感，仅仅因为这个客体是熟悉的。因此，我们不能期望每个人立即将稳定性和可预测性体验为治疗空间的安全所在。对于一个以与不可预测的客体联系，而非从稳定的客体身上寻找安全感的人来说，分析性空间可能被认为是不安全的。这些患者无法从稳定中得益，而是试图攻击分析性空间的框架以及治疗师的态度和技术。患者试图营造一种无序、不可预测的情境和关系。这可以被理解为旧日情节的行动化。患者试图让治疗师参与到一种自己熟悉的关系中，在其中他甚至是一名专家，并因此有一种掌控感和安全感。

虽然分析性空间不会立即向每个人传递安全的背景，但它为治疗师提供了一个稳定的位置。从这个位置出发，治疗师可以传达、描述和分析这种寻求安全的方式的基础，这些方式是患者在生命早期遇到不安全客体时形成的。当一个感到不安全的患者在治疗空间慢慢变得有能力在情感上"在场"，并敢于感觉到对治疗师的依恋时，他的安全规则也就发生了相当大的改变。当我们说治疗空间是一个安全背景时，就引出了一个"更高阶"的安全感议题——有了一个稳定的背景来探索和分析个体的安全感。

总　　结

　　我们描述了一系列表征精神分析性空间的心理特性。我们应该给这个空间赋予什么理论概念呢？不管思想流派如何，今天的多数分析师都认为移情是临床情境中最统一和最核心的概念。移情是精神分析治疗过程围绕的重点。因此，很自然地，精神分析性空间是移情空间。总之，我们可以说，精神分析性空间是心理品质的总和，这些品质激活、聚焦、深化和维持了患者对治疗师的移情。在这个空间内，来自过去的内化的自体-客体关系被重新激活，并转移到患者-治疗师关系当中。这为治疗师提供了分析和重建旧日互动情节的基础，这些互动情节在此时此地与独特个体的互动中重演。移情是发生在所有社会关系中的一种正常现象，然而治疗空间的特殊特征增加了移情的强度，并使情境充满情感能量和重要内涵。虽然移情有时候不是公开地出现在与治疗师的关系中，或者是以凝缩或象征的形式出现的，但它在任何时候都作为一个潜在变量存在于治疗会谈当中。这意味着，治疗师应该始终牢记，自己的所言所行会在移情中产生作用。这也意味着，治疗师如果不将移情作为首要的参考元素，就不再是在精神分析性空间中工作，而是处于另一种不同的治疗性空间了。

第六章

✳

治疗性倾听

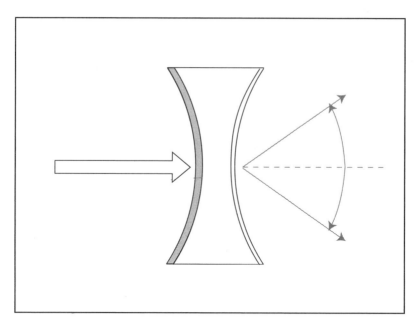

图 6.1

在精神分析性空间的背景下，我们会经历过程中不同的步骤：从治疗师通过理解、态度和干预来知觉材料，到咨询的结束（见本书 p.78"图3.1"）。治疗师要如何倾听临床材料呢？我们很自然地使用了"倾听"这个术语，因为精神分析源于语言表达的对话。治愈是通过患者和治疗师之间的对话达成的。作为对话的参与者，治疗师倾听患者言语的意识和无意识内容，无论是说出来的言语，还是没有说出来的言语，抑或是遗忘的、置换的或被其他言语遮掩的。语言的风格和句法也有意义。一种复杂的句式可能隐含一个信息："我害怕直言（直言意味着我可能造成伤害），因此用一种复杂的方式来表达自己，这些言语形成了一个屏障，保护着你和我。"

对今时今日的治疗师来说，言语依然是治疗性对话的关键表达方法。通过倾听，治疗师注意到的范围会扩大。从沟通的角度来看，意义通过整个符号网络（不只是言语）在意识和无意识层面得以交流。甚至在一个纯粹语义的水平上，治疗师和患者之间也在发生相互的影响。近期的心理生物研究表明，非言语的交流传达了个体之间生理情绪状态的信息，并因此调节双方的生理功能（Pally, 1998）。基于这些发现，我们可以说，治疗师通过感觉登记器接收有意义的信息。信息不仅仅是一种听觉刺激。因此倾听的概念是有更重要的意义的。"治疗性倾听"意味着打开感觉，处在关系中。

自　由

为了表达治疗师倾听方式的特点，弗洛伊德采用了一种特殊的表述："治疗师用自由漂浮的注意力倾听。"该提法由"自由"和"漂浮"两个元素组成。第一个元素的含义是不受先入为主的想法、观点或假设的约束，不会选择或优先考虑材料的某些方面。第二个元素是"漂浮"，（漂浮）在各种事物（包括想法）之上进行联想，这些事物之下又有新的事物出现，事物的边界和中心之间的差异渐渐消失。整体意象可能是一只鸟——信天翁——张开双臂飘浮在空中的气流中。比昂（Bion, 1967）提出了另一种说法：治疗师倾听时"无忆无欲（without memory and desire）"。这一提法也包含两层内容。"无忆"意味着治疗师的目标是不理会先前对患者的了解，这不是放松，而是对尚未形成的东西保持开放；"无欲"是指治疗师从外在和内在的要去表现、理解、掌握或治疗的压力中解脱出来。

　　弗洛伊德和比昂的表述都指向治疗师的根本性的自由立场。这种立场与我们先前认为的所有临床观察都离不开预设的观点之间有怎样的关系呢？根据现代加工理论，被感觉登记器接收的印象会立即被理解或被赋予意义。这些都是无意识的过程。因此，在临床实践中，倾听和理解之间没有任何明显的分界。治疗师总是基于内隐的视角来感知。此外，无论是弗洛伊德还是比昂的概念化，都没有这样描述感知过程。它们更可能被看作一种隐喻，在治疗师倾听临床材料时，建议他采取某种主观立场。这种倾听模式的本质是一种内在态度，它促使治疗师及治疗双方在关系中为尚未领悟的情感和思想创造了一个"开放空间"。

　　自由模式的倾听包括一种放松的精神和身体态度，顺其自然让出现的东西出现。治疗师对治疗没有日程安排，也不对过程的下一步负责。相反，如果治疗师处在一个"负重"的位置，我们有理由相信她一直在无意识地努力，以过度供应的方式来回应患者潜在的、被动的要求。如果这样的模式不被承认和提及，它就会成为这个过程进一步进展的阻力，治疗师也无法恢复一种放松的态度。保持放松态度的前提是治疗师承认治疗过程的内在进展，并对其感到放心。打个比方，治疗师不在球场上，而是被置于边线上，不需要投入精力来维持比赛的进行。然而，这并不意味着治疗师在情感上是退缩的。治疗师是持续在场的，情感上是可接近的，尽管她参与互动的顺序与患者不同。沉浸不仅是倾听的先决条件，也是（治疗师）能够接收、涵容和消化临床材料并且不因疲劳而麻痹的必要条件。如果没有自由心态中蕴含的心理健康，治疗师很难持续长期工作而不耗竭。

背 景 情 境

因为不优先考虑某些印象，而是以一种平等的注意力吸收所有的印象，单一印象构成的背景将不会被扰乱或割裂。信息得到了整体接收，也就是说，所有与之相关的认知和情感意义的细微差别也能被接收。患者的主观参照框架是治疗性倾听的核心。自由模式的倾听作为一种方法，使治疗师能够从经历和心理功能两方面把握患者的独特性。治疗过程中的驱力来自患者的动机和冲突结构。鉴于治疗师对材料始终保持一种自由的基本立场，人们可能会想象治疗在一个内在决定的背景中不受干扰地进行，治疗师因此可以获得他没有预想到的关于患者的知识。但正如我们在第二章中强调的那样，这种观点应该被抛弃。今时今日我们将纳入考虑的事实是：治疗师在更大程度上参与互动，双方在互动中有意识和无意识地不断交换情感信息，临床材料和临床过程的发展在不同程度上都是关系动力的产物。同时，我们希望强调，患者内在决定动机的基本思想仍然是核心，应优先考虑患者所处的背景中的材料。这里增加的内容是，治疗过程的主题和进展在更大程度上是基于患者和治疗师之间的互动被理解和概念化的。

这种自由模式的倾听不仅能确保材料在不受干扰的环境中被吸收，还确保治疗师能在同样的环境中存储材料。弗洛伊德认为这些材料直接存储在治疗师的无意识中，而未先经过有意识的"编码"。因此，当治疗过程呈现出一个特定的主题时，先前储存的与当前主题有关的材料会在治疗师内部被重新激活。这并不意味着所有相关的材料都会被详细地记住。更确切地说，是这个材料的情感情境在治疗师对患者的理解中变得可得和动态活跃。有人可能会说，治疗师是带着患者的主观参考框架"在线"的。在弗洛伊德看来，这解决了治疗师关于记忆患者资料的问题。如果真是这样，这就解决了一个主要问题。治疗师接收到大量的信息。如何忆起这些信息，如何避免混淆来自不同患者的信息？弗洛伊德的回答既清楚又简单：把材料放在患者的背景中，问题就解决了。弗洛伊德并没有构造一个精确的心理学理论来解释这个吸收-记忆-再激活过程的不同元素。但我们还是有理由相信，许多治疗师的经验与弗洛伊德的观点是一致的。

很 多 信 息

对话是患者和治疗师之间互动的核心，尽管患者传递的信息很少是明确的。他用好几种"声音"说话。这个隐喻表明患者可以在不同的层面上同时进行沟通——有意识的和无意识的——通过不同的符号、词语、语调、手势和肢体语言。一个经典的例子是伊丽莎白·冯·R.（Elisabeth von R.）小姐，布鲁尔（Breuer）和弗洛伊德的《癔症研究》（*Studies on Hysteria*）中的案例之一。弗洛伊德回忆说，他在倾听这个年轻女子的故事时，她的悲剧暗示着悲伤和不幸的情绪，然而他不由自主地注意到她嘴角的微笑。伊丽莎白同时传达了两种不同的信息。最明显的信息是通过言语传达的，并且存在于故事的内容中。这些消息占据了最重要的位置，主导了整个对话。第二种潜在的信息是用姿态[1]表达的，隐藏在幕后——几乎"听不见"。伊丽莎白的微笑告诉了我们她对自己的故事的态度，并让我们有理由提出几个问题：微笑是否表明她没有讲述整个故事？或许她因为出演这个悲剧角色而获得了一种享受？是否她的微笑在破坏自己的悲剧——也许，她的悲剧并不那么悲惨？微笑是否应该被理解为一种无意识的幻想，以满足她在现实生活中无法实现的愿望？最后但同样重要的是，微笑中是否蕴含着胜利？她是否想告诉弗洛伊德，"你会知道我的悲惨故事，但你不能知道我最深的秘密，教授先生"？根据这一诠释，我们听到的是一种挑衅的声音，一种对进一步探索的阻抗。弗洛伊德的经典观察并非独一无二。相反，治疗师每天都要面对矛盾的信息——每次治疗都会遇到。

　　案例 A 是一名 22 岁的学生。正如他自己所说，他寻求治疗是因为他有"与权威的问题"。这个问题表现为，如果他要在大学的研讨会上发言，他会变得焦虑。他幻想自己会昏倒或变成哑巴，一个字也说不出来，那些被他视为竞争对手的同学们会嘲笑他。但最重要的是，他害怕研讨会负责人的嘲笑、不屑和讥讽。A 对批评很敏感。他因为自己不敢像朋友那样反对教师，而是持有模棱两可的态度而看不起自己，他不断把自己和他人比较，认为自己是最差的，这让他很痛苦。在治疗过程中，A 在认可和批评治疗师的专业技术的两种状态间来回切换。认可（外显的信息）表现为公开的赞赏以及希望自己能获得他想象中治疗师拥有的洞察力。与之相反，批评（潜在的信息）是非常间接的。例如，他曾嘲讽地说，治疗师的办公室里有"20 世纪 60 年代的家具"。然而，如果治疗师关注批评的部分，他会予以否认。

　　在一次咨询过程中，A 对另一位研讨会负责人大加赞赏。治疗师观察到，在发出赞美的同时，患者躺在沙发上，几乎痉挛地握紧拳头——就好像准备攻击一样。这两种显然是相反的信息，一种通过言语传达，另一种通过身体姿势传达。同时表达它们必然意味着信息是矛盾的，我们可以合理地假设这反映了对重要客体表征的矛盾态度。如果我们在这一理论中加上其他材料，一幅更连贯的图画就映入眼帘。A 崇拜"权威"，也就是说，在自我表现、知识、无畏和活力方面具有天生权威的人，这表明他强烈希望拥有一个可以理想化的"崇高"形象，一个他可能认同的人。这正是他父亲所不能给他的。A 因为父亲的"背叛"而憎恨他，但他不承认这种憎恨。父亲是一个有许多美好品质的人。但同时，A 无情地对父亲进行轻蔑的批评，把父亲描绘成一个"帮倒忙的人"。这种观点构成了一种背景，指向理想化需要的反面，即一种将权威从王座上踢下来的需要。不过，这种蔑视不仅指向权威。他对他们的无情批评与对自我的批评相呼应，因为 A 也认同了他所鄙视的父亲的那一面，认为自己也是一个"帮倒忙的人"。

治疗师的假设是，在无意识的层面上，父亲、教师和治疗师融合成为一个权威的表征。当这个表征在有受人尊敬的父亲形象参与的社会环境中被激活时，"崇拜-蔑视"的矛盾情绪模式也被激活，它以双重信息的形式被表达出来，就像前面提到的一样。为什么 A 不能和父亲直接和解呢？他的生活史和治疗材料都表明，父亲是一个相当通情达理的人，他可能会理解 A 的失望和抗议。然而，关键是 A 的内在父亲形象并不是外在父亲的"中立"反映。这是一个被诠释过的形象，被无情的惩罚幻想所掩盖。另外，A 在自己鄙视的父亲身上看到了自己的影子。这使他处于一种内在束缚的境地，因为蔑视父亲形象的同时也意味着蔑视自己。从某个角度来看，在治疗过程中握紧的拳头并不仅仅指向研讨会的负责人（权威的代表）。拳头表现出的攻击性也指向他自己的自我形象。但"可怜"的部分并不是全部的自我形象。在幻想中，A 形成了一个想法，父亲的慈悲背后隐藏着一个强大的"暴君"——"原始父亲"——如果他决定"出击"，没有人可以反对他。A 也认同这个父亲的幻想形象。归根结底，他也可能把每一个人打倒在地，无论是权威，还是竞争的朋友。在古老的幻想中，这是关于父亲的谋杀。

A 的故事是一个有着充满矛盾的父亲意向的儿子的故事。这是许多治疗师在临床实践中都会看到的。虽然每个故事都有其特点，但都是在一个基本模式上的变化。然而，本文的重点是表明在临床情境下可能有许多"声音"。通过 A 的案例，我们可以识别以下内容。

- "我希望你是一个值得尊敬的人。这才是我想要的父亲。"（理想化）
- "我想和你一样优秀。"（自我理想化）
- "我和其他人一样好。"（竞争）
- "你不要以为你有多好！"（批评客体）
- "我不值得拥有（任何东西）。"（自卑）
- "不要把我打倒在地——我不是故意的——我会打自己的。"（恐惧

的惩罚）

●"最后，我超越了你以及其他人。"（全能感）

　　每一个声音都表达了 A 的权威问题的不同方面，尽管并不是所有人都能听到。第一个也是最重要的，是傲慢的声音。它几乎出现在每一次会谈中，以一种相当公开的方式——事实上，它几乎自得其乐。理想化的需要以及对自我的理想要求在 A 带来的许多材料中也清晰可见。想要贬低客体的声音要弱得多，而且只是间接地表达出来，比如握紧的拳头。焦虑的声音——那个躲避权威"打击"的声音——通过弯腰的姿势来传达，而最难以听见的全能的声音，可能只是藏在嘲弄背后。然而，它们全都存在——每时每刻——就像一个多声部唱诗班。

　　用"声音"这个比喻来概念化临床印象可能是有用的。它可以为治疗师提供一种思路，即咨询关系是在几个层面上的情感对话，一种更接近体验的对话，尽管上面的小片段说明了自由模式的倾听的所有意义。在以结果为导向的选择性倾听模式下，较弱的声音很容易被忽视。材料的复杂性消失了，治疗师只了解了故事的简化版本。这在那些声音从未被"听到"而一直保持沉默的案例中很常见。自由倾听提供了空间，让这些声音也可以被重要他人听到，从而参与到对话中。并且，等待被倾听的"声音"不仅仅存在于患者身上。用自由漂浮的注意力倾听并不意味着治疗师抑制自己的联想活动。相反，一种精神专注的状态需要个人的影像、情绪、幻想和场景——某种梦境——自发地"占据"意识。这种情况涉及"涵育（rêverie）"的概念，它描述了母亲采取的一种心理态度，能够领会和涵容孩子莫名的恐惧。在我们的语境中，"涵育"可能被视为治疗师对情绪信号或信息的回答，这些信号或信息是治疗师无意识地从患者那里接收到的。通过既不引导也不忽视的态度，让内心的场景不受干扰地展开，治疗师对患者的理解在更大的背景下更深刻地浮现。与此同时，治疗师必须问自己，为什么她的想法会朝着这个方向发展。"涵育"构成了对话双方之间持续发生的无意识沟通的一部分。

对治疗师的挑战

当涉及捕捉在治疗过程中被激活的无意识元素时，我们描述的倾听模式是最佳的。然而，治疗师可能会意外地发现自己"忘记了"开放的态度。他们陷入梦的片段中，勾勒出一个特定的主题，追求一条诠释线，对材料保持特定观点，或倾向于某种特定的情感，例如愤怒、失望或绝望。治疗师因此偏离了广泛的、接受性的倾听，成为对话中的统治方。由于这是治疗师的普遍经历，我们可以得出这样的结论：自由模式的倾听是一个理想状态。它是可取的，但不能期望治疗师在一段时间内持续地处于这种状态中。

毫无疑问，自由模式的倾听可能会引起担忧，也许对新治疗师来说尤其如此。不仅是因为这种特殊的倾听模式对治疗过程的重要性。更重要的是，这不是一个狭义的倾听问题。它是指采取一种影响个体整个人格的心理态度，包括认知和情感。治疗师必须在一定程度上放弃基于理性和问题解决思维的导向，让不符合逻辑的排列、视觉表征和符号表达来主导思维活动，它们更接近梦的表征。采用自由模式的倾听，需要一定的为自我服务的退行能力。服务于自我的退行是指对原始自我结构的短暂和可逆的激活，这种激活可能有利于适应，如问题解决或灵感，并可能通过艺术等形式的表达使古老的体验模式普遍有效（Kris, 1952）。

临床资料复杂而模糊，有时似乎难以理解。例如，患者来到会谈中，开始讲述一个梦，但这个梦对治疗师来说并没有意义。它表达了什么？最重要的是，为什么患者自己对梦没有联想？不理解会带来朝向理解的推力。然而，试图从复杂的临床材料（如梦）中挤出意义，将会使它封闭。因此，治疗师有时必须接受不理解的事实，并接受深层信息和外显表达之间的许多中间层可能永远不会被抓住，并在有意识的层面上赋予意义（见本书 p.196 "K 的梦")。

治疗师也无法获得关于治疗过程发展的"详细地图"。通过自由模式的倾听，他们接触到弗洛伊德所说的"被压抑的回归"，一种关系动力因此被激活。治疗师无法预见在什么时候会发生什么。因此，他们必须采取一种与日常倾听模式不同的对待时间、进展和效率的态度。人们普遍认为，帮助一个人就是为这个人做一些事情。这种观点最极端的表现形式可能是迫切需要治愈，愤怒地想要治愈（furor sanandi）（Foss, 1994）。本质上，开放的倾听模式与帮助或治愈的迫切需要是不相容的。帮助和行动之间的联系反映了对精神分析如何起效缺乏理解。事实上，自由模式的倾听本身就是一种治疗工具。对许多患者来说，以这种方式被倾听意味着被"听到"——也许是第一次被听到。被倾听和被理解的体验为一种新的、更广泛的对话形式创造了空间，而这可能正是患者此时此刻所需要的。我们可以得出结论，能够以自由模式的倾听进行治疗性工作的前提是，治疗师可以耐受在一段时间内处于不确定的状态，不断倾听一些从未被患者自己或治疗师听见的声音。

治疗师如何理解和判断通过自由模式的倾听所吸收的材料？在接下来的三章中，我们将讨论一些概念，这些概念有助于治疗师赋予材料意义，并优先考虑某些元素而不是其他元素。这些概念是治疗师临床理论的核心。我们之前已经通过一个透镜说明了治疗师的理解（见本书 p.78 "图 3.1"），当材料通过透镜时，会获得一个折射角度，使人了解透镜另一侧的特定方向。这里发生了一个会影响特定干预措施的治疗效率的判断。在临床实践中，这种理解和判断的过程大多发生在无意识的水平上。判断包含材料的三个方面：情感、自我功能和动力。这三种观点，每一种都以自己的方式对治疗师的整体理解做出了贡献。我们将从情感开始讨论。

注　释

[1] 在精神分析中有一个强调身体如何"说话"的重要传统（Reich, 1933; Christiansen, 1972）。斯莱特沃尔德（Sletvold, 2011）评论说，分析师能够通过自动模仿患者躯体和面部表情的过程来"读懂"患者的心理，这一观点也存在于弗洛伊德的理论中："一个人的心理状态是通过……面部肌肉的紧张和放松显现的"（Freud, 1905c, p.286）。

第七章

✳

情 感 品 质

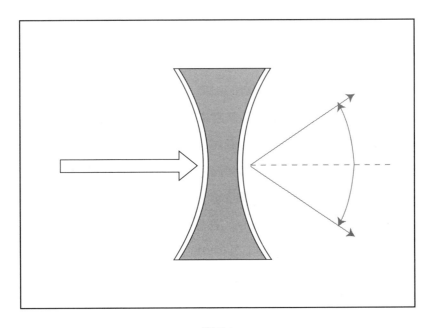

图 7.1

情感是第一位的

情感的理论地位的变化（见本书 p.34）在临床层面产生了许多影响。其中一个影响是：主观维度在精神分析语言和技术中得到了越来越多的强调。它将患者视为一个自体，即从个人的角度来看待的主体。这个位置需要在倾听和调谐患者的情感体验状态时提高精确度。在任何时候，情感性的自我体验都是治疗过程中最迫切或最相关的驱力。所有的材料都经过它的"过滤"——并被这种体验染色。蒙森和蒙森（Monsen & Monsen, 1999）尤其强调情感作为驱力的重要性，他们使用情感和脚本理论（Tomkins, 1995）创建了一个系统的治疗模型，强调了让情感意识化的过程。

与治疗师的情感关系也得到了强调。如前所述，意识和无意识的移情总是存在于关系中。移情是主体对内化客体关系的感受的载体，也是旧客体关系所镶嵌的情感情境的载体。通过在移情的角色中倾听自己的情绪，治疗师可以了解旧场景的情感品质及其在患者心理现实中的重要性。治疗师和患者之间的无意识情感交流表明他们在彼此的关系中"发现自己"。这种情感扫描先于文字、联想和叙述。患者的情感状态优先于精神分析性空间中的材料的所有其他方面。在某种意义上，我们可以说：情感是第一位的（Gullestad, 2005b）！

结构化情感和行动化情感

情感可能以两种方式存在于治疗关系中，即结构化情感和行动化情感。第一种是指关于情感的叙述。每个治疗师都熟悉这样一个事实，即患者的梦和想法可能是戏剧性的，并且充满情感。同时，这是一个用语言捕捉情感、情感存在于叙事语境中的例子。这是一种可以言说的情感。

当然，讲述这个行为可能会重新激活人们正在被讲述的情感。这是患者已经与之建立了一种类似于旁观者的关系的情感，因此他能够向他人讲述它。这是事后的情感。与这种结构化情感不同的是行动化情感*。这种情感在此时此地与治疗师的互动中出现，关系信息通过移情上演（被行动化）。[1] 这种当前的移情情感还没有被转化为语言、未被分类或在情境中被理解。当移情情绪成为焦点时，治疗师会与过去关系场景中的情绪衍生物进行直接互动。这为治疗师提供了一个有利的位置，使他可以通过自己的情感去体验患者婴儿期关系的情感模式。在这一点上，关系中的各方不是在谈论过去的对话，他们就身处对话中！约瑟夫（Joseph, 1985）也表达了类似的观点，他强调治疗师不能将注意力局限在患者的联想上，而要指向患者当前的内在状况，因为这是在患者对治疗师的移情中创造出来的整体人际情境所表达的。"如果我们只使用言语化的部分，我们就不会真正考虑在移情中表现出来的客体关系"（出处同上，p.448）。

治疗关系中的两种情感表现形式之间的区别并不意味着它们是分开运作的，或者它们是可以被明确区分的。任何时候它们都存在，尽管一般行动化情感并不突出，但它仍然优先于结构化情感。患者讲述自己的故事给另一个人听，这个人在移情中很重要，他的反应比当前讲述的故事内容更重要。患者会无意识地根据行动化情感调整叙述。在移情的最前沿总存在一个问题：接受者将如何接收我的故事？行动化情感在这个张力场中运作。与结构化情感相比，患者会觉得处在行动化情感中是更危险的。羞耻、困惑、害羞、怀疑等令人尴尬的情绪会被直接激活，而不会被语言结构或意义的置换所掩盖，因为它们通常出现在叙事语境中。它需要治疗师对患者的情绪和自己的情绪保持开放的态度，并在自然发展的情感张力中忍受心理层面的"在场"。我们将通过临床案例来讨论这种观点对治疗师的倾听和干预的影响。

---

* 即付诸行动的情感。——译者注

案例 B 的分析时间到了，治疗师像往常一样打开门说"请进"。与多数患者一样，B 坐在办公室外走廊尽头的角落沙发上等候，这里距离办公室门大约八九米。通常，患者在听见开门声的时候会抬头看，并直视治疗师的眼睛。但 B 的情况并非如此。她仍然坐着，全神贯注于正在阅读的内容。治疗师轻柔的"你好"并没有让她做出反应。当治疗师提高声音并说"请进"时，她才抬起头，稍微摇头并发出"哦"的声音，表明她现在才注意到治疗师的存在。她好像在告诉治疗师，自己很诧异看到他出现那里。治疗师突然感到强烈的烦躁。好像他第一次意识到这个事实，即这种确切的互动顺序一直在重复：他体验到被忽视，如果他想接触到 B，他必须努力。他不得不等待——等待适合 B 接触外界的时刻来到。就好像 B 在表达：你不应该认为我坐在这里等着你让我进去！进入房间后，B 以平时的姿势躺在躺椅上。她沉默了一会儿——然后开始谈论她的男友 P。

通过她的态度，B 传达了以下情感信息："你不应该认为你对我很重要。我一个人可以应付。"然而，这种情绪对她来说是无意识的。相反，会谈开始时，她谈到了自己和 P 在一起的感觉有多好——她不再害怕让他进来，她相信她通过分析已经改变了。但我们观察到的是，情绪叙述与通过存在方式传达的情绪之间并不匹配。这个分析会谈的开端是关于亲密性的问题，它表现在两个层面上。在与 P 的关系中，B 表示亲密度增加了。而在与治疗师的关系中，当治疗师邀请她深入时，她拒绝了亲密。对亲密的更深层次的焦虑体现在她联结的方式中。

这个案例片段展示了我们有多么容易忽视等候室中的互动——第一次相遇以及其中包含的情感。多数情况下，治疗师出去邀请患者进来，自己坐在椅子上，患者躺下——治疗过程开始。B 对治疗师的"你好"缺乏反应发生在"真正的"治疗开始之前，发生在双方碰面的瞬间。也许我们作为治疗师太容易陷入仪式了——以至于忽略一开始发生的事情？我们是否在等待当天的"故事"？最开始的交流发生在普通会谈开始之前，意味着治疗师和患者面对面站着——面对面——在患者躺下并选择躺着的

"姿势"之前。躺椅前的时刻是不受约束的，在定义精神分析环境的仪式之外。当患者躺到她的位置上时，才承担起作为接受分析的患者的角色。尽管这个角色包含了充满紧张的不舒服的体验，但患者已经有长时间接受分析的经验了，自己在精神分析中的角色已经是可预测和熟悉的了。这些仪式有自己的安全性。相比之下，仪式之外的相遇更"赤裸"——更直接。在受分析者的位置上，患者准备好接受治疗师的评论、见解和诠释。患者进出房间的几秒钟通常被定义为治疗"之外"。

治疗师问自己是否应该立即点出候诊室的事件。他想说的内容可能会让 B 大吃一惊。治疗师感觉之前 B 这种自给自足的态度并没有成为治疗材料的一部分。如果他立即指出来，B 可能会将这些话视为批评。这些考虑使得治疗师没有把这些（从他自发情绪而来的）思考说出来。相反，他倾听了 P 的故事。同时，他又觉得，如果不谈论候诊室的事件，一些重要的材料可能就被置之不理了。是否选择立即点出最初的互动可能不是关键。关键的是，我们能够感知到此时此地的情境中延续的情感。在这种情况下，区分两种情感可能会有所帮助。这也是一个整体性的建议，即在某个时候点出已行动化的移情情感。如果不这样做，在会谈开始时已经行动化的情感将作为一个底色留在那里——一个前奏，它将决定接下来的进程。潜在的其他主题将在未提及的基本内容"之上"上演。我们将在讨论反移情时回到 B 的分析（见本书 p.152）。

B 的反应清楚地说明了结构化情感和行动化情感之间的区别。谈论自己能与他人亲近并不特别成问题。语言中的情感包含距离和视角——它可以被操纵。另一方面，亲密（对她来说）是困难的。这需要她能够涵容此时此地被触动的情感张力。这两种情感表达了治疗过程的不同方面。一是叙事或建设性的话语，患者和治疗师通过象征性的表达方式共同塑造了统一的、提供意义的语境，详细阐述患者的内心传记。第二个是通过体验植根于早期关系冲突中的情感来建立意义的过程，在移情中被行动化。

有些人认为精神分析的过程不能产生新的知识。它无法发现任何东西，只能重构。因此，精神分析成为一门纯粹的诠释学科。我们认为：通过强调我们所说的行动化情感，可以拓展叙事之外的体验材料。当话语处于移情张力中时，治疗师和患者一样，发现自己处于"开阔的山水"中。话语不是按照预先定义的情感类别和背景进行的。治疗师不追求预期的对话方向。他不知道过程的下一步。在行动化模式中，治疗师作为参与者，加入患者与早期客体未完成的情感对话（Killingmo, 2004b）。从方法论的角度来看，我们可以说，这是对深层情感模式的直接探索——它们会在现场展开。在这种情况下，就有可能进行令人惊讶的新颖的观察。这也是精神分析作为一种可以产生一般心理学知识的方法的基础。我们认为：不能将精神分析定为这两种话语中的一种。它们是同一个过程的相关联的方面。

情感始终存在于治疗过程中。正因如此，人们无法提供系统的说明，说明治疗师在给定时间要寻找或优先选择哪些临床信号，以判断关系的情感氛围。这是一个整体体验的问题，包括患者如何进入治疗室、如何将自己"放"在躺椅或椅子上、目光、语调、手势、语言的特殊特征和身体姿势。此外，还应该考虑治疗师主要在无意识中感知到的阈下身体信号。如何进行情感的临床判断还需要临床个案来说明，我们将在第十一章再次讨论这一点。

注　释

[1] 潜在关系信息的概念与以沟通为导向的家庭治疗中所说的元信息有相似之处——关于双方关系的信息（Ruesch & Bateson, 1951; Watzlawick et al., 1968）。

第八章

*

自 我 功 能

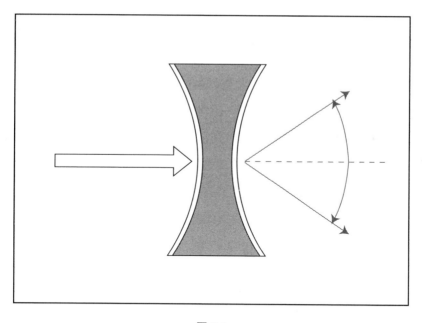

图 8.1

在前一章中，我们谈到了情感给治疗师提供了体验的质量以及关系中的紧张压力的第一印象。我们现在将关注临床材料的另一个方面——自我。情感方面通常更为突出，而自我调节往往不那么受到关注。患者的自我的功能水平体现在说话、思考或与治疗师建立联结的方式中。这需要通过研究患者带来的临床材料的形状和构置来"搜索"。我们在材料的微观层面发现自我的表现。我们对患者在分析空间中与治疗师的互动特别感兴趣。在与主要客体的关系中，儿童已经体验到某些形式的互动比其他形式更成功、可行或可能。这些互动方式被内化，成为患者长期使用的策略或关系模式，并被带进治疗。尽管这些策略或关系模式在材料的内容中并不显见，但是非常关键。它们是患者与治疗师接触的最"前线"。患者通过这些模式直接调节与治疗师的关系。任何指向治疗师的信息都会立即激活患者熟悉的策略，且患者认为这些策略最能保护自己，无论是满足需求还是防御。这意味着材料的内容不如呈现的方式重要。在理解临床材料时，我们应优先考虑结构而不是动力，这与经典精神分析的规则一致，即先分析材料的呈现方式，然后分析内容（Fenichel, 1946; Anthi, 1986a）。在下文中，我们将展示自我的调节功能如何在移情、心智化和阻抗水平方面发挥作用。

移 情 水 平

在治疗过程中，移情的性质首先告诉治疗师患者的自我功能是如何分化的。为了更系统化，我们将介绍两个水平的移情：冲突型移情和缺陷型移情（Killingmo, 1989）。只有在自我发展到某个程度后，张力才会以心理内部冲突结构的形式来组织。我们对这一点的看法不同于克莱因学派的传统观点，他们假设心理内部冲突从出生开始就存在于个体内部。在客体及关系经验被内化和结构化为自体与客体表征之前的心理水平上产生的移情，和产生自冲突的移情在性质上是不同的。患者功能水平固着或退行到我们称为前结构水平[1]的程度，决定了以对客体的具体依赖为特征的关系模式水平，也决定了以直接满足婴儿式需求为主导的对治疗师的移情。这就是我们所说的缺陷型移情。在这种背景下，治疗师的角色主要是一个纠正早期混乱客体体验的客体，还可以作为一个内化并构建新的、更良性和分化的客体功能的模型。

相反，如果早期的客体关系和客体功能已经被内化，并转化为持久的、有相对清晰轮廓的内部结构，移情就会以不同的方式呈现。患者更独立于客体的具体存在和肯定，关系的冲突主要出现在内部舞台上，体现在幻想和象征性的想法上。这种情况使移情显得更为复杂、微妙、隐蔽和间接，与未分化、直接和单调重复的缺陷型移情形成对比。这里要强调的是，这两种移情并不是完全独立的结构水平。在临床实践中，我们关注的是中间形式。个体可能在某些功能上和客体处于前结构的关系，而另外一些功能则已经转化和结构化为内在表征。例如，患者可能在攻击性方面有独立的自体表征，但当涉及安慰时，仍与客体保持依赖关系。换句话说，这种客体功能并没有被吸收和重塑为一种"非个人的"自我安慰能力。关键是，在临床实践中，我们面临着无数种冲突、缺陷和结构化的不同程度的组合。这些组合将在治疗的空间中、在不断变化的移情水平中，表现出独特的构型。

哪些临床信号可以帮助治疗师区分缺陷型移情和冲突型移情呢？由于在精神生活中总是有一个组织过程，源于缺陷和冲突的特征可能被组织在一起，形成复杂的性格模式，这使我们很难明确区分二者。这也是我们很难指出什么临床特征能有效区分冲突型移情和缺陷型移情的原因。然而，我们还是会描述一些特征。当患者与治疗师的关系符合这些特征时，我们有理由认为是缺陷（而不是冲突）主导了移情。

1. 患者表现出持久的不耐烦。对缺陷型移情的患者来说，治疗师发出的反思和寻找意义的邀请是缺乏心理现实的。这个邀请根本没有吸引力。它既不刺激也没有威胁。相反，这种询问的态度会被体验为一种沉重的负担，患者感到自己需要用一种"做表面文章"的态度去观察，实际上却在拼命地等待着"真实"的发生。这种等待总是有一种潜在的"它不会很快到来吗？"的特性——一个永恒的徒劳等待。这种态度可能源于早期非言语的（未心智化的）客体匮乏或不安全依恋。

2. 患者持续表现出一种单调性。在主题上没有（或几乎没有）变化。患者在情感或认知上没有表现出更细微的差别。就像是用只有几根弦的乐器演奏简单的旋律。这种单调无彩可能微妙地反映了一种更深层次的无客体的特质，它渗透到源于缺陷的精神生活的各个部分。多样的情感和丰富多彩的幻想是充分发展的客体取向的特点，也是这些患者身上缺乏的特质（见本书 p.206 "案例 L"）。

3. 患者说话、用词"直白"，这也表现为一种直率。如果一个人没有需要隐瞒的东西，他就可以允许自己用这种直率的态度表达，因此可以坚持自己的立场，而不需担心会被证据驳倒。这种态度可能反映了患者缺乏我们所谓的原初意向性（intentionality）（Killingmo, 1989）。它源于一种被不公平对待的基础感受——不是被爱恨关系中的特定客体，而是被一种非个人的命运不公平地对待。

4. 患者在热切的希望和彻底的听天由命两种极端状态之间摆荡，两种状态交替出现，没有一个温和的中间状态。这种不稳定性本身以及情感的极端性质表明，这是一个至关重要的，甚至可以说是生死攸关的问题。这种绝望的特质是潜在的空虚感和自我结构破碎的表现。然而，这不应该被理解为，如果患者说自己感到"空虚"或"支离破碎"，就是缺陷病理的迹象。说自己感到支离破碎并不等同于结构的支离破碎。在这种情况下，移情的形式（而非内容）决定了对病理的判断［基林莫的文章（Killingmo, 1989）中对一个缺陷型移情的临床案例进行了充分的讨论；也见本书 p.124 "案例 C"］。

5. 患者以受害者的身份出现。患者把自己描述成一个被侵犯的受害者，而不是一段关系的参与者——在这段关系中，他对结果负有一定的责任。这种立场可能表现为长期对治疗师持负面或怀疑的态度，有时带有激烈的指责和公开的敌意。一个冲突型移情的患者当然也可能会用负面的词汇描述他与治疗师的关系，但同时会伴有一种共同承担责任的特质。处于这种结构水平的患者明白，他为自己的需要发言导致了冲突发生。我们可以说他们无意识地明白自己所负的责任。因此，处于冲突型移情中的患者会倾向于以一种不激活或不揭示自己责任的方式提出批评。因此，他将在与治疗师的关系中运用以间接、策略性、含糊和回避为特征的微妙控制方式。然而，处于缺陷型移情状态的患者不觉得自己需要这么做。他可以坦然地以受害者的身份出现，公开索取他应得的。

总的来说，移情中的置换、象征和幻想形成的水平受到自我调节，因此患者投射到治疗关系中的客体形象与现实相距不远。一种偏执的解释，即治疗师被患者感知为是具有恶意的迫害者，不管怎样，都是违背现实的移情。偏执的移情可以理解为自我退行。自体与客体之间的区别消失了。个体把自体表征不能接受的恨置换到了客体表征上，然后投射给治疗师。

心智化水平

心智化是许多治疗师都熟悉的现象。患者的语言可能在语义和语法上都是正确的，但没有生命。患者可能在讲述一个悲惨的故事，但无法打动他人。作为倾听者，治疗师不为所动。患者的句子旋律单调、没有变化。他们的叙事缺乏形象性和根据。虽然故事的结构是正式的，但他们没通过轻重音和语调进行沟通。故事很单调，没有明确的开头、亮点和结尾。这种语言一直保持在同一水平上，就像一种"空无一物"的语言（Killingmo, 1990a）。这些患者的另一个特点是情绪表现为孤立的体验状态。它们没有被放在有意义的语境里，也不伴有内在言语化的图像或记忆痕迹。综上所述，这些都是口语不能传递情感这一事实的临床特征。患者并不"拥有"自己的情感，无法控制它们，也无法用语言、符号和抽象概念以有意义的方式表达它们。患者不"参与"自己的语言。相反，情感的自体表征体现在语言之外的交流中，通过冲动的行为、手势、多动或躯体化表达。

上述现象可归纳为心智化失败。正如我们前面提到的，"心智化"这个概念本身是相对较新的概念。在我们看来，一系列的情绪和认知现象都可以汇编到这个概念下，它在临床水平上也有很好的意义。因此，我们将简要介绍勒库尔斯和布查得（Lecours & Bouchard, 1997）[2]提出的心智化理论。情感体验和驱力可能以一种原始的、未经加工的形式出现，主要表现为一种具体的、绝对的躯体或行为压力。心智化的过程就是通过与心理内容的联结，把这些原始的动机驱力或情感压力转化成认知表征和符号进行表达。勒库尔斯和布查得（Lecours & Bouchard, 1997）提出了四种情感表达的渠道：（1）躯体，（2）行为活动，（3）意象，（4）言语化。然后，他们又详细说明了情感组织的五个水平：（1）破坏性冲动，（2）调节性冲动，（3）外化，（4）恰当的情感体验，（5）抽象和反思性的意义联想。这五个水平反映了情感体验整合程度的逐渐增强，以及情感体验和耐受及涵容情绪的能力的相应变化。例如，第三级和第四级之间的关键区别在于，位于后一级的个体能够以一种"拥有"情感的模式运作。情感与自体表征联系在一起，它被体验为个体自己的。这五个水平可以应用于所有四种表达渠道。这就产生了一个坐标系统，使不同的情感整合沿着不同的渠道进行表达。例如，我们可以想象，某个人通过内在意象获得已分化的情感体验，但缺乏将情感转化为词语和语言结构的能力。[3]

尽管在最精细水平上的情感体验与"原始的"、未加工的情感有着质的不同，但该模型假设，在所有水平上，情感的维度都具有连续性。这种情感不会逐渐消失而被"纯粹的"认知功能所取代。思想从不是冰冷的

（!）。这种连续性保证了情感的存在，即使是在高度言语化的水平上，语言也表现出一种"有生命的"状态。简而言之，情感的自体表征存在于人们的语言和思维中。然而，在临床实践中，我们经常观察到情感的连续性被防御打破，例如情感隔离（Killingmo, 1990a）。通过情感隔离的机制，情感从认知表征中被分裂，变成一种干巴巴的、没有生命力的知识性语言，我们称之为理智化。治疗的首要目标就是重新统一情感与认知，使语言再次成为能引起共鸣和带情感的语言（Steiner, 1987）。

不同的患者可能有不同的心智化的廓图。所谓的边缘性患者可能在某些方面表现出很高的心智化水平，在其他方面则不然。神经症患者也可能在某些心理功能领域出现心智化的失败。同一个患者在不同时期的情感分化程度也可能不同："临床观察证实，每个患者都会表现出某些特定的情感'暗区'，这部分的心智化程度较低，其他部分的心智化程度较高。"（Lecours & Bouchard, 1997, p.871）。此外，心智化的失败可能长期存在，这是早期发展受损（缺陷）的表现；也可能是暂时的，这种情况则是当前创伤或强烈冲突导致的退行的表现。见诸行动是指患者通过行动来释放情感张力，因此它既可能是一种长期的心智化失败，又可能是暂时的。对二者的区别会对治疗师选择干预模式产生重大影响。

确定心智化水平的实际临床意义是什么？如前所述，患者的语言可能不会那么明显。治疗师可能会被误导，相信自己和患者处于同样的表达水平，并且二者处于对话之中。事实上，这不是真正的对话。因为患者的情感自体表征没有被激活，也没有被口头语言表达，所以患者不会被治疗师话语的内容触动。话语只是经过了患者的头脑。因此，治疗师在情感上无法触及患者，治疗仍然是一个不动情感的过程。为了达到治疗效果，治疗师的干预措施需要是适切的，不仅是治疗内容，治疗形式也要适切。也就是说，在合理的范围内，干预应该与患者在特定时间的反应水平相协调。治疗师需要问自己的临床问题是：以何种方式（清晰表达的、隐喻的[4]还是语言或抽象的）才能与患者进行有意义的对话，能让他体验到我在情感上的在场？患者的言语是否只是空话？他充满情感的自体表征的沟通是在语义内容之外的吗？从技术上讲，这意味着治疗师应该判断，通过抽象语言形成进行的意义创造的诠释，在结构上是否目标太"高"？应该用肯定化干预来取代——至少在向更分化和结构化的情感表达过渡的阶段要这样。

心智化的概念不是针对精神内容，而是针对情感体验的表达方式。这意味着治疗师的倾听视角应该指向临床材料的结构方面，以揭示心智化的失败。我们将通过一个案例片段来说明这一点。

案例C用命令式的语气说话，她的音高和轻重音都是命令式的，且说话语调没有变化。无论说话的主题是什么，她的声音都保持在同一个调上。她用词清晰、叙述逻辑连贯。她的词汇量很大，倾向于使用老式的词汇和表达方式。令人惊讶的是，她的许多语言结构都是结论性主句的形式。她很少使用从句、推理中的倒推步骤或隐含的元沟通。我们可以将C的语言方式称为"C大调的语言"——所见即所得，既不多也不少。她从不推理，而是宣布消息。她的典型句式是："我决定现在要改变！""现在情况好转了！""这正朝着错误的方向前进！"这些信息更像是口号或宣言，而不是她根据经验或更深刻的参与得出的结论。她会突然暴哭，泪如雨下，且不会有社交抑制，也不会对毫无顾忌的哭泣感到羞耻。她哭泣的特点是不断流出的眼泪和鼻涕，她不会从手袋中拿出手帕或用现场的纸巾来擦拭，就好像不知道自己看起来是什么样的。她似乎缺乏从他人角度来看自己的视角。过了一会儿，治疗师平静地说："我明白了，你状态不是很好"，她的哭声会戛然而止，仿佛关掉了开关。治疗师注意到，她的哭泣并不会触动到自己，也超过了可以唤起多数人自发同情的范畴，相反，它引起了一种好奇心和某种过度关注的感觉。C很难描述自己的情绪，特别是焦躁的部分。她感到悲伤和孤独，有时"绝望"，尽管她的悲伤与记忆、内心图像或幻想都无关。她的这些情感超越了可以用话语表达的意义语境。

　　我们该如何理解和总结这些临床观察呢？让我们从语言开始讨论。首先，我们应该指出，治疗师花了一些时间倾听才发现 C 的语言特点。一开始，它们非常微妙，以至于被叙述的内容所遮掩。C 在形式智力方面非常有天赋，治疗师折服于她用词的精确性、她对概念的充分理解和清晰的叙述。需要强调的是，治疗师应该预料到在跟 C 相处一段时间后，她话语中的情感贫乏才变得明显。这种正确的话语是一种情感空洞的话语。它不带情绪但与情绪有关。她不会通过这种话语从内部创造意义。更确切地说，她只是"借用"了既定意义结构的语法（比较主句）。通过使用这些语法并赋予句子一种固定语调的声音，她为自己提供了一种意义感——通过暗示——一种存在感。她对自己说话——从外向内。在话语的背后，她的体验领域充斥着不安、未明说的悲伤和孤独，但这些体验的性质并没有被用正确的语言表达出来。情感的自体表征（她的真自体）最直接地表现在感官、身体的层面上。这里的张力至少部分地被体验为客体指向的情感，但这些情感是未分化的、未调节的，最重要的是，这些情感不是（指向）特定客体的。也就是说，只要有一只手握着她就好，是谁的都无所谓。在 C 状态最好时，她的功能水平处于情感整合的层面，虽然她无法将情感视为自己的，但她会设法在较短的时间内控制这些无法言表的紧张，而不是被淹没。这些情感被释放，继而被"排出"她体验的领域，然后这种空洞、正确的话语就会接管。

　　临床资料能否告诉我们这种心智化的失败在多大程度上是退行或发展缺陷的表现？C 表达愿望的直接而坚持的方式让人印象深刻，她没有用声音或手势来表示她意识到自己打破了常规。没有诗意的破格，她也没有表现出羞耻和尴尬。她讲述每件事的方式都好像这是大家共同关心的事，而不是她要为之负责、属于她的私人领域的事。她功能水平的变动也非常惊人，她会突然从一种受控的、实事求是的态度变成被动的、索取的依赖状态，二者中间并没有过渡。C 不具备进行洞察思考答案需要的内部稳定，她需要别人清晰且快速地告知她答案。总而言之，这是一种核心自我功能的失败，例如客体区分和需求延迟满足能力的受损，这反映 C 更多是一个发展受损而不是冲突导致退行的个案。

阻抗的水平

在治疗伊丽莎白·冯·R. 小姐（Breuer & Freud, 1895）时，弗洛伊德将手放在她的额头上以唤起联想和记忆，这一方法很少失败。然而，有时在反复按压冒出来一个意象后，伊丽莎白会说她本可以直接跟他讲出这个意象。在弗洛伊德看来，伊丽莎白的这种犹豫或迟缓变得越来越明显，这是对阻抗的第一个临床观察。经典的阻抗概念指的是所有阻碍治疗进程的力量[5]。在最后的例子中，阻抗是一种防御。阻抗多数是在无意识层面产生和运作的，但伊丽莎白的案例表明，有意识的保留和压制也成为一种阻抗。

这种阻抗让我们面临一个悖论：为什么一个生病的人会抗拒康复？这个人不是在寻求帮助吗？她不想好起来吗？这些问题的答案能够在弗洛伊德的普遍洞见中找到：正是这些最初导致充满情感的精神内容被挤出意识的力量，随后以同样的力度阻抗将这些内容带回意识的尝试。这种阻抗可以防止先前无法忍受的体验被重新激活，比如焦虑、无助、愤怒和羞耻，这些体验之前被挤出了自我–意识。同时，精神分析邀请患者扩展意识，而这种扩展的程度是患者事先不知道也无法控制的。因此，治疗师必须考虑到这样一个事实，即在治疗对话中总是会有阻抗的元素。如果我们把患者说的每句话都当真，那就太过于天真了，这样可能会导致治疗过程发生在未处理的阻抗上。虽然阻抗是一个妨碍因素，但我们想强调，治疗师要在最大程度上尊重患者保护自己的方式。

精神分析治疗发生在治疗联盟和阻抗之间的张力领域内。联盟的概念意味着患者有相当的能力将治疗视为一种合作关系，并能够保持这样的看法[6]。也就是说，患者和治疗师可能会将这种关系视为一种工具，并利用治疗师的诠释来实现改变（关于治疗联盟的更多信息见本书 p.36）。在任何给定的时间，阻抗的强度会根据被激活材料的威胁程度而变化。如果阻抗增加从而使联盟蒙上阴影，那么阻抗本身就需要成为治疗师干预的重点。这意味着治疗师必须不断检查临床材料，以评估阻抗是否强烈到这样的程度。阻抗程度的变化将决定治疗师的干预。

　　挑战在于在临床情况下识别阻抗。让我们先来看一种许多治疗师都熟悉的阻抗。患者开始迟到，甚至错过了整节治疗。患者无意识地"利用"治疗过程，以减少在治疗中被激活的冲突主题的张力。与此同时，经验表明，这种特殊形式的阻抗在得到诠释、讨论后可能会减少。这就是我们所说的动力性阻抗。它的特征是，阻抗的发生和在移情中现实化的主题之间存在着直接和可察觉的关系。然而，并不是所有的阻抗都是这种类型的，这就需要进行结构评估。为了阐明这一点，从阻抗的定义（Sandler & Sandler, 1994b）开始可能是有帮助的："患者在发展过程中，为了让自己振作起来并保护自己免受压倒性的痛苦和威胁性的情感体验而形成的解决方案"（p.127）。这个定义的一个要素在我们讨论的情况下很重要，即它是一个关于有组织的解决办法的问题。我们应该设想，某些态度模式、思维方式、关系模式和自体概念最初就是作为保护机制而形成的。随着发展，它们脱离了保护机制，获得了相对的自主权，到现在作为稳定的人格特征发挥作用，我们称之为性格特征。它们变成了结构，然而，由于已经取得了相对的独立性，所以它们无法被治疗对话所捕获。它们会绕过分析工作。它们就像精神机器的内置刹车，这就是我们所说的结构阻抗或性格阻抗。这种形式的阻抗可能是非常微妙的。它们往往只有经过很长一段时间后才能被治疗师看到，并且往往会反映在患者的语言风格、关系风格、思维方式或看待世界的方式中（Anthi, 1995）。

　　另一种可能被结构化的微妙阻抗是可以称之为"个人神话"的东西（Gullestad, 1995）。每个治疗师都会熟悉这样的事实，即患者可能会重复说（反复出现的叠句）"我很蠢""我做不到""我不知道""我就是这样"。

这是一种自我声明，其中包括放弃自己的责任——他们在回避自己的意向性。这些神话通常是患者自我理解中的预设。患者的疾病以这种自我理解为出发点。治疗过程旨在寻求他们的无意识意向，若患者在更深层预设了自己无能为力的神话，那么必然涉及阻抗。通过使用被动的表达方式，"我做不到"掩盖了主动的表达——"我不"。意向性从话语中被删除了，因此，部分精神现实从动力性情境中撤出，疾病无法被分析，通往洞察力的道路被封锁。这种被动的阻抗形式可能会被看似治疗性的联盟所掩盖，他们表达会是："好吧，我就跟着他们走吧——但我会抗议"（Herr Trumpeterstraale, in the fourth act of Peer Gynt; Ibsen, 1867)*。治疗如果要作为一个动力性过程向前发展，这种阻抗必须得到识别和分析。简而言之，治疗师不能接受患者的假设，而是要将其问题化。我们可能做出这样的诠释："似乎你已经形成了一种观点，认为自己是一个不会被喜欢的人，而且似乎你也希望我以这种方式看待你。"这种表达暗示了患者的主动意图："你已经形成""你希望我这样做"。这反驳了患者认为自己不需负责的倾向（"就是这样"），并对患者的阻抗发起了挑战。

与此同时，这正是治疗的挑战所在。为了让治疗师相信这个神话，患者可能具有很强的创造力，他们会创造富有诱惑性和吸引人的情境，治疗师很容易被操纵，成为情境的参与者——建立在患者作为不幸命运的受害者的观点之上的情境。毫无疑问，儿童生活中的早期客体缺失肯定、镜映和细微的反馈，而这种缺失在他们的自我认知和自我体验方面起着核心作用。然而，片面强调受害者的观点可能掩盖了另一个事实，即个体也是积极主动的策略师，他们在与他人的关系中采取了受害者的场景。在复杂的关系场景中，这往往代表着一种微妙的复仇形式，是与内化的客体表征之间的错综复杂的关系。如果治疗师不指出受害者视角是一种阻抗，并对此进行分析，而是与患者结盟，视他们为命运的受害者，那么治

---

* 出自易卜生的作品《培尔·金特》（*Peer Gynt*）的第四幕。——译者注

疗师和患者实际上就结成了一个阻抗联盟。

正如我们所看到的，在治疗关系中，对分析的阻抗可能以一系列不同的形式出现。对这种形式的阻抗进行界定或分类（至少在临床情境中）是没有任何意义的。阻抗不是这种（可以进行分类的、有意义的）东西，而是一种思考的工具——一个可以让我们看到治疗过程的视角。因此，实际上关系中的所有现象都可以从阻抗的角度来看待。移情现象最清楚地说明了这一点。正如精神分析今天所理解的那样，移情是方法的基础。正是通过移情，动力性治疗过程才能够开始，通过对移情的诠释，治疗过程才会发生。在临床层面，移情是治疗的驱力，与此同时，代表治疗进展的移情本身也可能进入一种阻抗的状态。这是临床上常见的现象。患者对治疗师的移情可能会变得非常强烈，以至于共同的工作视角完全消失了。治疗师成了敌人，不再是结盟的研究者。治疗场景变成了一个角斗场，攻击性不再能被诠释为一种置换的现象。负性移情最终一边倒地处在阻抗的位置。正性的移情也可能以类似的方式进入阻抗。它可能是一个对治疗师产生情欲性移情的问题，患者最终无法对现实化的情感采取自我反思的立场，也无法意识到迷恋是从另一个（往往是幻想的）客体那里转移过来的情感。患者片面地坚持认为治疗师是自己真正的客体选择。或者，这可能是一种共生的移情，患者不想放弃要求治疗师单方面继续扮演好的、滋养性的客体角色（见本书 p.243 "案例 S"）。因此，进一步分析（的可能性）被排除了。在精神分析的早期阶段，移情首先被看作阻抗，直到客体关系被提升为治疗过程的主要概念之一，这种情况才有所改变。在某些情况下，阻抗和病理可能是一回事。我们将通过一个临床例子来简要说明这一现象。

案例 D 是一名 30 岁的助理护士，因弥散的悲伤情绪而寻求治疗。几年前，她因为一段破裂的感情进行过严重的自杀尝试。自杀冲动出现得很突然——自杀的念头"砸向我"——D 毅然决然地跳下了悬崖。回想起来，在那短暂的一瞬间，那种压倒性的绝望感让她感到惊讶。"我一般很随和——认识我的人不认为我会绝望。"D 在治疗中表现出明显的社会性。她健谈、笑眯眯、有趣，并试图将治疗关系转变为朋友关系，聊她的朋友和熟人的隐私、八卦故事。然而，这些材料是表面的，大部分是琐碎的、传统的观点。

治疗开始前，D 做了罗夏墨迹测验。这是一种让她放开的邀请，在联想的过程中让幻想和情感更强烈的主题得以表达。罗夏墨迹测验的发现与她啰唆的社交方式形成了鲜明的对比。她只给出了十一个答案，远远低于我们通常的预期，这恰恰表明放弃控制对她来说是一种非常有威胁的体验。除了一题，她给出的所有答案都是常见答案，这进一步凸显了 D 对放手的极度恐惧。常见答案没有反映她内心的幻想。它们只反映了与大多数人一样的对现实的传统看法。换句话说，D 害怕暴露自己的某些东西。整体来看，这种人格结构可以被描述为一种假自体状态（Winnicott, 1965）。D 似乎已经形成了一种基于社会角色形象的身份，而与潜在的、承载着真实情感的"真实"自体的联结断了。因此，外在的社会现实和内在的精神现实之间产生了差异。自体缺乏来自真实情感的"滋养"，造成了一种对现实的肤浅体验，这种体验被强迫性地维持，同时引发了一种持续的内在紧张压力。在这种情况下，我们可以说，这是一种长期的、了无生气的生活体验，我们须假设她的悲伤是这种体验的表达。有趣的是，她对罗夏墨迹测验中9号图的回应不是标准答案，这是唯一一个例外。经验表明，这个墨迹图被认为是所有墨迹图中最无结构的。与其他墨迹图不同，9号图并没有一个可以抓住的常见答案。D 对这个墨迹图的反应是："这是一张恶魔的脸，从背景中浮现出一双锐利的眼睛"，然后迅速放下。我们可以认为这是一种有些东西突然（从无意识）突破出来的反应，并且 D 有一种被动的难以承受感（对比突然的自杀冲动）。由于缺乏外部结构来提供方向，紧紧守住的防御在短时间内突然崩溃，一个源于自我形象分裂部分的幻想淹没了她，然后她再次振作，重新恢复了社会性的表面，对10号墨迹图给出了一个常见的答案。

我们尝试通过这个案例来说明，在某些情况下，阻抗和病理是同一种东西。D 没有分化的防御结构来帮助自己用衍生的、伪装的或象征的形式来表达不承认的情感和欲望。我们应该称之为全面防御，遵循非此即彼的策略。这里并不存在防御缩减的情况。[7] 精神分析治疗可能像罗夏墨迹测验一样，被 D 认为是放弃控制的邀请。但由于控制建立在非此即彼的原则上，这种形式的治疗代表着对整个人格的威胁。如果 D 接受治疗，她的整个身份认同都会受到威胁。因此，我们可以说，病理本身就代表了对分析方法的根本性阻抗。

注　　释

[1] "前结构"当然不是指不存在任何结构。从出生开始，感官和行为层面就都存在组织结构。对比科胡特的"转变内化"（Kohut, 1971）和马勒的"客体恒常性"（Mahler etal., 1975）的概念，"前结构"概念的核心是客体体验没有被结构化，也就是说，没有被转移到内在的、相对稳定的、细致化的表征上，客体功能没有转化为一种更独立于客体的、由个体自己接管的形式。

[2] 福纳吉和同事也提出了心智化的概念。我们已在前文讨论过这个概念（见本书 p.35 "结构"）。

[3] 这个概念似乎与比昂（Bion, 1962a）对思想的理论有相似之处，它们重点关注原始、无法耐受的内部状态（α 元素）如何与思想（β 元素）联系起来。最重要的是，比昂的理论还强调了（婴儿）如何通过与母亲的互动（通过她的涵育）建立联结。

[4] 甘默尔加德和克里斯蒂安森（Gammelgaard & Kristiansen, 2017）在讨论无意识幻想的概念时，描述了治疗师如何通过使用反移情创造的隐喻进入患者的内心世界。

[5] 在《梦的解析》（*The interpretation of dreams*）中，弗洛伊德写道：

"凡是打断分析工作进展的都是阻抗"（Freud, 1900, p.517）。他在
1925 年添加的脚注中修改了这一立场，认为并非所有打断分析的
都是阻抗："他（患者）的父亲可能在（患者）没有谋杀他的情况
下死去；或者可能爆发异常战争导致分析中止……即使打断分析
的是一个独立于患者的真实事件，其影响程度往往还是取决于患
者；阻抗清楚地表现在他愿意接受还是夸大地使用这个事件"（出
处同上）。

［6］工作联盟的概念是由泽特泽尔（Zetzel, 1956）提出的，并从那时起
催生了大量文献。

［7］防御缩减是指防御结构能够"捕获"退行的程度（见 Killingmo,
1980, pp.75-76）。

第九章

※

动　力

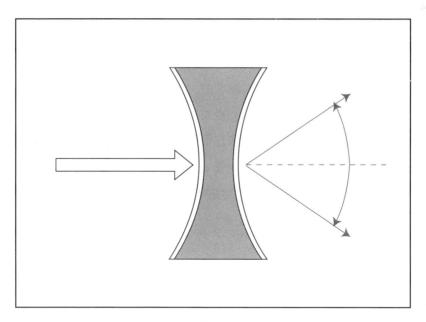

图 9.1

在上一章中，我们讨论了治疗师如何从自我功能的角度评估临床材料。现在我们把视角转向动力的角度，也就是，精神分析性空间的力场。这意味着治疗师形成了关于动机以及它们如何出现在与治疗师的移情关系中的假设，这些动机会在患者的叙述中直接或间接地表达出来。寻找动机就是寻找临床材料中的驱力和内容的意义。在经典理论中，治疗过程的驱力和内容的意义最终被认为是充满冲突的驱力欲望的表达。其他的动机是不必要的。

而今天，我们会认为非驱力的需求和愿望也是塑造临床材料的一部分。对安全的客体依恋和自我肯定的需要尤其重要。此外，对早期创伤和发展性创伤的情感体验都具有活跃的动机，它们源于情感刺激的缺失、客体丧失、接触剥脱、缺乏认同模型以及自我关联和认知刺激的不足等。不同的动机是共同运作和相互关联的。在治疗过程中，它们得以汇总和阐述，并通过与治疗师的关系表达出来。

正如我们之前强调的，客体关系的视角指向内在行为和表征，也就是说，关于自我、客体以及它们之间动力的想法。患者会无意识地把非理性的想法、幻想和情感转移到治疗师身上，在这样的背景下，治疗师就成为一个特别重要的客体。尽管这些想法、情绪和患者在治疗中的行为之间没有直接的联系。潜在的想法以伪装的、替代的或复杂的形式显现在表面，只有通过诠释才能触及。它们往往只有通过治疗师的反移情才能变得清晰可见。我们在这些关系动力中理解并阐述患者的动机。

情　节

因为客体关系的观点获得了卓越的理论位置，移情-反移情的动力关系进入临床实践的中心，诠释的角度就变得更加复杂。我们需要一种比经典的本我-自我单元更全面的诠释单元。为了满足这一需求，我们将引入关系情节的概念。这是我们理解患者和治疗师之间动力的主要概念。

这个概念指的是自我表征和客体表征之间的关系，这种关系具有相对稳定的模式，可以在不同的情况下被识别出来。情节是不能直接被观察到的，它需要被破译。它是一种心灵内部的结构，旨在编织一种无意识的关系模式，这种模式隐藏在可观察的行为背后。不同的情节可能是相互关联的，有些情节比其他情节具有更大的情感意义和更全面的影响。患者通常会寻求同时实现几个情节。案例 E（见本书 p.144）说明了这一现象。

情节并不一定涉及自我表征和客体表征之间的冲突，但是这个概念意味着双方都有自己的特殊利益，并且这种关系的特征是双方的"谈判"和相互影响。因此，情节总是充满了紧张。情节具有认知和情感两个方面，因而它是一个复杂的动机单元。当一个无意识情节被激活时，它会施加压力促使其实现。这构成了在治疗关系中应用情节概念的基础。

关系情节可以从以下几个方面来描述。[1]

1. 谈判主题，也就是说，在自我与客体的关系中被行动化的一个或多个主题（无意识动机）。

2. 情感性的定义，也就是基本的情感状态，它体现了自我对关系的看法。

3. 对客体的看法，也就是自我对客体的想法或幻想。

4. 对客体的情感，也就是自我对客体的一种或多种情感态度。

5. 对自我的看法，也就是自我形象，即自我在与客体的关系中呈现的样子。

6. 自尊调节，也就是自我如何寻求调控被客体接纳或认可的需求。

7. 价值方面，也就是客体所代表的价值，以及自我认为它需要达到的价值。

情节类型

情节可以用来描述个体的关系模式，也就是每个个体特有的模式。此外，它还可以描述关系模式的类型。例如，一种情节可能与特定的社交情境有关。也就是说，这种情境倾向于激活大多数人的特定关系情节。

罗夏墨迹测验记录可以作为一个例子。在这种情况下，参与者面临一项任务——需要完成或者提供某些东西。与此同时，这种情况与其他成就情境有很大的不同。测验没有指明期待参与者做什么，参与者没有机会将自己的完成情况与他人进行比较，也没有人可以询问。参与者必须很大程度上靠自己来处理情境，也就是说，基于自己对任务的解读。非结构化情境比普通的社交情境更深地激活了人们对自己的成就和掌控性的看法，并导致了关于批评性和评判性的客体表征的想法和幻想。在这种情况下经常被激活的一个关系情节就是我们所说的"全知性（Omniscience）"。它基于一种把人际关系视为成就情境的基本观点，在这个情境中，有些事情是准确的，有些是错误的；有些人知道答案，有些人不知道；知道答案的人是权威，而不知道的人必须服从（Killingmo, 1980, p.113）。

这个全知性模式可以编码到我们的关系模式中，如表9.1所示。这是对这种模式原型的描述。它提取并强调了个体的共同特征，即成就是自我形象的核心维度。类似的，与其他的关系主题相关的原型也会被创造出来，比如暴露、拒绝、委屈、侮辱、复仇和主导。另一种建构不同情节类型的方法是将它们与性心理阶段联系起来：口欲、肛欲和性器情节，分离情节或俄狄浦斯情节。[2]

表 9.1 "全知性"情节

维度	关系性质
1. 谈判主题	成就、执行、管理、掌控
2. 情感的定义	崇敬、尊重、敬重
3. 对客体的看法	无所不能的权威
4. 对客体的情感	奴性-对抗
5. 对自我的看法	弱小-强大
6. 自尊的调节	朝向权威获得认同
7. 价值方面	正确-错误

上面描述的情节起始于一个特定的成就情境：罗夏墨迹测验。与测验不同的是，治疗情境并没有提供让患者应对或解决的内置"任务"。它不会特别激发与成就和失败相关的情感，然而寻求治疗的患者可能将成就作为一种强制性的掌控策略。因此，他们会倾向于在治疗中达成目标，就像在其他地方一样。因为没有明确要完成的任务，治疗情境可能变得特别具有威胁性。这种竞争或获得成就的生存方式是患者所习惯的。它提供了一种具有安全感的形式。一个人面对一种不要求成就的情境时，会难以快速产生意义和引发关注。因此，患者必须把对成就的要求赋予情境，以便使其与熟悉的模式相匹配。因而，交谈、联想和反思可能变得总是与成就的议题有关。它让这些治疗的有效工具陷入冲突，导致治疗的对话被打断。

婴儿式情节

有些心灵内部的情节对人与人之间的关系特别有影响。这些就是我们所说的婴儿式情节。这些情节包含了与原初客体关系的表征：与母亲、父亲、兄弟姐妹或替代他们位置的人的关系。婴儿式情节掌控着儿童生活中的基本主题和情感，如爱、恨、性欲、嫉妒、报复、丧失、遗弃、成就和失败。它们充满了强烈的情感，具有指向客体的强烈动机，如要求、期望或报复。同时，它们在儿童的逻辑基础上被组织，并通过儿童的语言表达出来。它们代表了童年的"未完成对话"（Killingmo, 2004b）。它们一直在个体内部潜伏以待，并将自身附着在当前对话的背后。也就是说，当前对话会导向关联性和情感性的主题，这些主题与童年版本的主题是相同的（Gullestad & Killingmo, 2002）。

婴儿式情节可以被视为"久远的场景"，在这个场景中，自我表征和客体表征之间的谈判以一种看似在成人之间，实际上却隶属于童年的形式发生。个体与久远的交流搭档处于持续的内心对话中，这种对话偶尔浮现到意识层面，仅在很小程度上受到当前社交经验的影响。客体表征一出现在儿童眼前，就马上被内摄，参与构成其婴儿式情节。然后，儿童对这些印象进行解读，并将它们构造成幻想的意象和关系。因此，婴儿式的客体表征是在主观上被体验并由个体塑造的客体意象，它们被存储在个体的精神现实中，在很大程度上主导着个体的生活。这并不意味着后来的经历不会留下痕迹。这些经历会被编码并保存为分化程度更高的上层结构，但是它们只会轻微改变婴儿式情节中已存在的客体意象。因而，个体的客体表征是分层的。在日常的社会关系中，更上层表征体系中的情感和关系模式将被激活，而在具有重要情感意义的情境中，更原始版本的客体表征被激活。如果从退行的角度来看待心理病理学，这正是退行现象的发生。个体放弃了成人的、分化更高的关系模式，回归到一种分化程度更低的关系模式。个体与他人相处的模式变得好像儿童与成年人的关系。基于分析性空间的特点，它会比日常的社交情境更强烈地重新激活婴儿式情节。在患者的无意识里，治疗师不再是当前现实中另外一个独立个体，而是成为一个来自过去的强大客体，相比于现实客体，它们可能更好，也可能更糟。在这种对现实的扭曲的背后，我们或许可以瞥见婴儿式情节中的早期客体。

婴儿式的精神现实是人格中相对稳定和不可改变的一部分，这一想法引出了两个决定性的问题：

1. 怎样才能与这些婴儿式情节进行情感流动的对话呢？

2. 心理治疗在多大程度上可以改变婴儿式情节的内容及其对人格结构的影响呢？

在这点上，桑德勒和桑德勒（Sandler & Sandler, 1994c）对两种无意识功能系统进行了区分，这帮助我们更结构化地理解了上述问题。一个系统涉及儿童生命最早期的愿望、幻想、超我态度以及自我-结构。这层心理结构被称为"成人中的儿童"。这个儿童永远不会直接接近意识，因此可能不会通过诠释而改变。治疗不能穿透"第一层审查"，因此它被称为既往无意识。另一个系统叫作现存无意识。这个术语指的是成年人的心理层面，它们吸收并处理了来自过去的压力。这个系统通过自我表征和客体表征表达自身，这些表征是第一个系统中原始的侵入性内容的修饰产品。桑德勒认为，虽然这个系统也是无意识的，但它更接近意识。这是因为治疗师的接纳以及治疗情境中安全与宽容的氛围影响了"第二层审查"。因此，原则上来说，它可能受到诠释的影响。换句话说，在第二层系统中组织的精神生活是可以通过治疗过程实现改变的地方。由此可见，从治疗师的角度来看，无意识的情感态度模式要优先被指出和诠释，而不是更深层次的幻想。这些以婴儿式的形式组织的幻想更应该被当作理解情感模式的背景，而不是治疗师诠释的目标。这种观点的一个技术含义是：如果治疗师的诠释没有首先涉及婴儿式愿望如何在第二层系统中发展和表现，而是直接激活了这些原始的愿望，那即便在最好的情况下，这些诠释也是无效的；而在最坏的情况下，它可能会在治疗过程中造成混乱或导致割裂的、退行的过程。基于这一观点的结论是：我们既不能期望改变婴儿式情节，也无法直接接触它们。治疗改变可能只会发生在婴儿式情节在当前人格功能中呈现的动力和结构性的沉积物中。

情节的修辞

情节的概念帮助治疗师汇总和建构了治疗过程中发生的无意识动力性关系。这个概念意味着治疗师在患者特定的自我表征和客体表征之间构建了一个内部对话，治疗师假定对话正在患者内部发生。这个对话起源于一个婴儿式场景，它被内化并成为患者社会关系中的一种重复模式。这种模式无意识地转移到治疗情境中，转移到与治疗师的对话中。患者的旧情节在治疗场景中复活，如同一个舞台导演。虽然治疗室中的对话被改写和扭曲，但无论在形式还是内容上，都带有婴儿式对话的印记。

通过把情节视作一种思考的工具，我们已经在使用戏剧式的语言。我们会谈到"场景""戏剧""舞台""表演"和"角色"。这种修辞的一个例子是桑德勒（Sandler, 1976）提出的"角色反应性"概念，它描述了治疗师通过互动成为一个满足患者愿望的自体-客体，回应了患者无意识赋予他的角色。这些隐喻有助于临床工作有几个原因。它们认为发生的事情总是有意图的。戏剧总是在表达一些东西。它总是有一个核心、一个情节。这是为了强调治疗对话是有意义的，它总是在寻找意义和本质。通过舞台语言，治疗师和患者可以创造共同的隐喻，以一种真切的方式收集复杂的关系性质，这有助于洞察力的交流。舞台语言依附于幻想世界。它有一个内在的"好似"元素。它不是简单的存在问题。这一特征激发了超越现实考虑的幻想，因而符合精神分析性空间的特殊性。

总结

我们将通过图9.2来展示，情节的概念如何帮助治疗师理解在与患者的互动中无意识里发生了什么。

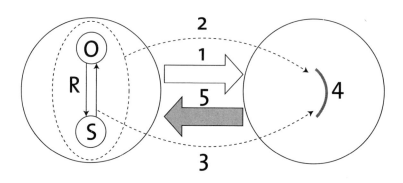

图 9.2　情节动力

图中显示了患者的一个内部情节。它由自我表征（self-representation，S）、客体表征（object-representation，O）和二者之间的关系模式（retating，R）组成。患者无意识地寻求实现内部情节（1）。一部分通过将内部客体表征转移到治疗师身上（2）来实现，另一部分通过影响与治疗师的互动，使其类似于内部情节的关联模式（3）来实现。来自患者的这两部分输入

（投射）都对治疗师施加压力，促使其按照患者的无意识目的去行动。基于对当前冲突、反移情和共情性理解的认识，治疗师试图识别患者此时希望他作为合作者加入什么样的情节。基于全面的理解（4），治疗师形成了干预（5）。

尽管情节概念可以为治疗师提供对患者无意识关系动力的全面理解，但作为一个整体，这个关系模式不能马上接受"涵盖一切"的诠释。在实践中，材料的不同部分会在不同的治疗时段里被激活。以所谓的竞争情节为例，在一个治疗时段里，自我贬低和失败的态度可能占据主导；在另一个时段里，获得胜利和羞辱对手的强烈需求占据了核心位置；而在第三个时段里，至高无上和全能的幻想可能成为焦点。因此，一个全面的诠释更应该被看作患者和治疗师努力的最终产物，是一步一步形成的。患者携带的所有关系情节也不会只通过一个分析性疗程就得到全面理解或修通。我们不禁要说，就心灵内部的冲突而言，正如弗洛伊德（Freud, 1937a）的观点：它们是无穷无尽的。尽管这一结果在理论上可能是一个理想的目标，但在实践中却太过艰难。然而，这并不妨碍我们想象将治疗中所有出现的主题都视为潜在关系情节的表达，这样的想象可能是富有意义的。使用情节的概念去诠释临床材料意味着诠释的视角更指向"此时此地"的移情，而非历史背景。

分析性空间的动力学

人们提出了一系列概念来描述患者和治疗师之间的动力性关系：投射、投射性认同、"容器-被涵容物"、角色分配、"活现"、行动化和移情-反移情。之所以有众多概念，部分是因为它们涵盖了治疗互动的不同方面，部分是因为它们起源于不同的流派。讨论这些概念的目的不是看它们在多大程度上有所重叠。从我们的理论角度来看，移情-反移情是主要的关注点。在这个框架下，行动化、角色分配和"活现"是描述互动过程中不同元素的最核心概念。投射性认同和"容器-被涵容物"的概念在捕捉和表达动力性关系的复杂性方面也很有价值。投射是一个核心概念，也是上述所有机制中的一个共同元素。投射是一种心理机制，它指的是人根据自己的愿望、情感和认知方式，为外部事物或因素赋予意义、功能和结构的情况。投射是一种由自我控制的、无意识触发的机制，它同时调节着情感或需求的张力和心理表征。接下来，我们将从行动化的概念开始，然后是投射性认同，最后基于反移情的视角来描述患者-治疗师的关系。

行动化

行动化这个术语最主要是指患者和治疗师之间关系的驱力。这个概念来自弗洛伊德关于被压抑内容重现的基本思想。在地形学说理论中，弗洛伊德设想——正如我们之前提到的——无意识驱力及其衍生物对无意识和前意识之间的审查机制施加持续的压力，以求获得释放。但同时，在意识层面体验到驱力的张力并通过行动释放它们并不是获得满足的必要条件。当驱力欲望达到弗洛伊德所说的知觉等同性水平时，满足也可能发生。这个观点的意思是，愿望从感官印象获得的体验状态也可能同样发生在想象的水平上。因此，愿望的实现可能发生在幻想、白日梦和象征性的表象中。在梦中，愿望通过视觉图像（幻觉）实现，这些图像提供了一种幻觉式的感官体验。这种愿望的实现预先假定人类有能力无意识地理解来自自身的符号，并翻译出它们的潜在意义。同时，意识必须不知道这些满足的发生（Sandler & Sandler, 1998))。虽然我们今天依赖的是被扩展后的动机理论，但知觉等同性的观点仍然可以保留。它适用于所有无意识需求的表达。这就是行动化概念发挥作用的地方。患者无意识地试图改变与治疗师的互动，以便重新行动化与患者早期生活相关的互动模式。行动化意味着积极努力获得知觉等同性。

行动化为患者分配了一个主动推动者的位置。"我怎么样才能在治疗师不注意的情况下，把他操控到一个位置上，让我过去没有实现的愿望实现呢？"如果以这种方式来说，患者看起来不像一个受害者。治疗师面对的更像是一个战略家，这个战略家试图让治疗师承担特定的角色，并达到特定的期望。患者无意识地试图让治疗师在移情中"行动"，也就是说，用满足或顺应婴儿式需求的方式与患者建立关系。通过无意识的行动——回应来自患者的压力或请求——治疗师离开了分析性位置。这就是"活现"的概念所指的过程。[3] 治疗师开始变成满足患者需要的客体，因此破坏了利用患者的"活现"向他展示他的无意识关系策略及其在既往互动模式中的起源的机会。

　　然而在实践中，治疗师很容易被误导在移情中采取行动。情感诉求可能不仅自然而然地让患者难以抗拒，还让他们得到了另外的好处。在移情过程中，患者试图重新创造出被内化的情节，或者可以说，这个情节让他感到熟悉。在精神现实层面，患者发现自己处于一个熟悉的情境中。如果让治疗师参与旧的游戏，那他使用已具备的经验和已被检验过的谈判策略就够了。在这里，我们必须找到大多数治疗师都遇到过的落败的原因（见本书 p.157"案例 G"）。但无论治疗师试图如何干预，他都被"将了一军"。患者总是占着上风。治疗师陷入了一场没完没了的旧式对话。对谈话主题给出的新理解并没有促使其进一步发展。在这种情况下，治疗师唯一的选择可能是走出对话的内容，专注于对话的形式和框架。这一举动可以帮助治疗师认识到他作为合作者参与了怎样的游戏，并且以这一洞察为起点，指出并诠释患者在原初状态中的关系策略。

　　把患者描述成一个积极的战略家并不意味着不能把患者视为受害者，而是另一个看待疾病背景的角度。儿童可能不知道为什么被抛弃，或者可能缺少与照顾者的情感接触。这种忽视可能会在人格结构中留下持久的痕迹，并形成日后精神障碍的基础。这些经历确实给这个儿童带来了伤害。从这个意义上说，儿童可能被视为一个受害者。但这个痛苦的经历并不是作为孤立的、无意义的事件储存在记忆中，儿童会在事后给它们赋予意义，并将它们组织成内部的自我或客体-情节。对那些难以理解的事件，他们通常只能通过自我谴责来简单理解。[4]

当这些情节在治疗情境中被激活时，患者并不想成为受害者，但他将行动化一个被动的受害者的角色。这是一个主动的过程。[5] 例如，患者会无意识地试图操纵治疗师进入一个情节，让治疗师在移情过程中成为抛弃患者的那个人，而患者将挫败治疗师，以此来惩罚他。患者无意识地确保最终是治疗师处于被拒绝的受害者的位置，而自己是拒绝的那个人。他们的角色互换了。患者通过知觉等同性的原则实现了报复。在治疗中行动化旧的戏剧为患者提供了一个实现愿望的幻觉。然而，正因为这是幻觉，因此满足感是短暂的。它并不能带来对真正联结的洞察。因此，患者将继续无意识地推动"受害者-复仇者"情节，重复并没有被打破。在一些其他情况下，背景则更为复杂。主要问题不再是拒绝或缺乏情感刺激造成的创伤或伤害，而是心理上的冲突——患者自己积极参与到了这个冲突中。在这种情况下，愿望的实现可能纯粹在象征层面上。以下治疗会谈中的一个特别片段说明了这一点。

案例 E 今年35岁，因焦虑症而寻求治疗。他已经接受了三年的治疗。在一次治疗讨论中，他非常关注女性治疗师的年龄。过了一会儿，治疗师问："你认为我多大了？"E 迅速地强调："绝不会比40岁多一天！"事实上，他漏掉了二十年——治疗师已经60岁了。我们如何理解这种对现实的扭曲？当时，分析正处于患者对治疗师亲密移情的阶段。E 的兴致和幻想一直围绕着治疗师的女性身份和私人生活。患者和治疗师之间的实际年龄差异以及其他材料都支持治疗师认为自己处于母亲移情位置的观点。E 向治疗师投了一个色情的母亲形象。在无意识的层面上，治疗师和母亲表达了同一个内部表征。

在分析的早些时候，E 联想到自己的名字是"被精选出来的"，也是母亲最喜欢的。这意味着他也想成为治疗师的最爱，成为她的患者中那个被选中的人。与此同时，他把治疗师的年龄变成了40岁，离他的实际年龄不远。这就好像他想说："我们本可以成为一对的。"我们可能会察觉到一种无意识的色情愿望的实现。而另一个角度有助于为这个色情情节提供更深层次的共鸣，通过把"母亲"（治疗师）变成一个40岁的人，E回到了过去，变成一个5岁的儿童。我们是否由此可以看到一个婴儿式的恋母情节，一场与父亲的竞争——谁是那个被母亲选中的人？这个情节正在移情中不断重复和寻求实现。

如果在另一种情况下被问及治疗师的年龄，E可能不会说是40岁。虽然不知道治疗师的实际年龄，但他会以一种更符合现实标志的方式回应，他也会屏蔽掉想让她更年轻的冲动。然而在治疗讨论中，我们可以想象，治疗师在他的情感体验中真的是一个40岁的人。他在移情中无意识地行动化了一个旧有情节的主要特征。在治疗过程的一个短暂节点上，一个婴儿式愿望使现实检验能力失效。在精神现实中，E重新创造了他深爱的40岁的母亲。通过知觉等同性的原则，他幻想与父亲争夺母亲青睐的竞争，并实现了自己成为被选中者的愿望。

回顾这个治疗，我们可能会问：治疗师提出的问题"你认为我多大了？"是否说明E已经成功地把治疗师操控到他希望的位置上。治疗师没有评论E对她的年龄感兴趣的迹象，而是直接问E他认为治疗师的年龄是多少，这个事实可能表明她已经走出了分析性位置，进入了一个色情情节的合作者角色。治疗师没有采取分析立场，而是根据患者无意识的愿望对移情做出反应。她已经屈服于E的魅力了！我们在这里看到的是另一个"活现"的例子。不过，让我们快速补充一点，治疗师持续地处于移情中并通过移情来工作，他们总会发现自己处于持续的压力之下并且不得不采取行动。这是治疗过程的特殊性和动力性的一部分。可以说，患者成功地将治疗师从分析立场转移到客体立场是一种常见的情况。重点是治疗师从她的角度不断尝试去感知和理解自己对患者主动性的情感反应，并以此为基础来诠释她对患者重复的态度。

我们对E案例中的行动化所给予的诠释也可以说明情节的概念在临

床实践中是如何被使用的。患者总会寻求行动化几个情节，这些情节在患者内部按地形学被组织起来并彼此关联。在 E 的例子中，我们可以区分三个层次。与意识最接近、也是最应该首先诠释的是所谓的竞争情节，即占领治疗师最偏爱的患者的位置。更远离意识的是伴侣情节，即幻想与一个年长的、有魅力的女人的情爱关系。最深的情节是婴儿式情节（恋母情节），即在争夺母亲的战斗中击败父亲。这三个情节在临床材料中用不同的方式表达自己。婴儿式情节主要只表现在梦的材料中，而其他两个情节还通过联想的材料和患者在治疗中的风格和行为方式表现出来。然而，所有三个情节相互联系构成了共同的冲突主题：一方面是迫切想被偏爱的愿望，另一方面是与公开实现这个愿望相关的沉重负罪感和被惩罚的恐惧感。焦虑症状的核心是在这个冲突主题中找到的，它也沉积在人格的许多层面中。

一个相关的问题是：治疗师的真实特征会在多大程度上影响客体表征和被转移的情节？对 E 来说，治疗师的年龄显然有影响。也许她的长相或行为方式也与婴儿母亲的意象有相似之处。我们没有充分的材料可以回答这个问题，但经验表明，治疗师作为一个人的特征，无论是性别、年龄、外貌还是其他特征，都可能促进对一个特定客体意象的移情或移情的强化。

值得注意的是，弗洛伊德本人并没有强调治疗师对行动化移情的贡献："在所有分析性治疗中，即便没有分析师的影响，患者和精神分析师之间也会产生一种强烈的情感关系，这种关系不能被实际情况解释"（Freud, 1925, p.42）。弗洛伊德把重点放在来自内部的驱力欲望上，轻视了对外部的知觉印象的重要性。根据客体关系——尤其是对知觉的普通心理学的观点来看，我们认为弗洛伊德低估了外部环境的刺激价值。对一些人来说，内部客体的意象会"依附"到一个非常具体的细节上，比如某个面貌特征或脖子的晃动。如果患者在治疗师那里识别到这样的特征，可能就足以激活一个内在情节。与此同时，这样一个充满情感色彩的身体标记将作为患者无意识客体选择的搜索图像。然而，不难想象另一种情况，即相关的环境影响几乎或完全不重要，就像弗洛伊德说的那样。对一个基本持怀疑（偏执）态度的患者来说，他在治疗中可能会觉得所有治疗师都是批评的、轻蔑的或敌对的——不管治疗师的真实态度或行为举止如何。在这种情况下，移情本质上是由内在决定的。一般来说，我们应该假设关系情节总是在个体变量和情境变量的相互作用下被激活，二者的相互影响可能是变化的。然而，两种假设的总体思路一致。这是一个无意识动机的问题，它不断寻求在感官体验中被实现，无论这种体验是针对外部的具体行为，还是存在于带有感官幻觉的观念中。打破这种无意识的重复是精神分析治疗的主要关注点。

投射性认同

投射性认同的心理机制主要包括三个方面：分裂、投射和认同。个体的自我-形象中未被识别或不被接受的部分被归因于客体，同时，个体持续在客体中识别出本属于自身的这一部分。这个过程是在无意识中发生的。投射性认同与投射的一般概念的不同之处在于，投射是指个体通过将自己的动机归因于他人来缓解内心的紧张压力，而投射性认同还包括与客体的互动。我们可以把投射性认同的概念当作一种思考的工具，它使我们能够在自我与客体的关系中构建不同的无意识意图和动力过程。尽管多数精神分析师同意这种描述，但对于这个概念的其他方面仍存在一些不同的看法。

1. 这个机制位于精神组织的哪个层次？它是在所有层次上都起作用——包括我们通常所说的神经症冲突的水平，还是只在更原始的精神功能水平上起作用——也就是边缘性功能水平？

2. 这个机制在人格内的位置在哪里？它是一种防御机制还是一种具有不同功能的关系调节机制？

3. 投射性认同是否也指正常发展的一个阶段？

4. 投射性认同在患者和治疗师的关系中扮演什么角色？它体现了双方之间的所有动力，还是只有几个机制中的一个？

5. 投射性认同是一个纯粹的心理内部过程，还是一个会在现实层面影响客体的过程？

　　投射性认同的概念最初是由克莱因在1946年的文章《对某些分裂机制的论述》（*Notes on some schizoid mechanisms*）中提出的。虽然今天许多受克莱因思想影响的心理治疗师认为它是一个最主要的概念，克莱因却不这样认为，她将投射性认同看作对抗原始湮灭焦虑的几种防御模式之一，这种焦虑形式的特征就是所谓的偏执-分裂心位。同时，克莱因认为分裂和投射性认同是正常发展的必要步骤，它的目的是获得自我和他人之间稳定的分化。"负面的"自我成分也不是唯一能够参与投射性认同的内容。克莱因清楚地指出，投射性认同仍然是一种心灵内部的机制，一个发生在幻想中的过程。投射影响了患者对治疗师的看法，但它并没有刻意对治疗师的态度和行为产生影响。因此，在克莱因的理论中，投射性认同很难被定义为一种关系概念，这与今天的理解并不一致。

　　在比昂的概念中，投射性认同的主要功能也是防御性的（Bion, 1962b）。患者将自身引起焦虑的部分"排泄"到客体上，从而避免了来自这一部分的威胁。比昂将投射性认同与"容器-被涵容物"的双重概念联系起来。最开始是儿童无法涵容难以用言语描述的、强烈的内心冲动，它们被投射到母亲身上。母亲接受并涵容了这种紧张。母亲代表儿童行使了容器的功能。这种接纳的保护使儿童逐渐认同了这些投射的冲动，并将它们"回收"到自身。

　　约瑟夫（Joseph, 1985）可能是最坚持强调患者有意影响治疗师的学者，认为治疗师因此会以符合患者无意识冲突模式的方式去感受、理解或行动。投射发生在无意识中。桑德勒（Sandler, 1976）用角色回应和角色分配的概念描述了相同的过程。然而，在约瑟夫和桑德勒看来，这些影响显然都与感知觉相关。他们认为精神内容的交流没有"神秘性"可言，这与临床行话所反映的印象相反。这是一个人际互动的问题，患者通过肢体语言、态度或行为方式给治疗师施加压力。在临床情境中，患者常常在与治疗师的关系中试图改写让自己痛苦的情节。在互动过程中，患者扮演着受虐狂的角色，患者的施虐倾向则投射到治疗师身上。然后，患者会无意识地通过一些微妙的信号试图影响治疗师，比如让其给出带有虐待性意味的诠释。另一种变型是一种被动地高要求的患者。他们不想放弃自己的退行性态度，为了避免为自己的需求承担责任，患者将自己的"不足"投射到治疗师身上，后者会无意识地以主动的姿态做出回应，比如提供建议和指导。

投射性认同除了作为一种防御和阻抗，还可以被视为一种交流，尤其是对那些无法言语表达或非心智化的经验状态。投射性认同也可能具有被无意识地利用去满足攻击性愿望或受虐需求、避免分离、运用权力、掌控某部分客体的心理功能。一些理论家还将投射性认同视为共情的一个成分。在我们看来，这些概念应该区分对待（见本书 p.174"共情性理解"）。下面我们将展示一个临床片段，用来说明这个概念的复杂性。

32 岁的案例 F 是一名成功的文化作家，他毫不掩饰自己是该领域最优秀的作家之一——也许是最好的。他很享受工作，在朋友中也很受欢迎。尽管如此，当他寻求分析时，他提到的治疗原因是"我与女人的高度神经质的关系"。他有过许多段感情，但每次只持续一小段时间后就退缩了。他每次都为自己的退缩感到内疚。然而，他对女性的结论总是一样的："她们只想从我这里得到一些东西，她们要求从我这里得到一些东西，她们侵犯我、诋毁我的文学作品，说它们平庸。最好不要对她们有承诺。"与此同时，他觉得有必要建立一种更稳定的关系，他常常感到孤独，"我不能只过有钱人放浪形骸的生活"。他读过关于精神分析的文章，"我想在我的生活中找到无意识的联系。"

通过分析，我们逐渐发现 F 的母亲是一个强势、跋扈的女性。F 认为母亲是侵入性的。治疗师的假设是，F从未从母亲的掌控中解脱出来。他与母亲相处的经验被内化为一个"内在的母亲"，在他的幻想中成为一个吞噬一切的怪物。他的自我表征从未与这个母亲表征清晰地分开。这种情况一直伴随着他，直至成年生活。他在情感上亲近的每个女人，包括治疗师，都被拉进了这个母亲角色。在这种背景下，治疗师变得危险。她最终也会像其他女人一样侵犯他吗？他从来都不安全。因此，最好不要与治疗和治疗师发展关系！

经过一段时间的分析，治疗师注意到一个特殊的现象。每次她指出F是如何退缩的——无论是在亲密关系中，还是在治疗关系中——他都会立即感兴趣地回答："是的，没错，我为什么要这么做呢？为什么我不能现在就宣布我要离开，而不感到内疚呢？或者选择留下来——留下来是我想要的吗？如果是，我为什么会这样？为什么我永远学不会？"这种"为什么"的态度反复出现，当治疗师试图诠释潜在的与母亲的冲突时，这种态度会更加明显。过了一段时间，F的兴趣是假装的这一事实变得明显起来。从更深的意义上说，他对理解他宣称的无意识联系一点也不感兴趣。相反，通过问"为什么"，他变得无懈可击。他用一种微妙的方式确保自己保持一种退缩的姿态——处于一个不丢脸的位置。通过这个策略，他成功地麻痹了治疗师。每次治疗师邀请他去感受或反思，他都会第一个来到问题所在之处，带着急切的"为什么"走上舞台。他"将了"治疗师"一军"，让她感觉受到了入侵。

在临床资料中，我们可以清楚地看到分裂的表现。首先是F对自己的看法。他的自我形象在两个对立端之间交替出现，一个是智力超群的人，另一个是"平庸"的人。这是一个非此即彼的问题，没有中间的立场。在与他人的关系中，他关心的是支配或被支配、胜利或失败。在性方面，他在视自己为超级阳刚（能够满足所有女人）和阴柔的男孩（不好的"娘娘腔"）之间转换。总的来说，这个问题是关于两个难以相容的自我形象（一个全能，一个无能）。为了解决这个内在矛盾，他强迫性地维持一个无所不能的自我形象，而自我形象中无能的部分被无意识地投射到治疗师身上。通过操纵治疗师并让她总是处于无能的位置，他设法安置了自己的攻击性，并控制了自己的弱点——可以说，他能做到这些就靠这一步！

下面我们总结了 F 通过投射性认同机制无意识地获得了什么。

1. 通过不断维持他的策略，他使自己在"苛求"的女人"入侵"时无懈可击，并避免联想到一些令人不安的感觉，这些感觉与未解决的与母亲的冲突有关。

2. 通过让以治疗师为代表的女性感受到失败者的耻辱，他实施了报复并间接表达了对专横的母亲形象的憎恨。

3. 通过侵入治疗师的思考空间和击败她的工作工具，他掌握了治疗的控制权。

4. 通过在这段关系中的角色反转，他成功地向治疗师传达了过去被一个霸道而又苛刻的母亲碾压的感觉。

5. 通过狂乱地坚持他的关系策略，他维持了一种婴儿式的观点，即女人在本质上是施虐者。由此，他合理化了自己的退缩模式，使自己无法获得治疗改变。

这个临床小片段表明，投射性认同是一种心理机制，它在患者与治疗师的互动关系中可能具有不同的功能。在 F 的例子中，它既代表了心理防御、攻击性释放、对关系的控制、与治疗师的无意识交流，又代表了对治疗进展的阻抗。

如前所述，克莱因将投射性认同看作一个防御机制，与其他原始防御机制并列，如分裂、投射、内射和否认。所有这些防御机制都与偏执-分裂心位相关。与之对应的是所谓的抑郁心位，这个心位上，防御机制在更加分化的心理功能水平上运作。如今，投射性认同具有了更广泛的意义。鉴于对这个概念更广泛的理解，它原来与特定病理水平的联系似乎已经不再适用。根据斯皮柳斯（Spillius, 1992）的说法，我们无法断定哪一种理解投射性认同概念的特定方式是"正确的"。也没有人是这个概念的"发言人"。随着这个概念在现代精神分析术语中被广泛使用，我们有理由质疑它的内涵是否已经变得过分全面。如果投射性认同涵盖了患者和分析师之间相互作用的动力学的所有方面，那么这个概念就不再具有特别的贡献。

我们认为，将投射性认同视为一个发生在自我表征和客体表征之间的过程，这是理论上最一致的理解。客体表征首先被装置上分裂的自体表征，然后被投射到治疗师身上，而患者将通过微妙的信号影响治疗师的行为，使其符合这个客体表征。我们前面提到的行动化的概念也描述了这个过程。这两个概念有什么不同？我们看到的是，行动化强调移情中的重复倾向，而投射性认同强调患者在治疗情节中寻求满足的动机。患者如何操纵治疗师来达到这个目的，反移情的概念最能说明此问题。接下来，我们将更详细地描述反移情在关系互动中的位置。

反移情

我们今天定义的反移情概念指的是治疗师对患者无意识交流的情感反应。它是对患者交流的直接情感反应。在经典精神分析中，反移情被定义为治疗的阻碍，而如今，它已经成为一种临床工具。20世纪50年代开始出现的很多杰出文章（Winnicott, 1949; Heimann, 1950; Little, 1951; Money-Kyrle, 1956）都强调，治疗师对患者的情绪反应不一定会妨碍理解患者的无意识冲突——与弗洛伊德的观点相反——甚至这些反应可能有助于治疗。通过将自己的情绪视为信息，治疗师可能发现患者在无意识地交流什么。在一篇著名的文章中，弗洛伊德写到，治疗师应该"把自己的无意识变得像一个接受的器官"去面对患者的无意识，目的是掌握决定患者联想的无意识模式（Freud, 1912, pp.115-116）。患者与治疗师"无意识地交流"，并"影响"治疗师的无意识情绪（Freud, 1910）。然而，弗洛伊德并没有继续将治疗师的情绪视为信息。在现代精神分析中，治疗师的主体性地位发生了普遍的"提高"。反移情成为"研究患者无意识的工具"（Heimann, 1950, p.81）。理解另一个人需要倾听，不仅倾听对方，还要倾听自己。这一观点强调治疗师的经验是一个有价值的信息来源，这无疑是在经典精神分析中被忽视的。[6]

将反移情作为临床工具带来了几个问题。"反移情"的概念适合涵盖治疗师和患者之间相互作用的整个动力，还是只体现了治疗材料的特定部分？治疗师的所有情绪是否都能提供关于患者材料的信息？如果不是，治疗师如何区分不同？关于第一个问题，很明显，今天许多人对这个概念的使用范围非常广泛，例如，将"共情"作为反移情的一部分（Tansey & Burke, 1989）。在我们看来，这样的用法使这个概念失去了精确性。反移情应该与"共情"特别区分开。共情是指治疗师在认同患者情感的背景下，分享了患者的经验世界。这种认同形式的一个重要组成部分是个体的一种普遍倾向，即通过"共振（resonance）"去"镜映"在他人身上感知到的情感和行为。这是一种自发的情绪反应，一个人的情绪表达会自发地引发观察者的类似情绪。共振是共情的一个核心组成部分。内德朗（Nerdrum, 2002）强调共情的另一个组成部分是认知性理解：治疗师想象患者描述的那种感觉是什么样的。共情对感受的理解不一定指向对治疗师的感受，而根据定义，反移情则是对关系信息的一种回复。与共情相反，反移情是一种压力的表现：患者有一种无意识的意图，要在治疗师身上引起这种精确的反应。共情主要针对患者自身意识到的情绪、反应和经验。相反，反移情体现的是无意识动力。在此背景下，我们相信反移情作为一种认知工具具有特定的价值：就像梦对弗洛伊德来说是通往无意识的捷径一样，反移情也可以说是通往人类沟通潜台词的捷径！

要回答第二个问题——反移情是否涵盖了治疗师的所有情绪——很自然地要从弗洛伊德最初对这个概念的讨论开始。弗洛伊德在1909年给荣格 [7] 的一封信中第一次使用了反移情的概念，他提到治疗师未被分析的情绪和冲动的激活可能会对治疗造成破坏。在这个背景下，反移情涉及的情感首先表达了治疗师作为一个人的一些信息，而不是关于患者的信息。因此这个概念内容不同于今天的反移情。对弗洛伊德来说，治疗师应该带着尽可能少的干扰来看待患者的问题，这是非常关键的。为了获得这种感知方式，他反复强调治疗师必须对临床材料采取的态度。治疗师应该是"不透明的""像一面镜子"，除了反映患者揭露的东西外，不向他们展现其他任何东西（Freud, 1912, p.118）。这些发言可视为对中立观察者的支持。有些人认为弗洛伊德实际上是一个天真的实证主义者，忽视了治疗情境中双方的相互影响。我们认为这样的陈述是不正确的。弗洛伊德对治疗态度和倾听模式的描述暗示了治疗双方在治疗空间中的无意识交流。也许正是因为认识到无意识相互影响的力量，所以他才坚持认为应该控制这种影响！反移情被认为对不受干扰的交流造成了妨碍，因此应该加以克服。[8] 弗洛伊德对反移情的讨论是基于这样一个深刻的认识：任何治疗师取得的工作进展都不会超过他自身的"情结"和"内在阻抗"所允许的程度。治疗中总是存在这样一种危险，即治疗师屈服于诱惑，投射出自己个性中的某些特质。

　　然而，经典观点与现代观点并不矛盾。它们涵盖了两种不同的现象。后一种观点涉及治疗师情绪的"去人格化"（Thomä & Kächele, 1987）：情绪不是告诉我们关于治疗师的事情，而是关于治疗互动的信息。一般来说，如果第三方听到对这种互动的描述，就能够识别出这种情绪是对患者特定风格的一种自然的、可以理解的反应：内疚是对潜在指责的回应：无用感是对贬低、傲慢的行为模式的回应。然而，除了这些反应之外，还有治疗师完全个人化的反应，这些反应首先会告诉我们关于治疗师的事情，它们才是弗洛伊德所说的反移情。在我们看来，将这些反应称为治疗师的"移情"可能是更富有成效的。治疗师的移情与患者的移情是平行出现的，它表明治疗师以自己的无意识冲突为起点去感知和回应患者的材料。

　　治疗师的反移情和移情之间的区别在所谓的极权主义（totalistic）定

义中消失了（Epstein & Feiner, 1988），在这个定义中，反移情包括了治疗师的所有情绪反应。值得注意的是，弗洛伊德关注的危险——治疗师"盲点"以及治疗师自身的主题被投射到患者身上的危险——在现今的文献中几乎没有明确表达。针对这个观点，弗洛伊德的断言——任何治疗师取得的工作进展都不会超过他自身的"情结"所允许的程度——也许比以往任何时候都恰逢其时。如今，危险不在于治疗师的主体性被忽视，而在于它被不加批判地当作知识的来源而受到崇拜。如果治疗师从自己的情感体验中得出关于患者的结论，就会发生那种危险情况。这样的结论基于一个可疑的假设，即在患者和治疗师的内心世界之间实际上存在着一对一的关系，治疗师的所有情绪都是由患者投射并"植入"的。治疗师可能因此放弃对自己的情感负责，例如对色情的情感。克莱因特别注意到这样一个事实，即对反移情概念的现代性扩展可能导致类似的滥用。她声称，如果治疗师天真地将自己的反移情情绪与患者的情绪等同起来，他就可能会把自己的技术错误"归咎于"患者（Spillius, 1992, p.62）。

　　那么，治疗师到底该如何判断真相是什么呢？答案就是自我分析式的反思。把反移情视为一种工具来使用，意味着治疗师必须交替使用经验和反思。治疗师必须能够忍受暂时的不安或重负，然后梳理和修通不同的情绪成分（Pick, 1985）。通过审视自己态度的变化，治疗师可能会增加对发生在患者身上的事情的洞察力。相反，如果治疗师没有注意到自己的反应，或者没有能力处理这些反应，反移情就会在治疗过程中造成混乱，使双方之间的界限变得模糊。各种情绪的失衡——强烈的愤怒、持续的关于患者的梦、色欲的吸引——都是表明治疗师自身未解决的冲突被激活的迹象。就像观察患者的移情一样，对治疗师的观察是基于其在情境和反应之间的差异性。同时，我们坚持治疗师的反移情和移情之间的区分不是绝对的。反移情不能只视作与患者有关的产物。为了让治疗师进入患者赋予他的角色或情感，治疗师身上必须有一个"钩子"（Gabbard, 1995），使患者的投射可以钩在上面。虽然反移情反应被治疗师体验为一种外来的力量，但它仍然可能是治疗师无意识内的一种关系情节，这些情节通过患者的影响而被激活。治疗师的"活现"是患者试图强加给治疗师的角色和治疗师自身倾向的共同产物。然而，我们仍应该区分反移情反应和治疗师的一般人格和心理结构，这包括治疗师对所有患者的治疗方法和方式。在这个背景下，反移情被定义为治疗师在遇到患者的特定品质时被激发的特定情绪反应。案例 B 治疗的临床片段——在讨论情感主题时曾提到过（见本书 p.114）——可以作为一个示例。

当治疗师来到等候室接 B 患者时，她没有回应治疗师的"你好"，这让治疗师产生了强烈的愤怒。治疗师感到这种恼怒是对 B 的冷淡态度的一种反应，这个态度中有拒绝的意味。然后，当 B 开始谈论她和朋友之间的关系时，治疗师会觉得她是在说"其他"的事情。没有说出来的事情是他们之间的情感关系。然而，治疗师能确定吗？他的愤怒真的和 B 对他的感觉有关吗？有没有可能是治疗师过于敏感了？或者当治疗师打开门说"你好"的时候，B 是否可能完全沉浸在她正在阅读的杂志里？ B 的漫不经心都是在提示她与治疗师关系的信息吗？在分析时段中，治疗师面对着一个问题："患者以这种方式在明确地避开谁？"通过问自己："我现在扮演的是什么角色？"治疗师意识到，他的愤怒是在重复患者内心的母亲的表现，这个易怒和拒绝性的母亲在 B 最需要的时候没有回应她，而 B 仍然对她怀恨在心。当治疗师成为让人沮丧的母亲的角色时，B 表现出不屑，由此 B 可能惩处了过去遭受的不公。她的态度似乎在表达："治疗师（母亲）不会觉得她曾给过我什么！"治疗师的恼怒是他接受了"被拒绝者"角色的一种反应。他至少暂时性地"成为"了对 B 态度中潜在的攻击性做出反击的母亲形象。治疗师的行为与这个角色保持了一致。B 掌控了治疗师，成功地行动化了一个既往情节，因此她无意识地实现了惩罚母亲的愿望。

治疗师应该在何时以及如何将反移情转化为治疗干预？在刚才提到的治疗时段中，治疗师选择等到治疗后期才评论在等候室发生的插曲：

"我注意到，我今天开门的时候，你好像不理会我。"B 很惊讶，并自然地拒绝了这一评论。但同时，她显然被触动了。在治疗接近尾声时，她主动回到了那个主题："是的，我很难表现出我在等你开始治疗，我不想需要你。"因此，与治疗师的无意识交流被带入了反思。同时，治疗师对患者谈话中有隐含信息的看法也得到了证实。后者让我们确认了这个反移情是真实的反移情，也就是说，它是对患者交流的回应。

在接下来的内容中，我们将通过一个临床片段说明治疗师是如何被反移情引导去行动（见本书 p.143 "活现"），从而失去分析性地位的。

案例 G 是一位 30 岁出头的大学教师，因被男友抛弃而寻求精神分析。这次分手让她陷入了绝望的状态——生活变得无法忍受。然而，她描述的绝望与她说话的方式形成了鲜明的对比。治疗师首先想到的是米兰·昆德拉（Milan Kundera）的小说标题《生命无法承受之轻》（*The unbearable lightness of being*）。这种说话方式表达了都市人身上的一种理所当然——这是一个不会放弃平衡性的人！治疗师被邀请共享一种智力优越感的氛围。在一次相关的治疗前，G 跑着到达治疗室，喘着粗气。她有点来晚了。[9]

G：是的，你好。（躺下）在我来这里之前，我说我要去桌子上。这是一个有趣的失误。

T*：你说你要去桌子上。

G：我和 X 在一起，我们待在他的家中，我把写完的东西交给他。然后过了一会儿。我说我得着急走了，然后我实际上想说，我要去沙发上。然后我说（笑）——我要去桌子上。然后我就联想到，在某种程度上我将要接受手术。那是一个奇怪的口误。

T：是的。（停顿）你对那个口误有什么想法吗？

G：是的，就是，我不得不说我是笑着离开的。但后来我想："什

么？"对吧？然后我看到了我将要接受手术的画面。我真的不知道，是否还有别的原因……这真的是一个相当奇怪的口误。

　　桌子——（停顿）

T：是吗？

G：一个奇怪的画面，你不觉得吗？

T：要动手术。

G：是的，就像有什么东西，躺在桌子上比躺在沙发上更被动。就像在桌子上就可以被麻醉了。而不必——噢，我也不知道了。我就这么脱口而出，真的。我忍不住笑了……

T：但是你本来要说的是你要去沙发上。

　　G 进入房间时说的"你好"迅速而轻松，给人一种印象——一个忙碌的女人从一个重要会议转移到另一个重要会议。和治疗师的会谈只是众多会议之一。然后她提到了口误——她要去"桌子"上，并补充说这是"一个有趣的口误"。通过这种方式，她为自己的材料赋予了重要性。她创造了一个场景，其中一个人对另一个人说："我有一件有趣的事要告诉你，我相信你会重视它的。"因此，她也为接下来的治疗过程创造了一个背景——从一种"有趣的材料"的视角来看后续的治疗。通过在治疗开始创建一个分类，并将接下来的材料都视为对这种分类的各种举例，G 由此避免了吃惊的感受，自发的情感流动被打破。也许这也表达了 G 偏好的自我形象：一个聪明的观察者，一个处于社会成功舞台上的人。隐含的关系信息可以表述如下："我们是共同从事精神分析材料研究的同事。"治疗师体验到一种不耐烦和恼怒的感觉，同时又混合了一种轻快感，她现在对这种感觉已经非常熟悉了，她觉得这是 G 在整个治疗中的特点。这个治疗能否成功地使 G 更开放地接触潜在的不安全感？

　　这个口误让治疗师联想到手术台，然后她问自己，作为一名治疗师，她是否被分配到了手术医生的角色中。当她开始重复 G 的话时，这似乎是在隐隐地呼唤对"桌子"进行联想。G 的反应说明了这个口误发生的背景。她笑着讲到，她实际上要说的是"去沙发上"。治疗师在想："是的，没错。我想你说的就是分析。正如我所想的，就像伍迪·艾伦（Woody Allen）的电影一样。她是这样一个世界公民吗？——在匆忙去做其他重要的工作之前，在"心理医生"那里躺上几小时。治疗师感到被拒绝了。G 反复说这是一个"奇怪的失误"，她一边笑一边强调这一点。这强化了治疗师的挫败感。这就好像治疗师被拉入了一种幽默的模式："这个口误这么搞笑，这不是很美妙的事吗？"由此，G 表现了她是自己的治疗师。这句话背后的意思是："我自己正在处理这件事。"在这个意思下面传达的是这样的信息："我胜过你了。"同时，G 表达了不让治疗师进入她的内心的想法，她在自我管理并和治疗师保持距离。在与治疗师的关系中——如同在其他关系中一样——G 总是确保有后路可退。在关系中，她从未做过不会随时离开的深刻承诺。

分析性设置本身伴随着束缚性的治疗时段、被捆绑的感觉、不再有后退之路的情境，这都挑战着她的"自给自足"。如果她屈服于分析的过程，她就不再是完全独立和疏离的。脆弱和不安全感可能被激活，这是难以忍受的。事实上，她更偏好轻快地活着。

过了一会儿，治疗师被患者这种挑衅性地表现自我满足和优越感的情境所影响。在治疗师没有意识到的情况下，G 的风格唤起了她内心的一种反击性，这种反击性表现为要"搞定"G 的愿望："现在是指出她的轻快风格的时候了。这次她逃不掉了。"治疗师询问了与失误有关的联想，但当与"桌子"的关联（"被动的""被麻醉的""逃离"）真的出现时，治疗师又好像没有听到它们。相反，她面质了 G 本来想说的话——要"去沙发上"。（似乎想要告知 G 她正在说行话！）治疗师忙于指出表达的方式，而忽略了表达的内容。我们还注意到，治疗师用"但是"引起了一个干预。"但是"表达了一种争辩性的态度。这是一个具有竞争性的词，它表明治疗师陷入了一种未被承认的竞争性态度中。

当治疗师陷入反移情时，对话就会停滞在某条轨道上，重要的材料面临丢失的风险。G的口误本身很可能就包含了重要的信息。从"桌子"联想到"手术"，这意味着一个人可能处于麻醉状态。这里可能发出了危险的信号。我们会看到一个拿着手术刀的外科治疗师的形象，准备实施虐待性的诠释。这是关于被摧毁和残害的幻想吗？我们感到出现了一个对治疗师发出的潜在问题："躺在沙发上由你来做手术安全吗？"G使用了"被动"一词——这表示了一种接受的、献身的模式。与治疗师的关系行动化了一个潜在的婴儿式情节，在这个情节中，投降的主题通过儿童般的声音表达出来："你愿意接受我吗？"这是治疗师没能听到的声音。这可能是G使用"真的"这个词时所表达的声音（这真的是一个相当奇怪的口误）。这个词是为了得到治疗师的肯定："你同意我的观点，对吧？"对肯定的需要传达出G在胜券在握的面具下是不安全的。

治疗师陷入反移情的事实应该被理解为：G的主题挂上了"钩子"。在这个情境中，G的完全独立的态度和对"最好"形象的潜在竞争，无意识地触发了治疗师要做到最好的愿望。同时，仅仅指出治疗师未解决的冲突主题是不够的，我们之前称这些冲突为治疗师的移情。为了理解对话，我们还应该理解反移情是如何回应患者在无意识中造成的压力的。当我们再听去G的材料时，[10] 我们听到了一个没有安全感的儿童的声音，这个儿童在问：我在分析中是否安全？同时，这个信号以某种"频率"传输了一个预设的否定答案。G的轻快风格在表达："没关系。我可以自己处理。"通过表示治疗师对她根本不重要，她间接地实现了对内化客体的报复。通过优越的姿态，她"推动"治疗师进入一个竞争情节中，这个情节是治疗双方要"搞定"彼此。争辩是G最喜欢的建立关系的模式，也是她最擅长的方式。她成功地让治疗师参与她的游戏，并设法让治疗师成为她无意识中的拒绝性客体。因此G得到了她想要的答案：没有人会接受她。

自我暴露

由于治疗情境越来越被理解为一种关系，所谓的自我暴露——治疗师"暴露"自身的一些东西——已经成为热门话题。理解自我暴露的概念并不是显而易见的事情；不同的作者对这个概念有不同的定义。雅各布斯（Jacobs, 1999）区分了三种自我暴露。第一种是指治疗师无意识地展示自己私密的一面，比如桌上的一些特定杂志或书籍。我们不会把这种情况算作自我暴露。作为治疗师，我们总是通过办公室和个人的风格暴露自身（治疗师的刺激价值见本书 p.83）。如果这被纳入自我暴露的概念中，它就失去了特异性。第二种自我暴露出现在治疗师试图向患者描述其在治疗室中行动化的关系时。雅各布斯举了一个患者的例子。这个患者极度退缩，难以接近。在一次治疗中，他觉得自己完全被患者忽视了。他告诉患者，基于自己的感受，他认为自己理解了患者在孩提时代试图接触一个无法接近的父亲时的感受。我们不会把这种情况视为自我暴露的例子。当治疗师用自己的感受去理解患者的感受，并把这些感受用语言表达出来，这毋庸置疑是诠释过程的一部分。在我们看来，自我暴露的概念应该限于治疗师有意且直接地分享自己的情感和观点的情况。有些人认为，这种主观经验的分享在逻辑上遵循了现代精神分析的理论发展。他们声称，由于反移情是患者关系模式的信息来源，治疗师对自己反应的开放性将为患者提供有价值的、关于自己在别人眼中是什么样的洞见。在我们看来，这个观点基于一个过于简单的模型（Gullestad, 2004）。治疗师在心理治疗中从来都不是一个"真实"的人，不会像在普通的社交互动中那样去反应和提供反馈。在移情中，治疗师同时也是患者过去的内在表征的载体。如果治疗师分享了他的反应，就不清楚他是在哪个位置上发言。也就是说，到底是谁在反应。治疗师表现为一个不一致的客体——这可能是最让患者困惑的。我们发现区分精神分析性观点*和关系性的、主体间性观点的核心在于，后者并没有持续使用表征化的思维。自我暴露的关键在于它将关系的动力重心转移到治疗师身上，治疗师的材料占据了治疗中心，患者因此被剥夺了分析的机会。

用如此直接的方式向患者表达他在别人面前的样子会失去治疗的焦点。我们完全可以采取不那么直接的方式："似乎我感到无论我说什么对你都没用。"在这种情况下，治疗师以自己的感受作为干预的起点，但他评论的是患者无意识的关系策略。焦点并没有转移到治疗师的情绪本身。患者的态度和行为模式仍然是治疗工作的主题。"似乎我感到"这一表述在准确地传达，治疗师的感受代表了对患者作风的"自然"反应；同时也清楚地表明，患者并没有真正成功地操纵治疗师，让他感觉自己被贬低了。相反，如果治疗师透露出他真的觉得自己被贬低了，这将给患者一种反馈：她已经成功地质疑了治疗师的能力。患者的攻击性被允许掌控了关系，这可能会导致深层次的焦虑。

主体间性流派强调心理治疗与所谓的真实人际互动有关。一些人由此得出的结论是："扔掉书本"（Hoffman, 1994），成为一个人类同伴。这包括治疗师对自己的情感"诚实"和"开放"——"提供自己"。许多遵循这个方向的人担心治疗师无法认识到他们的影响力和他们对治疗关系的主体性贡献。我们关注的是相反的方向：随着对主体间性真实互动的强调，人们可能会忽视这样一个事实——在精神分析治疗中，患者无意识中重复的冲突、关系模式和态度是必须修通的问题。

---

* 指经典精神分析。——译者注

此 时 此 地

"此时此地（here-and-now）"这个术语是一个相对较新的精神分析词汇。它涉及一个事实，即今天的治疗师在很大程度上比"经典"分析师更重视对患者和治疗师之间行动化的动力关系进行诠释。这与客体关系观点已经获得了首要的理论地位有关。现代克莱因学派分析师尤其强调"此时此地"。他们认为临床材料主要与无意识幻想有关，这些幻想在患者与分析师当前的互动中被激活。他们很少强调在患者过去的历史中重构冲突的起源。在这种"此时此地"的说法中，移情和投射性认同是至关重要的核心概念。

然而，"此时此地"原则的概念对精神分析来说并不新鲜。弗洛伊德的名言"人不能与不在场的敌人作战"可以说是在表达：只有当患者的冲突在治疗对话中被激活时，才有可能发生真正的变化。换句话说，只有在此时此地的情况下才可能。弗洛伊德建议治疗师使用"二者的关系（德文 Die jeweiliche Oberfläche）"，即精神材料在任意时间点的当下表现，将此作为诠释的起点，也表达了同样的意思。此外，费尼切尔强调治疗师应该将诠释指向患者在此时此地的关注点或全然投入的愿望或情感，也可以理解为表达了同样的想法（Fenichel, 1938, 1946）。对"移情性神经症"的经典观点也是如此。它指出，随着分析性治疗过程的发展，患者更多的冲突材料将转移到分析里。最终，原先的（婴儿式的）神经症将被治疗本身产生的"新神经症"所取代，这里将迎来一场终极之战。大多数分析家可能会认为这样的划分已经过时了，但它表明，关于此时此地的观点也属于精神分析的经典观点。

然而，现代的"此时此地"概念范围要狭窄得多。在现代版本中，它不仅意味着相关的精神材料在移情中被行动化（行动化见本书 p.142），还给治疗师分配了一个更重要的客体角色。在对这个概念最极端化的阐述中，治疗师被视为患者精神现实中最核心的客体。治疗师假设患者所有的幻想都围绕他展开。因此，治疗师不是借助其他客体表征展开诠释，而是将诠释直接指向他作为一个人与患者之间的关系。这一立场表达了对"真实的"分析性材料所包含的内容的看法，但它并没有对分析设置中被激活的材料的多样性保持开放。

我们对此时此地所持的观念会更加广泛。虽然移情可能并不总是显而易见，但我们认为它在对话中是始终存在的。然而，我们并不认为治疗师是一个超越所有其他客体的客体。在治疗情境中，患者内在客体世界的许多其他表征会在被患者"复活"的情节中"发声"，但任何时候都没有谁应该在治疗对话背后优先 *"发声"。治疗师应该基于反移情，基于整个情境，基于患者的联想和语气去倾听，在此时此地哪个声音是最重要的。我们的结论是：移情总是存在的，但对治疗关系进行诠释的视角应始终保持开放。

注　释

[1] 这些维度最初是由基林莫进行概念化的，目的是描述罗夏情境测验中的移情模式（Killingmo, 1980, pp.110-116）。

[2] 在这个原型版本中，我们相信情节的概念也适合作为一个研究单元。

[3] "活现"的概念是最近才成为精神分析术语的。根据《牛津英语词典》（*Oxford English Dictionary*），"去活现（toenact）"的意思是扮演（一个角色），而"被活现"（to be enacted）的意思是被扮演。这个概念既指患者在移情中"扮演"，也指治疗师以某种"扮演"的方式回应或服从患者分配给他的角色。我们使用的是后一种意义

---

* 原文为"priory（修道院）"，根据上下文推测应为"priority（优先）"，疑似作者笔误。——译者注

上的概念。

[4] 这种机制在虐待情节中很常见（Theophilakis, 1997）。

[5] 一种类似的思维方式体现在发展心理学的一个概念中——"唤起的（evocative）"，也就是说，个体自身有助于引发特定的反应类型，这些反应有助于维持行为。在循环动力理解的概念中也表达了类似的观点，这意味着"实际上，患者对其早期情感和个人困境所形成的'解决方案'会有助于维持问题"（Nielsen, 1999a, p.27, 翻译为本版）。

[6] 斯莱特沃尔德（Sletvold, 2014）提出了"具身化分析师"（the embodied analyst）的概念，它关注于治疗师的具身化经验，将其作为扩充临床注意力的一种方式。

[7] 当时，荣格与患者萨比娜·斯皮尔林（Sabina Spielrein）卷入了一段让弗洛伊德忧心的关系中。

[8] 他写信给费伦齐（Ferenczi）（他为费伦齐做个人分析），对他没有克服干扰费伦齐治疗的反移情感到遗憾（Jones, cited by Sandler et al., 1992）。

[9] 通过录音抄录后逐字报告。

[10] 我们要强调的是，以录音后抄录的形式重新浏览治疗材料为详细研究治疗过程提供了一个独特的机会。这样的再次浏览可能会让人不舒服。作为一名治疗师，他要面对自己漏听了的东西，但这同时能让一个人看见自己的盲点。

第十章

✳

分析性态度

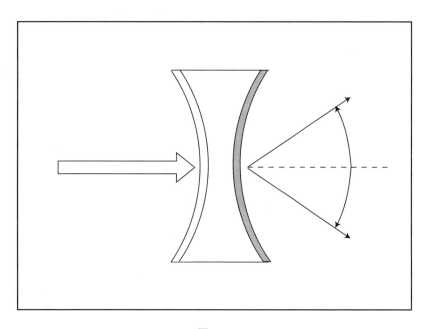

图 10.1

　　对于治疗实践的描述，我们选择了遵循这样一条思路：起于始、行于终的治疗之旅。一路上，我们标示出了不同的"站点"。在每一站，我们聚焦于临床过程的一个必要元素。在旅程的最后，这些元素将一起提供关于治疗过程的整体画面。到目前为止，我们已经到达了以下站点：(1)框架，(2)精神分析性空间，(3)治疗师的倾听模式，(4)治疗师的理解。我们从三个角度对第四个元素进行了描述：情感、自我功能和动力。现在我们到达了下一个站点，精神分析性态度，它是治疗师在整个治疗过程中采取并保持的一种特定态度。

　　分析性态度可以被比作一条"基线"，它始终存在于变化无常的治疗过程中。它是治疗关系中的一个稳定元素，在任何时候都保持不变(即"同一性")。这个态度赋予治疗一种"氛围"；它也是一个框架，围绕着具体的干预措施；它还对治疗过程产生整体的动力性影响，是建立治疗关系和启动特定发展过程的先决条件之一。分析性态度可以从两个方面来看待。第一种是基于理论的联系，它具有特定的认知和情感特征。第二种指的是治疗师的个人化表现，是他在精神分析性空间中情感在场的方式。后者更具个性化，无法和前者等同进行理论性的描述。在接下来的内容中，我们将首先描述治疗师情感在场的一些特征。然后，我们将讨论分析性态度具有的基于理论的特征。

治疗师的情感在场

　　为治疗师的情感在场描绘出一幅统一的画面是几乎不可能的。在这一点上，我们同意科恩伯格（Kernberg, 1976）的观点："精神分析师的人性、温暖和关心将通过他对患者移情性困难的持续关注和工作自然地传达出来"（p.823）。我们这里说的是自然的同情，而不是僵硬的或假装的情感。真实和诚实是一个必要条件。与此同时，一个不言而喻的事实是：对一个治疗师来说是自然的事情，对另一个治疗师来说未必如此。每个治疗师都在关系中以自己的方式情感在场。然而，我们认为有一个共同的因素可以证明这种个人化态度可以被称为分析性的。这个分析性的共同因素难以被精确地描述，也无法总结成一系列的特征。作为替代，我们试图描绘一幅我们设想的治疗师的画面。

> 她安坐静待，不急不躁，无欲无为。她心境淡泊，不弄性尚气。而另一面，她关注于另一人，聚精会神地倾听，亲临其境地在场，不带亲昵热烈之举。她说话温和，却清晰而真实。她的声音特有一种慈悲的、略带询问的音调。她既不虚张声势，也不咬文嚼字，她不插科打诨，不侧目窥人，不隐晦遮掩。她力求言辞表达的简洁明了。不管怎样，她都会按时结束，坚守框架。

这不是一个"冷漠""疏远"或情感上"中立"的人的形象。相反，这是一个逐步灌注安全感的人，一个善意而好奇的人，在接触中亲临现场的人。治疗中的谈话是直截了当的，治疗师不会拐弯抹角，她不怕直言不讳。她不会感情用事，不害怕谈论现在和过去的事实。患者会觉得自己在和一个对此早有耳闻的人说话——他的"情况"不是破天荒第一次。治疗师理解"我们"是一起工作的，这个"我们"包括了患者。与此同时，治疗师在这段关系中与患者处于不同的水平。她并不抱着礼尚往来的态度，这种态度只是日常社交互动的特征。她倾听的视角更广阔，不仅针对字面意思，还针对言语下的潜台词。她会采取变换的位置去倾听患者的不同陈述。当她参与到某一关系中时，她会观察关系本身，同时也观察她自己如何参与关系。至此，我们已经描绘出一个致力于执此重任（即精神分析）的治疗师形象。这个任务有一个庄严的名字——分析性态度。

对于刚刚获得执业资质的治疗师来说，维持这种分析性态度似乎是一项不可能完成的任务。首先，理解潜台词，即理解此时此地处于什么"紧要关头"，并不总是一件容易的事情。其次，治疗师容易被患者的陈述所"牵绊"。他可能感到有一种需要，甚至是一种强烈的冲动去提供一些东西，一些具体的东西，无论是保证还是建议。有些人会说，仅仅分析并不能给患者提供他们要求的帮助。它只是给了患者一个劣质的替代品。对于帮助是什么、如何传达、以谁为目标等问题，精神分析的观点与传统视角完全不同："对分析师来说，分析并不是一个'有所助益'的替代物，分析性的方式才是助益之处"（Schafer, 1983, p.13）。

基于理论的特征

策略性思维

指导被分析者自由地联想，或是指导分析师不带选择性注意地倾听，都是在促进一种自由的信念。类似的信念也存在于分析性态度中，它传达了"你可以在这里说任何事情"的观点。这样的态度有助于使意识接近那些被抑制的材料。

然而，不管是对患者还是治疗师，强调这种自发性并不意味着治疗过程是没有任何指导方针的。分析性治疗过程是指向目标的。虽然没有非常明确，但毫无疑问，分析过程最终是在寻找一个目标，它是朝着某个地方前进的。治疗师必须不断地反思这些目标，反思哪些干预措施适合达到这些目标，这可以被称为策略性思维（strategic thinking）（Killingmo, Varvin & Strømme, 2014）。策略性思维是一种心理过程，它需要治疗师的认知灵活性。治疗师的视角是指向整体的，同时它总是在部分和整体以及它们的联系之间切换。在临床情境中，这种策略性思维主要发生在前意识或无意识水平，而不是作为有意识的智力活动展开。虽然策略性思维不是有意识的考虑，但策略性视角总是构成了分析性态度的一部分，并为分析性态度增加了一种意义和情感联结。

参与者和观察者

精神分析师通常被认为是一个相对隐匿的观察者，他的任务是观察患者无意识的幻想，并将他的诠释传达给患者。桑德勒和桑德勒（Sandler & Sandler, 1994b）断言，这种"经典"分析师的形象早就过时了。如今的治疗师会参与与患者的关系。客体关系的观点导致治疗师的干预中心已经从患者内部系统间的冲突（见本书 p.25）转移到患者和治疗师的情感关系间的冲突上，后者通常称之为移情-反移情动力学。这一转移代表了精神分析理论重心的一个重大变化，也影响了分析师的态度。现今的治疗师远比经典的观察者分析师以更参与、更活跃、更直接的方式出现在分析性空间中。

但同时，如果断言参与者的立场已经取代了观察者的立场，那就太片面了。今天的分析师同时也还是观察者。这是一个双重视角的问题。足球场可以被视作一个例子。分析师在球场上，他参加了比赛，接球、传球。同时，他坐在看台上观看比赛。作为参与者，他可以近距离体验对手的技术，并可能照搬对方的技巧和踢球风格。当他撤回到看台上，他可以总览整个球场。从这个位置可以更清楚地看到球赛的模式和长球路线。在临床情境中，参与者的视角处在前面的瞩目位置，观察者的视角同时出现在背景之中。在治疗情境中，还涉及另一种视角，即元视角。它包含了治疗师对自己在关系中起到什么贡献的反思，包括了参与者和观察者的两个角度。这种反思给分析性态度增加了一种自我分析的性质。治疗师总是开放性地检查自己的贡献。

涵容

"涵容"的概念指的是治疗师包容、接纳和保存患者的精神材料；这些材料可能是患者的幻想、情感或想法，患者无法忍受其存在于自身，因此将它们投射到治疗师身上。这个概念是由比昂（Bion, 1962b）提出的，源于他的一个观点，即母亲通过一种特殊的精神状态——"涵育"，接收和保存儿童无法忍受的紧张感，并通过一个转变过程将其转化为有意义的想法，这被一些人称之为"解毒"过程。

人们可能会讨论，"涵容"应该被视为一种干预模式还是治疗性态度的一种特定品质。我们认为这个概念同时属于这两种情况，但是我们会选择强调它作为态度性变量的特点。"涵容"由三个部分组成：接收、保存和归还。此外，还包括这些材料在治疗师身上发生的转变。在瑞典的精神分析性语境中，会谈及"härbergera（提供旅舍）"，这是一个包含了"涵容"本质的术语。治疗师"细心照顾"患者的材料，并为它提供一个住所。这个过程涉及一个时间维度；这些材料会一直留在治疗师那里，直到患者能够将其作为自己的东西收回。这就是为什么我们支持将"涵容"视为治疗性态度变量的原因。"涵容"让治疗师的态度显得从容不迫。他等待时机，以患者涵容自身投射材料的能力为目标。

治疗师不带任何批评或拒绝地接受患者的材料，这个情况会让患者觉得这是可以与他人分享的东西。它减少了孤独的感觉。这种"涵容"的态度表明治疗师能够承受这种情感。它向患者发出信号，她所携带的东西并没有那么具有破坏性——对面的客体还活着！这种经验降低了患者在治疗开始就存在的婴儿式焦虑。当治疗师把患者材料传递回去时，它已经具有了新的形态。它被转换成语言，转换成具有意义的语境，现在它可能可以被整合到患者的自我中。正如这里描述的，我们认为"涵容"的态度在实践中是大部分治疗工作的特征表现。

技术性中立

治疗师不评价、不评判，也不偏袒某一方。这构成了中立性观念的核心。中立性体现了一个观念，即治疗师倾听患者表达的一切，但不给予评价。在这一点上，精神分析对话从根本上背离了人们之间的日常对话，后者充满了主观性价值的言论："我确信它会没事的""不可能有那么大的关系""你应该这样看待此事"。对许多人来说，能够在不被评判的情况下说出自己的感受，代表着一种被倾听的新体验。同时，免于被评价的自由可能激活患者自己的批判性态度。内在的、批判性的客体表征会变得更加突出。因此，治疗师的中立性让患者暴露在一种潜在的自由和一种曾经体验过的不自由之中。

弗洛伊德（Freud, 1912）在他的技术性准则中概述了中立性原则。在精神分析的概念中，很少有比中立性原则遭受更多误解的了。例如，中立性被描述为治疗师表现冷淡、冷漠或麻木不仁。[1] 因此，有理由首先强调，中立性只是分析性态度的一个方面。此外，中立性并不妨碍人性的温暖和同情，这是所有精神分析治疗的基础。中立性应被定义为处理移情的原则，而不是代表治疗师在治疗情境下的表现。谈到技术性中立，科恩伯格（Kernberg, 1999）强调了一个事实，即这个概念指的是一个与移情相关的位置。因此，它既不意味着情感上的冷漠，也不意味着缺乏人性。弗洛伊德将外科医生的态度作为心理治疗师的工作模型，这是为了开辟出一个位置，与患者有时针对治疗师作为一个人而产生的强烈情绪有关。这些情绪被定义为移情，并且被视作通往患者问题的通道。这意味着一种元视角——一种工作视角。我们可以说，这个视角在历史中是一个全新的事物。它使治疗师有可能避免被情感左右，就像布鲁尔与安娜·欧（Anna O）的关系一样。[2]

在我们看来，治疗师的主要任务是探索患者与意识和无意识冲突的关系（Hoffer, 1985）。亲密的关系总是包含着矛盾的情感。一个患者会对侵入性的母亲表达强烈的批评和厌恶，同时他的另一部分会认同其母亲。对专制父亲的反抗和愤怒通常伴随着有意或无意识的内疚，就像是硬币的另一面。如果治疗师表示支持患者的批评或反抗，就相当于在一个矛盾的内心情节中偏袒一方。这会阻止对冲突的分析和修通。在此基础上，中立性可以被定义为观察和识别冲突的最佳位置。在现实中，中立性和共情之间是有联系的，它意味着从患者的角度去看，去真诚地理解患者的困境和冲突。因此，中立性和共情的概念是相辅相成的，而不是对立的。

从分析性态度的角度来说，治疗师表现出心理独立性就是在表达中立性。治疗师并不会只是附和患者对其自身的看法，而是可以自由地停下来，并以好奇的形式提出疑问。治疗师的评论必须有能力像意外之事一样进入治疗，并以意想不到的方式不时介入材料中（见本书 p.216 "意料之外"）。在这方面，治疗师也表现得像希比耶（Schibbye, 2002）所说的 "主体" 一样，给患者提供一个机会去体验一个事实：其他人是一个独立的、不同于自己的个体。[3]

共情性理解

在患者对治疗产生依恋之前，治疗师不能开始诠释（Freud, 1913）。[4] 可能只有通过 "共情（einfühlung）[5]" 才能确保产生这样的依恋。因此，理解另一个人的内心世界——或共情——成为诠释的先决条件。其他一些流派，如以来访者为中心和自我心理学流派，赋予了共情更全面的内涵。因为共情是讨论治疗有效因素中的一个关键概念，并且一些人认为共情是一个独立的治疗因素（Rogers, 1957; E. Hartmann, 1999），[6] 我们将在下面具体说明我们对这个概念的理解。

大多数流派对这个概念理解同时包含了情感和认知两个部分（Nerdrum, 2002）。情感性共情——感知另一个人的情感——是一个基于生物学的、自动化的过程（见本书 p.34 "情感"）。我们会使用一种通用的情感性 "语法" 来 "解读" 别人的情感，特别是通过面部表情。从进化的角度来看，迅速、下意识地感知他人情绪的能力为区分朋友和敌人提供了基础，从而确保了生存。从这个角度来看，共情是一个自发的过程，它提醒一方注意另一方的情况，并构成沟通的基础系统的一部分（Nerdrum, 2002）。然而，只有情感共鸣是不够的，它只是共情过程的第一步。更进一步的过程是抽象化，它出现的前提是一个人有能力把自我去中心化并采纳他人的观点。斯特恩（Stern, 1985）的情感调谐概念与共情一样包含了情感共鸣，但是它不一定进一步发展为共情反应。斯特恩描述了共情过程中四个不同的顺序步骤：(1)情感共鸣，(2)抽象化的共情性理解，(3)共情性认识整合到共情反应中，(4)暂时的角色认同。

当面对患者的攻击和敌意时，治疗师可能会自发地出现反击或退缩的反应，这是一种天然的生物性反应。专业的共情是在修通这些快速的情感共鸣之后才出现的。因此，保持共情性理解需要进行心理工作。而对治疗师遭遇否定和敌意的研究表明，治疗师往往不能修通回击的反应（von der Lippe et al., 2003）。我们推测这样的修通正是弗洛伊德所考虑的事情，他声称与他人的认同是一个理智的、理性的过程，而不是快速发生的。在对"狼人"的讨论中，他展示了治疗师理解他人的心理过程是多么困难。我们之所以误解别人，是因为我们倾向于用自己的行为和情绪来解读别人的行为和情绪。

我们认为共情是分析性态度本质的一部分。为了知道在治疗中什么时候说什么话，即做有效的干预，对他人世界的认同是一个显然和必要的先决条件。我们将强调非反思的、自动化的共情成分，它已经被生物学取向的情绪研究证明，也受到现代精神分析流派的更多关注。这个成分提供了对他人的快速、直观的理解。但确实，它必须被整理和修通，以确保我们不会基于自身的问题和经验做出反应。同时，治疗师对患者言论产生的自发回击的反应可能也被视为某种信息。正如我们在第九章中讨论的，共情和反移情可能被视为帮助治疗师理解患者内在世界过程的不同角度：共情确保获得患者更有意识的体验，而反移情则抓住了患者的关系方式所传达的无意识信息的本质。在使用共情的概念时，我们是为了获得对患者更精确的理解。这不是关于"谅解"或"善良"的问题，也不是关于"赞同"患者的问题。在那种情况下，共情就变成了关心和支持的同义词，失去了它的特定意义。

分析性态度的基本维度

综上所述，我们可以提取分析性态度的三个基本维度：(1)稳定性，(2)嵌入性，(3)分离性。稳定性代表着"基线"。这意味着治疗师是可预测的、可靠的。患者可以让自己在不断变化的情绪状态之间切换，并允许自己表达强烈的情感，这是因为治疗师不会随着患者的情绪变化而"变化"，而是始终如一。治疗师的稳定性对患者逐渐依恋治疗师和治疗是必要的：可预测性是把治疗体验为安全基地的前提。在一次治疗结束后，一位患者讲述了治疗师保持"不变"对他来说是多么重要。他在一个酒鬼母亲身边长大，他那时害怕放学回家：母亲会起床迎接他，还是醉醺醺地躺在沙发上？这都是不可预测的。在治疗中，情况则正好相反——治疗每周都在同一时间进行；治疗室气味清新；治疗师准时出现——看上去没有变化，而且总是显得很平静。这个例子告诉我们，无论是作为分析性态度还是治疗性因素，稳定性都是很重要的。

保持嵌入和分离是对立的。用文化的语言来说，每种状态都通过自身的符号——圆圈和直线来表达。这些符号代表了人类发展的两个基本主题，依恋和分离——根据沙克特尔（Schachtel, 1959）的观点，就是"嵌入性"和"面对世界"。前者指的是母爱般的拥抱。对"原始的合一状态"的渴望是人类无法超越的：它陪伴我们"从摇篮到坟墓"（Mahler et al., 1975）。在分析性态度中，它通过"抱持"（Winnicott, 1965）和"涵容"（Bion, 1962b）等概念来表示。这种态度肯定了患者的存在和归属。"面对世界"是指人类发展的分离维度。它在文化和象征上与父性原则相联系（Lacan, 1966）——它促进分离、探索和行动，离开拥抱走向世界。从隐喻的角度来说，这个位置上的治疗师是一个"言辞温和的煽动者"（Holter, 1986）。这两个极点都存在于分析性空间中。从这个意义上说，精神分析心理治疗的范围非常广泛。哪一组态度占据显著位置将取决于患者的材料。一个富有成效的区分是根据移情类型而定，即主要是依赖性还是投射性（符号化）的类型（Modell, 1990）。在前一种情况下，也就是在全面的发展受损主导了移情的情况下，治疗可能在不诠释投射材料的情况下带来改变，虽然诠释被认为是精神分析的经典工具（出处同上）。通过治疗的"设置"，通过治疗的嵌入性和"抱持"，治疗在安静地工作（Leira,

1995）。在某些阶段，治疗可能主要在肯定化的模式下进行。在这种模式下，患者获得平静和空间来体验——也许是第一次——自己依恋另一个人的需要。心理治疗的实证研究（Rønnestad & von der Lippe, 2002）已经证实了所谓的共同疗效因素，将这些因素归为这种类型的移情是合理的。在其他阶段，个人化的、与特定客体相关的冲突主导了移情，这可能需要一种更面质的、诠释导向的态度去揭示被投射的客体意象和行动化的重复情节。我们强调的三个基本维度——稳定性、嵌入性和分离性——的共同点是：它们都是促进发展的。它们不仅有助于促进一种探索性的"发现式"的氛围，还代表了治疗的互动性——这种互动有助于推进阻滞的发展进程。

注　释

[1] 中立性也被解释为"无影响"（Binder, 2004），因此成为某种立场的同义词，这种立场不承认在治疗情况下发生的相互影响。基于这样的定义，宾德（Binder）认为关系性精神分析已经放弃了中立性的概念。这种对中立性概念的理解与弗洛伊德完全不同。

[2] 拉森（Larsen, 2004）对布鲁尔与安娜·欧的关系进行了详细和翔实的描述，为这一经典治疗提供了有趣和全面的画面。

[3] 在希比耶看来，一个首要的观点是：当他人作为主体出现时，我们才会变成自我。自我-描绘是在矛盾中发展的。这一讨论以黑格尔（Hegel）对主-仆关系的阐述为基础。

[4] 在我们看来，这不能被看作一条规则。在某些情况下，快速诠释可能是有必要的，尤其是为了让患者参与到治疗中来。

[5] 共情或者"Einfühlung"最初是作为一个美学概念，被用来诠释我们如何被一件艺术品所感动。哲学家西奥多·利普斯（Theodor Lipps）将其转化为心理学上关于理解另一个人经验的概念。弗洛

伊德受到了利普斯的影响，皮格曼（Pigman, 1995）强调弗洛伊德对共情的思考比许多人意识到的要多。在弗洛伊德文集英文标准版中，"Einfühlung"被翻译为"sympathetic understanding（同情的理解）"，这个翻译的内涵与德文概念有很大的不同。

[6] 科胡特经常在这种情况下被提及。正如卡特鲁德（Karterud, 1995）指出的，如果认为科胡特把共情看作主要治疗因素，那就会让人产生误解。科胡特（Kohut, 1984）在最后一部作品中表明，诠释是最重要的治疗工具。

第十一章

✳

治疗师的干预

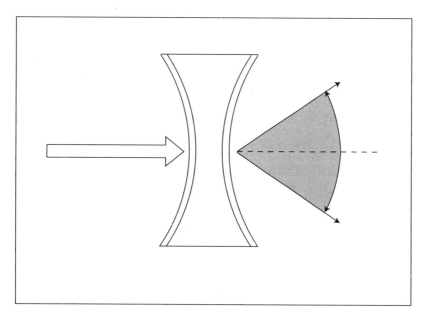

图 11.1

诠释性策略

现在我们来到了因果推理的节点，在此处，治疗师对临床材料的全面理解将转化为干预措施。治疗师选择不同的处理方式与临床材料进行关联。干预并不一定意味着治疗师"做"了些什么。这也可能意味着治疗师完全不做任何具体层面的事情。关键是，治疗师基于某种意图，有意识地或无意识地，以一种特定的方式聚焦于临床材料。治疗师可能会选择说点什么或不说什么。这两种选择都构成干预。

21岁的案例H在一次咨询会谈中突然大哭起来，她充满绝望和不信任地喊道："她怎么能离开呢？"H在4岁的时候住进了医院，那时母亲抛弃了她。她住院的那段经历曾数次成为治疗的主题，并从不同的视角被思考过，但她从未产生强烈的情绪。然而，在这次会谈中，她似乎"意识到"母亲刚刚离开，再没回来。这一事件有了现实性：母亲怎么能做这样的事情呢？她被混乱压垮了，她需要一个人来帮她理解这种无意义，帮她在现实体验中恢复意义。治疗师自己也感觉到关系中的紧张带来的压力："我应该说些什么吗？在这种情况下我该说什么，或者不该说什么呢？"治疗师选择了保持沉默，只是时不时地发出一声柔和的、发自内心的"嗯"。H强烈的情感爆发平息了下来，她哭泣着结束了这节会谈。下一次会谈一开始，H就说："如果你昨天说了什么，即便只有一个字，我都会转身离开，中止治疗。如果你说话了，就代表你什么也不理解，你就和其他人一样。"

这个片段引发了许多疑问。会谈为什么会在这个节骨眼出现了突破？治疗师似乎"理解"了某种其他人理解不了的东西。是什么让治疗师选择不说话？治疗师是否以某种特殊的方式保持了沉默？为什么如果治疗师通过话语表达自己，就会无法满足H的需要呢？我们后面将回到这些问题（见本书p.205）。在这种情况下，重点是，干预可能意味着在正确的时间什么也不说。这个片段还表明，即使治疗师保持沉默，没有用言辞表达自己，这也并不意味着情感的对话中止了，而是意味着，对话发生在更"小声"的层面。

在这一点上，我们可以确认，治疗师选择干预的基础并不全都是意识的。（我们）可能只在事后解释或反思，为什么在某时某地做出某种干预，为什么它会以一种特殊形式出现。构建治疗师选择基础的信息部分是处于无意识水平且无法回忆的。这些潜在信息影响着看待来访者材料的视角以及干预的形式。然而，这并不意味着治疗师的干预是不受监管的。归根结底，原则上来说，每一项干预都应建立在理论基础上。在我们看来，只有如此，才能称心理治疗为一种方法。在实践中起决定性作用的是治疗师把对理论的理解内化。理论知识自动运转，不必非得通过有意识的呈现才能发挥出令人满意的作用。

治疗师在一节接一节的咨询中所做的许多具体干预遵循着相同的策略。它们都是为诠释所做的准备——并沿着诠释的路途前进。诠释的最终目的是建立或重新建立精神联结。让我们可能提出诠释的原因是被压抑的意义——内容在精神的表层并非完全不出现。无意识的愿望是动态的，并以一种被遮盖的、置换的、象征性的方式表达出来。因此意识和无意识层面的表达是通过有意义的关联而联结起来的。治疗师的任务是：

1. 捕捉无意识内容的间接表征，它们埋藏在当前的临床资料中；

2. 重建临床材料中相关的意义情境；

3. 通过诠释向来访者传达她的理解，诠释要适应来访者接受和整合的能力。

精神分析的经典诠释范式可以被描述为揭露。疾病本身就是一种事实的表达，表达了个体的自体表征的诸多部分，当个体想进入这些自体表征时，它们往往会扰动起无法忍受的焦虑、内疚或痛苦。这些不适通过压抑、重写和置换等机制被无意识地避免。因此，个体对自己不能接受的方面保持"无视"，生活在自欺欺人的状态中。通过诠释，治疗师挑战了来访者，使他们参与被压抑的领域，承认它们是她自己的东西。当这些孤立的部分被收回并整合进人格，个体就变得更真实和完整。

冲突和诠释这两个概念的组合可被视为一只戴着手套的手。经典的精神分析方法就是建立在这两个概念之上的。安娜·弗洛伊德（Anna Freud, 1981）清楚地表达了这一观点。她认为精神分析不适合治疗发育性损伤。它只适用于神经症，也就是说，疾病完全是由于内心的冲突导致。分析工作仅限于诠释。这是一种限制性的观点，许多当代的分析师不会同意。在过去的几十年里，精神分析在对病理学和治疗技术的理解上都发生了变化。它不再只是狭义的诠释。比如"共情式诠释"（Täkhä, 1984）"涵容"（Bion, 1962a）"抱持"（Modell, 1976; Winnicott, 1965）和"肯定化"（Killingmo, 2006）等概念的出现。现代精神分析还涵盖了比经典神经症更广泛的病理范围。时至今日，许多人甚至会怀疑"纯粹"神经症是否存在，或曾经存在过。临床经验表明，即使在所谓的纯粹神经症的例子中，也应考虑到发育差异。从结构的角度看，发展缺陷和心理冲突是相互交织的。

在治疗过程中，被激活的材料可能并不适合进行诠释。原因可能是它并非源于发展性冲突，而是源于一种缺陷的状态（见本书 p.47）。在这种情况下，治疗师在治疗过程中并非主要通过诠释来揭示隐藏的意义，而是通过肯定化干预来促进来访者的自我体验的意义。冲突与缺陷之间的主要区别在于，冲突是原初意向性的载体，而个体的这种积极"参与"在基于缺陷的病理中并不存在。自我受到伤害的时候，个体尚未发展出描绘因果和将自体体验为至关重要的中心的能力。这种不能进行自我分化的结果是体验的混乱状态、困惑和无定形的羞耻感和内疚感。换言之，这不是一个与不可接受的愿望和情绪有关的焦虑问题（如，冲突的情况），而是害怕破碎、害怕失去自己的身份认同的体验。在临床情境中，评估临床材料主要发源于冲突还是缺陷，这对治疗师来说是非常关键的。

在某种程度上，了解来访者的背景有助于治疗师做出这样的决定。这是为了强调在治疗开始前记录详细的既往史的重要性，尤其是要弄清楚来访者那些诸如分离、被虐待、早期联结失败、丧失、缺乏对自尊和自我价值的肯定以及普遍刺激不足的体验。然而，最可靠的信息是通过移情过程传达给治疗师的那些信息。这种移情反映了早期的经验如何被编码并被置放于不同客体表征的情感态度中。移情的性质直接告知治疗师，在当前情况下，无意识的关系需求是最紧迫的。这意味着治疗师必须能够区分冲突型移情和缺陷型移情。我们在结构评估中描述过缺陷型移情的临床特征（见本书 p.118）。

基于冲突和缺陷的基本概念，我们现在将讨论治疗师如何在临床情境中实施具体干预。这是分析工作的一部分，我们通常称其为"技术"，但这个术语其实并不合适，因为它很容易让人觉得治疗师可以在不同情况下使用某些现成方法。这种方式并不能描述心理治疗中真正发生的事情。治疗师没有什么"工具箱"。这些干预发生在现场，并且必须在言语、措辞和语调的选择上适应当时的整体状况，并仔细与当时的情感情境相调谐。我们只能在一般性的层面上谈论干预类型。在下面的内容中，我们将沿着两条策略路线来描述治疗师的干预方法：诠释性和肯定性（见本书 p.78"图 3.1"）。

诠释性策略旨在通过探索和重新触及那些被分裂和被压抑的精神材料，从而建立精神联结。这种探索如何进行？我们通常会通过提问来发现一些东西，但是很显然，人们不会通过直接提问来获得关于无意识愿望的信息。无意识的定义恰恰是来自来访者的意识无法抵达之处。无意识愿望以及防御策略只能通过诠释来揭示。问题的形式可能在治疗工作中起着某种作用。同时，我们有理由怀疑，将提问作为干预方式来使用会否有问题。提问是一种"舌尖上"的语言习惯。提问也可能是社会背景下的"普遍周旋"：如果没什么可说的，总是可以提个问题！治疗师可能很容易将社会习俗带入精神分析性空间，而不考虑问题形式可能产生的心理影响。因此，我们从提问的形式开始讨论。

提问的形式

　　我们将区分两种提问方式：直接提问和间接提问。前者意味着治疗师要求来访者给出一些特定的信息，后者则意味着治疗师呼吁来访者寻找一些可能的信息。直接提问将目标聚焦在外面，指向治疗师；间接提问则将目标聚焦在来访者身上。在精神分析领域中，只有两种最为自然的直接提问方式：第一种是询问联想，第二种是询问例子。请来访者进行联想实际上是与梦的材料进行工作的一个标准程序。我们将在后面的一个例子（见本书 p.193）中展示来访者如何对梦中的不同元素进行联想。然而，治疗师也可以在正在进行的对话过程中提出联想的要求，无论是针对一个特定的词、一种表达还是一个人。起点是治疗师有一个假设，即这个特定的词可能是一把开启一个重要的潜在主题的"钥匙"。

　　要求联想与弗洛伊德关于自由联想的理念一致。的确，要求进行自由联想似乎有些自相矛盾。然而，经验表明，当来访者熟悉了精神分析的工作方式时，这个问题并不会构成压力。来访者认为这就是我们在这种治疗形式中的工作方式。移情的性质和强度是决定性的因素。如果移情显然是负性的，治疗师的要求将会被视为不友好，来访者会无意识地通过阻断联想来反击。还应强调的是，通过要求联想，治疗师在对话中居于主动。他以一种命令式的方式介入，从而打破了这个过程的驱力应该始终来自来访者的这一观念。因此，有必要对这种形式的干预保持谨慎，而将重点留在那些有趣的"关键词"上。

　　第二类直接提问是关于举例子。来访者通常会在一般或抽象的层面上描述相关问题，这阻碍了伴随着情感的体验。为了将对话带离智力的轨道，治疗师必须询问具体的例子。在一名患者一再断言自己感到被妻子拒绝后，治疗师介入说："你在告诉我你感觉被妻子拒绝了。你是否想起了一个具体发生的事情，让你有这个感觉？"在患者的叙述中，"被拒绝"

这个词是一种概括。这些一般特征被"存储"在语义记忆的部分，它是我们的几种记忆系统中的一种。当治疗师要求举例子时，另一个系统——情景记忆被激活了，情感体验在那里被编码。情感体验与特定细节有关，而与语义概括无关。联想和举例都旨在向充满情感的材料保持开放。但是，抛开这两种提问方式，提问本身也容易产生相反的效果。这涉及如下两个方面：提问如何影响来访者的认知功能？它如何在移情之下工作？

关于认知功能，提问从定义上来说就指向一个较窄的认知范围。提问意味着来访者会聚焦到某一个主题上，而排除了其他主题。这种选择性的态度违背了精神分析的分离功能模式。此外，治疗师提出的问题越多，越具体，来访者的个人表达形式就越受到限制。直接提问会打断会谈的"自然流动"。来访者被引导到一种更具目的性的智力功能上，这种功能将对话从此时此地的紧张情境中带离。提问带来了一种有意识的、以事实为导向的形式。这可能会使来访者产生这样的想法，即分析性工作包含了理性思考。这与精神分析治疗的观点恰恰是相反的。治疗师的任务是让来访者放弃理性引导的因果和逻辑联系，从而让幻想、想象和情绪得以浮现。在这种背景下，提问作为一种干预形式具有限制性或终结性的效果。提问构成了对话的形式，抵消了自由联想的唤起，并限制了探索来访者对联想产生的阻抗的可能性。因此，治疗工作变得更加表浅了。

关于移情，存在如下问题：当被问到某件事时，来访者会激活什么样的内心场景？首先，提出问题的人很容易获得权威地位。治疗师成了"教师"，而来访者则被要求成为"学生"。因此，可以确定来访者的体验里并不是作为"成年人"的体验。"为什么"这类问题可能很容易被认为是批评性的，并且会带来一种欠缺的感觉。如果治疗师问："当感到愤怒时，你为什么不让别人知道？"这给来访者一种举证的负担——她为自己的情绪而接受审判。治疗师已然站在了一个批评性的客体表征（内摄）的立场上。其次，提出这类问题可能会造成一种情境：治疗师决定了对话的前提——构建对话并采取主动。这可能会引起一种期望：治疗师收集信息，以便在以后的场合给出一个答案。这会唤起治疗师作为全能者的想法："只要我回答，让治疗师得到充分的信息，他迟早会想出解决方案！"于是，来访者的责任被剥离了。最后，提问可能会产生一种整体预期，即它是关于找到"答案"的事情——例如，通过追踪事物变得如此的原因。这在治疗室里营造了一种以绩效和目标为导向的紧张氛围。

我们会慎重使用直接提问，但并不排除治疗师以间接的方式提问的可能。相反，提问正是工作中的分析性方式的特征。在精神分析治疗中，治疗师和来访者一起去"发现"某些东西。治疗师可以使用多种方式，而不是直接询问。最简单的方法是，治疗师发出一个声音——"嗯"——这意味着他停了下来，消化来访者所说的内容，产生好奇，并通过他的声音传达如下信息："这就是你所感受到的吗？"治疗师的好奇也让来访者好奇。在对话中出现了一个"等候空间"，来访者可以离开叙述者的角色，转而寻找他的故事是关于什么。在一个短暂的瞬间，来访者和治疗师分享了一种好奇性的态度。这里的理念是，治疗师以他的形式，既激发又提供了一个探索模式的模型。治疗师也可以通过提出假设来激发来访者的探究态度："我想知道当我指出……时，你是否觉得我在批评你？""你告诉我……""我想到……""在我看来，它似乎是……"

这些都不是直接的提问。它们引导着某些可能的联想，但不是被施予的。仍然有一些东西有待探索。此外，治疗师是"大声思考"的人。责任是治疗师的，而不是来访者的。因此，来访者可以自由地"嗅"到治疗师的假设，而不必被迫决定是否支持这些假设。

治疗师有一系列的干预方法可以使用，所有这些都可谓诠释的前兆。这些方法包括镜映、指出和面质。它们对来访者防御的挑战逐渐增加。每一项都有其特定的"语法"，尽管使用必须视具体的情境而定，但其内容可以表示为一个抽象的"公式"。它们所处的层次都比联想和举例"更高"。尽管如此，我们还是用一个问句来引出它们，以强调只要是在诠释策略中工作，我们所持的视角总是去发现某些东西。

镜映："你在给我看什么？"

在将镜映作为一种干预进行讨论时，我们想起了温尼科特关于母亲"镜子角色"的观点："当婴儿看着母亲的脸时，他看到了什么？我的意思是，通常情况下，婴儿看到的是他自己。换句话说，母亲看着婴儿，她看到的东西与她看起来的样子有关"（Winnicott, 1971, p.112; 强调部分与引文原文相同）。母亲镜映的脸是自发性创造力发展的先决条件。[1] 在治疗环境中，镜映意味着返回来访者所说的内容。从狭义上说，镜映并不包含任何意义上的新内容。但是，治疗师会尝试赋予反馈某些新的元素，这个元素并非来自来访者的陈述。例如，治疗师通过他的语气强调来访者陈述中的某个元素，赋予该元素一个重要性。这样，来访者陈述中的情感信息就会被重视。因此，镜映可以赋予来访者的陈述新的意义。

下面是一个例子。

P*：（带着沮丧的目光和愤怒的声音）我昨天拿到了考试成绩。算是我今年的最好成绩了。

T：看起来你并不为此自豪。

P：是的，很惭愧。

T：所以是惭愧的。

治疗师的评论重复了来访者的话，但也带着强调，这有助于给情感本身赋予重要性。单词"所以"表示治疗师"接受"了来访者所说，并对其进行了反映。结果是，"自豪"被视为一个分离出来的主题（见本书p.211 "举明和落地"）。

镜映旨在刺激来访者体验"实际"感受到的东西。同时，元交流指治疗师正在进行一个反思过程。后者很可能已经产生了促进来访者发展的

---

*　除了第十二章"直面情感"一节中的特定案例 P 以外，对话中的"P"均指代来访者（patient）。全书同。——译者注

独立影响：来访者不仅发现了特定情况下的感受，还知道了一些重要的感受是被自动隐藏和防备着的。镜映可能是治疗师最常见的干预形式——大部分对话都发生在这个层面上。

指出："你注意到什么了吗？"

指出意味着治疗师将注意力指向材料中来访者没有意识到的某个确切的元素。相比于镜映，指出在更大程度上基于治疗师的假设。

以下是一些示例。

- 在你告诉我那次旅行时，没有提到你父亲。
- 我注意到当你开始谈论你的母亲时，你的声音变弱了。
- 也许在来这里的路上，有种情绪丢失了？

这些例子表明，指出部分关于遗漏和替换，部分关于潜在主题的文体性标记。指出包含着一种惊讶的成分，并且是一种潜在的刺激。治疗师"旁敲侧击"并提出一些意想不到之事。特别是当指出的是直接指向关联的自动模式时，情况更是如此。

指出需要机智灵活。以下表达方式可以作为范例："我注意到，当我们触及性的主题时，你有一种瞥向其他地方的倾向。也许因为你觉得这样更安全。"这里有四个要素值得注意。

1. 责任被放到了治疗师身上（"我注意到"）。
2. 指出的是一个方面（"倾向"），而没有将人定义为一个整体。
3. 这里谈及的是假设（"也许"）。
4. 为来访者的回避态度提供了一个理由（"更安全"）。

这些因素有助于治疗师的指出工作产生效果。我们将区分指出和态度的一般特征。指出与来访者也会认识到的观察性的基础密切相关。指出是选择和强调材料中的特定元素，并将其纳入对话，从而为更广泛的主题铺平道路。因为指出比镜映更直接地影响来访者的自体形象，所以来访者可能会将指出视为批评。治疗师的语调在这里是决定性的——应防止所有尖锐的表达形式。如果来访者仍然认为指出是一种批评，那么应该将这种情境作为一个议题提出来。

面质："它怎么可能同时是甲和乙？"

面质是强调来访者历史或模式中的自相矛盾。

以下是一些示例。

- 你在告诉我你很伤心。但我注意到你说话的时候在微笑。
- 你对你的丈夫感到失望，希望他能有所不同。同时，你又选择了他。

第一句话以言语和非言语沟通之间缺乏一致性为出发点。这种差异可能意味着，悲伤是为面对外界设计的外表，来访者并不是真正的悲伤——也许是得意。或者，这可能意味着他不敢承认悲伤，并用微笑来抵挡它。信息不再清晰，而面质的重点就是刺激来访者触碰自己的模糊性。第二句话以来访者的叙述为起点，治疗师将这种叙述与指向另一个不同方向的无可争议的事实进行对比。面质挑战了来访者的态度，并促使来访者审视自己对这段关系的贡献。

沉默也可能包含面质的因素。沉默是一种强大的社交信号，因为普通谈话的特点就是一种不被注意的"轮换"——轮到你和轮到我。[2] "嗯"和"嗯嗯"等细微的声音表示"我在跟随着你"。当治疗师保持沉默，不去满足来访者潜在的确认期望时，这给出了一个相反的信号：治疗师没有参与来访者准备的互动。因此，沉默是对来访者的模式的无言面质。

与镜映和指出一样，面质构成了朝向诠释和洞察的过程的一部分。然而，与前两种干预相反的是，面质是一种更具侵入性和潜在启示性的工具。它为难了一下来访者。面质的目的是通过质疑，让来访者看到她躲避的东西。可以理解的是，面质可能很容易让来访者感到被某种东西"抓个正着",并且需要给出交代。治疗师可能很容易在移情中止步于消极的位置。面质作为一种形式也可能涉及治疗师的引诱,使其无意识地表现出一种消极的反移情——一种"理解"来访者的欲望。到目前为止,我们所描述的三种干预形式主要是在前意识水平上进行的。它们的目标朝向那些理论上意识可以触及的材料。它们不会直接激活更深的心理层次。我们接下来将讨论诠释,超越意识和无意识材料之间的界限。

诠释:"甲和乙可能有什么关系?"

诠释在意识和无意识现象之间建立了因果关系。诠释会让来访者面对未知的事情。它提出了新的含义,这可能是一个挑战。以下是一些示例。

- 你似乎无法忍受孩子们的失望。你给他们送礼物,也许是因为你在他们身上看到了自己的失望?

来访者没有承认自己儿童式的失望,而是把它投射到孩子们身上,通过满足他们,她试图满足自己的匮乏。这就是置换,诠释的目的在于将其带入意识中。

- 你向我保证,你不想从别人那里得到任何东西,也不想从我这里得到任何东西。也许你在确保自己不被拒绝?一个不想要任何东西的人没有什么可失去的。我们从你与父母、丈夫的关系中看到了这一点——现在你和我的关系中也是。

来访者通过否认来为自己辩护:我并没有这个愿望!这是一种自欺欺人的行为,而否认的机制恰恰表明她有强烈的、未满足的欲望。该诠释旨在向来访者表明,这是她自己无意识的选择——为了避免接触到内心深处的失望。这两个例子都说明了对防御方式的诠释。在后一个例子中,诠释更加复杂。它涉及来访者与生命中重要他人的关系,这些已在治疗早期得到单独的处理。现在,它们被收集在一起,并从同一个角度被观察，以使来访者了解其亲密关系中拒斥他人的模式。这一诠释也是对早前分析性准备工作的一个总结。

诠释什么？

这个问题没有统一的答案。最简单地说，所有与无意识冲突的动力关联的材料都可被诠释。因此，无意识冲突为诠释工作提供了方向。心理内部的冲突是一个复杂的精神逻辑单元。整体来说，它包括一个不可接受的愿望，一个使愿望远离意识的防御，一种满足愿望的内疚感，一种衡量一个人应该有什么样的愿望的道德理想，以及对在现实中愿望实现带来的后果的恐惧情绪。理想情况下，应该根据所有这些角度对冲突进行诠释和处理。然而，在实践中，对冲突进行"完整"的分析是不现实的。不同方面会在不同的时间出现。同时，我们也可以说它们其实一直都在。我们将根据案例 I 的一次治疗会谈简要地说明这一点。

> I：（长时间的沉默）昨天晚上我本来打算读一篇文章来做点准备的——但是当我回到家时，我弄了一杯酒，于是，我坐着然后开始看电视。今天我打电话说我上班要晚一点到。我们是可以请假的，虽然我有点良心不安。

> T：良心不安——你有什么联想吗？

> I：我对 X（工作中的同事）很生气——真的是暴怒。我们可以在某些时候请假——但他利用了这个规定。真是个吃白食的！

> T：（注意到愤怒的力量——与情境不匹配）这个词很强烈！

> I：（微笑着认可）是的。

> T："吃白食的"——这个词让你联想到什么吗？

> I：我一开始想到的是家里的餐桌。我大约 12 岁，妈妈专门为弟弟做了汉堡，他不想吃我们晚餐吃的鱼。但是之后他又不想要汉堡！妈妈弓着腰站在那儿，很伤心。我简直疯了——我差点把他打倒在地。他太娇生惯养了——他总是想按自己的方式做事。

T：他想按自己的方式做事——

I：——不避讳任何事情，一心要实现自己的目的，对规则和权威
毫不尊重——完全不合群。我几乎被他弄怕了。

T：所以当你被期望成为一个大哥哥、一个负责任的人时，小弟弟
却变着法儿按他的方式做事。也许在当时的情况下，还有其他
人想按自己的方式行事？

在这节咨询中，良心不安——一种内疚感——是材料的重点。它是被
喝一杯酒、不进行准备工作、允许自己歇几个小时这些事激活的。它指
向 I 对自己提出的高要求——冲突的超我层面——同时，自我发出焦虑的
信号来表达不适。I 对同事的描述带有判断语气，它指向针对另一个不同
客体的攻击。事实上，称同事为"吃白食的"，指向他自己被否定的一面，
而假仁假义的姿态可能被视为一种融入性格的防御。只有当餐桌上的联
想出现时，治疗师才有了基础去诠释 I 未被承认的愿望。这个描述提供了
一个洞察，他觉得如果他屈服于自己的欲望，可能会被激发起某些潜在力
量并置身于它们带来的焦虑中。于是有了这些毫不在乎的、侵略性的和
野蛮碾压他人的冲动。这种冲动正是他严格的道德主义所阻止的。那杯
酒不仅仅是一杯酒。对无意识来说，喝酒意味着"我不在乎母亲的要求！"
这是一个"原初反抗"。这次治疗始于他谨慎的行事方式（长时间的停顿、
向治疗师说明他们是可以请假的），这告诉我们，他正在与一个他认为会
批评那些逃避责任者的客体表征说话。在更深的层次上，治疗师可能被
移情为母亲的角色。会谈中被激活的反抗既处于过去的嫉妒场景中，即
母亲、哥哥和弟弟之间的三角关系，也处于当前的成人关系中。因为喝
了酒而良心不安，这可能会让治疗师认为问题在于他对自己的享受姿态
过于严格。然而，类似于"因此你不能让自己喝酒来放松"的说法，完全
是针对内疚感的，并不能显现威胁性的攻击。

释梦

传统上，有一种心理现象在精神分析中有着特殊的地位：梦。毫无疑问，在弗洛伊德看来，梦作为一种精神现象占据着特权地位。然而，这是否意味着梦应该作为治疗背景下的材料被特别考虑？当今分析师们在这个问题上并没有达成一致。在倾听视角中，我们并没有把梦放在特别突出的位置。我们认为梦的材料是有意义的，然而它与其他临床材料是处于平等位置的。在我们看来，在任何给定的时间里，整体的联结关系促使不同类型的材料变得重要。来访者可能很快感觉到治疗师对梦特别感兴趣，并通过将"有趣"的梦带到治疗中，无意识地满足治疗师的愿望。在这种情况下，梦成为一种阻抗，而不是通往无意识的捷径。当然，毫无疑问的是，正是通过对梦的研究，我们可以研究无意识的意义-联结及它们运作的原初过程（凝缩、置换、象征）。

在接下来的内容中，我们将呈现两个分别来自案例 J 和案例 K 的梦。J 的案例描述了梦的完成过程，它通常是从"日间残留"开始的，来访者把自己与梦的每个部分都做了联想。K 的案例则描述了诠释如何在咨访对话中进行，而不是事先绕道进入来访者的联想。

J 的梦

J：我当时在奶奶家的地下室里，蹲在冰箱旁边。我藏起来了，我很害怕。我听到爸爸妈妈在楼上吵架。他们正在找我。我担心他们找到我。后来场景变成：我在车站旁边的一所房子里——一所废弃的房子——一个藏身之处。爸爸妈妈在磨咖啡，他们在里面掺了花生来毒害我。然后又变成：我在一个巨大的大厅里——有点像一个小平台。我穿着新衣服，挺直了背——就像女王或女神——我面前有一个棺材，许多人围着它站成一个半圆——我不知道他们都是谁，但妈妈和爸爸站在那里，他们属于同一个教派。当时气氛很严肃，我检阅着他们，递给他们每人一片维生素。这就是那个梦。

T: 你对"奶奶的房子"有什么联想吗？

J: 是的，她是爸爸的妈妈，她和爸爸妈妈完全不同。小时候我喜欢在奶奶家，虽然爸爸妈妈不喜欢。妈妈说她是一个巫婆，说她有一个毒舌头。奶奶给我衣服和帽子，我会打扮一番，穿上漂亮的裙子。这些事情在我家里是不被允许的——一个人不应该自视太高——不应该脱颖而出。虽然奶奶觉得很好，我也很喜欢——奶奶那时还活着，非常美好，事实上她是一位女王。在她那儿，我是一位公主，那儿没有痛苦。

T: 那冰箱呢？

J: 它可能是一个棺材——笼罩着死亡阴影。爸爸妈妈总是谈论死亡。人们必须时刻做好准备。这有点像是，生活除了等死之外，什么都不是——它本身就什么都不是。

T: 与藏起来有关的联想呢？

J: 他们不喜欢我在奶奶家。我不得不偷偷溜过去。奶奶经常说："你千万不要告诉妈妈。"我不得不躲起来，为了让自己属于自己（to be to myself）——或者是做我自己（to be myself）。我在树林里有一个秘密的地方，我坐在那里写故事。我写了一整本书——是十本——我不知道它的最后去哪里了，我不知道是不是妈妈拿走了。

T: 那么毒害呢？

J: 如果我喝了咖啡，我会失声——但为什么是花生呢——这很奇怪——是的，现在我记得了——她——那个歌唱老师说花生会使声带变干，然后就会失声——是的，咖啡也是。我们在交谈，我绷紧喉咙肌肉——然后声音越来越弱。在她指出之前，我不知道自己在绷紧喉咙。现在我想到了，毒害（挪威语中为"gift"）

也意味着结婚（在挪威语中为"å være gift"）。我不觉得我结婚了。"Gift"是一个可怕的词——它几乎意味着，结了婚就是死掉了。

T: 大厅呢？

J: 这是一个大房间，天花板呈拱形，还有一个小讲台，或者说是一个舞台，但这是一个很讲究的仪式，有点庄严、庄重。

T: 维生素片？

J: （笑）是的，有点奇怪——为什么要吃维生素片？它确实与活着有关，人们需要服用维生素来维持生命——这几乎与讲台或舞台前的棺材形成一个反差。

T: 你在梦中描绘了一个房间，里面有一个神圣的角色，仪式性的——让人想到某种圣餐仪式。

J: 是的，这是一次圣餐仪式（发出生动的声音）——我分发了圣餐——这是生命的圣餐——不是死亡的。我是——我是那个给死者赋予生命的人。我是女神——就像奶奶一样——阿佛洛狄忒*（带着胜利的微笑）。

T: 昨天发生了什么，可能引发这个梦？

J: 我买了一条裙子——非常性感，打算明天在音乐会上穿，然后我去见了歌唱老师。

对 J 的梦的评论

日间残留（新的性感连衣裙）是梦的关键。它让梦得以行进，并开启了一系列联想，这些联想汇聚了那些被编码进 J 的精神现实的痛苦。梦关乎对生命的回归——恢复自己（被下毒）的歌声。在梦的语言中，J 用否定生命的内在原初客体（父母）来解决问题，用好的和肯定生命的客体（祖

---

* Aphrodite，古希腊性爱与美貌女神。——译者注

母或阿佛洛狄忒）来认同身份，以荣耀的姿态呈现了一个死而复生之人（战胜了精神死亡），并意识到她就是那个关照生命的人（将维生素递给那些死去的人）。梦描述了她看待自身和体验生命的根本性变化。有趣的是，治疗师在探索梦的象征方面所做的贡献并不多。治疗仅限于询问日间残留，询问与梦中特定部分的联想，并提示了圣餐的情境。梦的象征物和一种对变化的自发性感受之间似乎存在对应关系，促使 J 即刻理解了梦的潜在内容。治疗师无须做进一步诠释。

K 的梦

K：（停顿）今晚我梦见了一只吃撑了的猫。我只记得这些——我不知道这可能意味着什么。我也记不太清楚我的梦了。还有，我昨晚看见一只猫——它常常穿行花园。（停顿）顺便说一句，我做了一个很久以前做过的梦——挺难以启齿的，以前我不敢说，也许我现在可以说说。（停顿）

T：感觉难以启齿——

K：是的，因为是关于你的。我以前认为梦见这些东西的人不能接受治疗。

T：嗯。

K：也许我现在应该告诉你（犹豫）——我梦见我正在接受治疗，但不是在这儿，而是和另一个人在一起，我们面对面坐着。不过，我说了，我想回到我的治疗师那里。然后梦就变成，我在这间屋子里，但一切都颠三倒四的。我坐在你坐的椅子上，而你躺在沙发上，但你躺在另一头，这样我们就是对视着。说话的人是你，而我只是听着。但会谈什么时候结束是你决定的。你只要给我一个注视的眼神，我就会消失在门外。是的，就是这个梦。

T：你梦见我了——这有些难以启齿？

K：我认为一个人不能做这样的梦——这完全错了——不是吗？

T：你认为梦见我是不对的吗？

K：我第一个想法是，我可能病得太重了，以至于不能躺下，我不得不坐直。不过，我并不喜欢看着什么——而是更喜欢像这样躺着。

T：在梦中，你是主动回到治疗师那里的。

K：我不喜欢看什么——而更喜欢像这样子躺着，我不明白为什么我会在梦中让你换一头平躺。

T：我们目光相遇——你那时并没有避开我的目光。

K：不，是你控制着局面。

T：也许梦就是关于处于控制之下？

K：我想是的。

T：通过交换位置，你是那个掌控一切的人——同时，通过那个注视，我仍然可以掌控一切。

K：是的，它既是——又是——

T：既控制又不控制。也许梦告诉了我们一些关于你看待治疗的态度？从某种意义上说，这就好像你在精神上一直是坐着的，尽管你的身体已经躺下了。

K：我还没有想到这一点——但听起来像这么回事——

T：你已经向精神上的躺下——投降了——你把自己交给了治疗。

K：我不想投降——

T：我想知道"投降"和"给出自己"之间是否有细微差别。

K：投降是一场战斗——输掉了战斗。

T：我们之前说过，你和男人们竞争，你想在计算方面超越他们——你不会屈服——

K：我不让男人们离我太近——我担心他们会拿走一切。我宁愿失败也不愿屈服——

T: 这里可能也有类似的姿态吗？我是一个男人。也许你担心如果你放弃自己，我会拿走一切。但同时，你已经敢于在这节咨询上告诉我这个梦，尽管它难以启齿。也许交出自己不再是那么危险的事——

K: 不，它仍然危险——

对 K 的梦的评论

治疗师面临一个选择。是邀请 K 做梦的联想，还是与 K 隐瞒了梦这个事实进行联系？治疗师选择了后者，因为在当下的情境中，显然 K 对治疗师的感觉（移情情感）比梦的象征性内容更紧迫。因此，对梦的进一步研究具有对话的性质。这个梦揭示了 K 对"将自己交给"治疗的恐惧，从根本上说，也是对男性的恐惧。在幻想中，男人是危险的，是不可预测的，他们可能会"拿走一切"。这表明了在最深处对自体毁灭的恐惧。对 K 来说，"给出自己"是"投降"的同义词，它们没有任何细微差别。同时，K 似乎接受了治疗师的诠释——即梦表明她对治疗有所保留。尽管她的身体是"躺下去"的，可在精神上，她一直"坐着"（时刻准备战斗）。治疗结束后，治疗师想：猫去了哪里？刚从袋子里放出来就消失不见了？治疗师是得到了一个替代它的不同的梦吗？还是这只猫代表了更难以启齿的事情？或者可能是她自己的愤怒要撑爆了？撑爆了是否意味着她准备好了给出自己？或者二者都不是？梦里那只吃撑的猫的意象在会谈中没有再被提到。这是梦的工作中的一个常见情境。梦的材料是如此浓缩、层叠，以至于治疗师必须经常处于假设中，可能永远得不到答案。

对两个梦的评论

这两个梦在诸多方面彼此不同：

1. J 的梦源于五年治疗的最后阶段，而 K 的梦发生在治疗第一年结束时。前者呈现了对治疗的回顾。后者则激活了把自己交付给治疗的不安全感和怀疑。从某一个角度来看，第一个梦可以说是一个"结束之梦"，而第二个梦更像是"开始之梦"。

2. 鉴于 J 的梦的丰富性，尤其是在联想方面的丰富性，我们应该考虑到她已经被"训练"出了一种能力，即在治疗中与梦的材料工作。我们还必须假设 J 在创造性地使用幻想和图像符号方面具有特殊天赋。而 K 目前还对主导地位有所保留。同时，K 的梦提供了一种对这种保留的生动的、创造性的精准表达（坐直和躺下同时存在）。

3. J 已经获得了相当自由的联想能力。因此，她在适应更为经典的诠释范式方面没有问题。K 还没有走到那里，仅仅是传递梦这一行为就已然是危险的体验。同时，K 得益于治疗师捕捉到了她被堵在难以启齿的感受中，因此梦的诠释可以以对话的形式进行下去。这种对话式的方法对探索梦的效果并不会不如经典的分析方法。它意味着治疗师在给出的回应中触碰到了来访者的理解。

4. J 的梦关联着一个已然发生的变化。在这种情况下，它向来访者和治疗师都提出了一个问题，即是否到了结束治疗的时候了（见本书 p.237）。而对于 K，确切地说，K 的梦揭示了在持续的治疗过程中哪些将会是核心主题（自主、女性、与男性的关系）。

时机

什么时候是干预的合适时机？答案是，时机总是恰当的——对某些事而言。治疗师以自己的方式指出什么或做出诠释——如果遭到来访者的拒绝，那么治疗师必须从不同的角度对材料进行评论。时机的问题在于，治疗师的评论何时能一语中的或是符合来访者的内在现实。这个问题可以从两个角度来描述，第一个是情感的激活，第二个是来访者能够"承受"自己的程度。第一个角度意味着治疗师要试图触及最接近情感的东西。意义产生于情感，而非言词。治疗师要与"活生生的现实"一起工作(Fenichel, 1938)。如果治疗师将自己都不感兴趣的事情强加给来访者，就会毫无作用。而来访者"感兴趣"的东西又不一定是她此刻所说的，她可能会谈及某件事，而情感牵涉在另一件事情中。总的原则是：治疗师倾听并就来访者此刻的情感所绑定的点去工作。而诠释总是必须从表层开始。第二个角度关注的是来访者在任何时候都能够接受和体验的自我形象。治疗性评论总是会发生在一个"游戏"中，即来访者阻抗其自体体验的扩展。治疗师必须等待，直到来访者将注意力转向自己的体验。对于一个急切的治疗师，一旦他"看到"了某些东西，等待可能是相当巨大的挑战。

我们必须考虑到治疗过程中来访者意识到自我形象不再保持（不变）的阶段——它与那些正在突破的感受是不一致的。这种自我体验的扩展是一个痛苦的过程，必然会引发焦虑。治疗师必须捕捉并肯定这种焦虑，使来访者感到困惑是可以理解的，还要诠释这一事实，即来访者是为了保护自体而不得不进行防御。比如，一个母亲在与小儿子独处时，幻想自己会伤害他。治疗师评论："我想知道你跟我谈起此事时会有什么感觉？"重点不是针对幻想内容本身，而是针对持有幻想是什么感觉，它对自我形象有什么影响，以及当怀有这种见不得人的想法时，她与治疗师的关系是什么样的。（"我正常吗？"）。治疗师继续说："难怪你对表达这些想法一直感到焦虑，因为对于你的另一部分，你会觉得它们与你不相容，你会很自然地去保护这一部分。"这里存在两种干预：第一，对攻击性的提取，因为干预传达出攻击性幻想只是自体的"一部分"，治疗师理解来访者还拥有其他部分；第二，治疗师肯定了来访者的体验是可以理解的，并且可以与他人分享。前提是治疗师和来访者之间的关系必须被放在首位。

当一个来访者终于开口谈论她的性取向，治疗师间接地理解到这是一个非常忌讳和羞耻的话题。治疗师首先选择不发表任何评论。来访者必须感觉自己完全按照自己的节奏"出柜"。甚至对这个话题中的事实的探索也可能被来访者"编码"为治疗师侵入性的好奇心——甚至是诱惑。因此，放弃"发现"的渴望对治疗师来说是一个持久的挑战。所谓时机，说到底就是费伦齐（Ferenczi, 1928）所说的"机智"的问题，即移情的能力。[3] 因此，归根结底，这意味着对来访者的内在世界进行尽可能准确的共情。

诠释始终是持续进行的治疗工作的一部分，因此它也是暂定的。诠释反映的是在任一时刻的对话中得到的理解。诠释就是提出一个假设。如果治疗师不包容这个观点，来访者可能就会体验到诠释是绝对性的，是不可置疑的。治疗师的探索意图与来访者的体验之间就会产生差距。如果有可能，诠释的观察基础应被纳入考量，治疗师应该试图说清楚推理过程的每个步骤（见本书 p.225 "当来访者提问时"）。这种方式避免了治疗师逼迫来访者接受其诠释的情况，或者说，抵消了以一种全能视角向来访者诠释其自身真相的结果。我们应予以来访者平等位置的尊重。交谈，而不是说教，是此处的核心。治疗师不是以一种冷淡的方式对工作进行思考："传达"某个诠释和与人交谈，二者是不同的。精神分析领域的批评家们曾断言，分析无意识动机和防御机制是"躲在了这个人的背后"，去"定型"这个人——这是一种"高人一等"的伎俩（Haley, 1969）。批评家们在这里忽视了作为治疗基础的某种协约：来访者自愿进入一种关系，即暗示他的心理动机会被检视，他这样做是因为相信治疗师的心理注视可能能帮到他。联合工作的联盟关系确保了这种尊重。

不管治疗师如何试图以探寻之态及平等之心相待，都不能保证来访者不会有其他体验。例如，一个总是感到被羞辱的来访者，即使治疗师非常尊重他，在治疗情境中他也可能同样感觉被羞辱。有一种观点是，治疗性的改变几乎完全依赖于治疗师作为"好客体"被来访者体验到，但这一观点没有充分考虑到的事实是，治疗师身上也包括了来访者投射的客体表征。斯坦纳（Steiner, 1993）曾提出一个术语——"以治疗师为中心"的诠释，强调来访者对治疗师意图的想法。因此，"当我给出这个诠释时，对他而言，我是谁？"治疗师必须意识到这个问题。

肯定化策略

为了使诠释产生治疗效果，治疗师和来访者必须联手去尝试"发现"。探索潜在的意义意味着相对较高的自我功能水平，前提是来访者能够预想未来目标的期望，并对需求进行延迟满足。正如我们前面提到的（见本书 p.35"结构"），我们不能期望所有来访者在任何时候都能体验到有意义的探索模式。他们可能既没有"延迟"的能力，也没有探索的动机。来访者最迫切的需要是实现或恢复"存在"的感觉和生存的权利。只要这种需求主导着来访者与治疗师的关系，诠释就不再适用。治疗师的策略必须从诠释转向肯定化。治疗师不再邀请来访者探寻潜藏的意义，而是试图帮助来访者在对存在的充分体验中实现意义。

为了说明这一观点，我们将引入治疗师在面对来访者时可能面临的三种经验模式或自体状态："能理解""可依恋"和"有意义"。第一种模式与领悟或者通过体验事物之间的联系而获得知识有关。第二种与对安全基地的依恋感觉有关。第三种与自我体验、与活着的和有权利存在的感觉有关（Killingmo, 1995）。它们可能在临床情境中或多或少地混合出现，可能交替支配着心理表征，是治疗师必须关注的情感焦点。然而，必须提到的是，理解相对于其他两种经验是次要的，因为后两种是理解的先决条件。为了能够在理解模式下运作，必须首先建立足够程度的意义和安全性。如果这些存在的体验在治疗关系中不存在，那么理解模式运作的基础也就不存在了，个体也将无法在认知空间中进行探索。

在此理解下，我们把肯定化作为一种干预的治疗模式来进行讨论。起点是，人对存在体验中的意义有一种基本的需求。这种需求一直存在，但只有在受到威胁时，它才浮出水面。当个体收到来自外部客体或内部客体表征的肯定化反馈时，个体的需求得以满足。肯定化可能发生在意识和无意识两个层面。肯定化的反馈可被定义如下：与客体或内部客体表征的沟通，消除了主体体验中对真实性的怀疑。

我们将区分不同类型的疑虑。第一种源于冲突。比如强迫性的优柔寡断——"一方面，另一方面"。这种疑虑可以诠释超我以一种类似反作用力的冲动，在持续的来回犹疑中驱动着本能冲动。第二种疑虑源于自我能力的缺乏，即整理和维持感官印象和想法之间差异的能力。第三种源于孩提时在关系中得到的混乱信息。例如，一个人在没有事实依据下承担罪责，即所谓的错误归因。正确的意义归属需要有能力区分行为应该归咎于自己还是他人。因为幼儿的思维是以自我为中心的、魔法般的，对因果关系的理解不是那么清楚（Piaget, 1929），因此他们很容易为自己的经历承担责任，并且经常相信自己的愿望和想法会神奇地影响发生的事情。T. 哈特曼（T. Hartmann, 1999）认为错误归因是精神病理学的一个核心因素。

区分疑虑是基于冲突的还是缺陷的，对于治疗师采取何种干预方式非常重要。如果越被理解为基于冲突的，治疗师就越倾向于使用诠释的策略；如果被理解为基于缺陷的，就倾向于肯定化的策略。肯定化不应与夸奖和赞美个人成就或自我形象混为一谈。夸奖和赞美是一种满足，它们可能会提升一个人的自尊，即所谓的自恋供给，但这种影响通常是短暂的。当治疗师使用肯定化时，应当不评判、不偏不倚。通过使用肯定化的干预模式，治疗师试图与来访者沟通，让来访者知道治疗师理解他，理解他对自己的感受。肯定化使来访者的自体体验合法化，并增强了作为"我"的感觉。总之，肯定化的重点就是强化"我在（I am）"的感觉。

为了理解肯定化如何在临床实践中起到帮助作用，我们需要更仔细地研究这个概念。肯定化可能有四条工作主线，它可以向一个人传达以下感觉：被看见、被理解、被倾听、被接受。每一项都以其方式帮助来访者体验到自我。当治疗师进行肯定化，他就提供了一个情感反馈，加强了来访者自尊的基础：我已经被看到、被理解、被倾听和被接受了。这四种体验性品质中的每一种都可能被视为自我的一部分，在生命早期，从童年开始，自我就没有得到过充分的肯定。这种缺陷将在成年期以一种驱力的形式运作。例如，一个在心理上从未"被看见"的人，将不断地寻找另一个可能满足这种确切需求的人。然而，由于这种孩子气的匮乏在现实生活中很难得到满足，人们会无意识地无休止寻找，被对"唯一真实"的人的幻想所支配。

肯定化是如何起作用的？

我们应该如何理解肯定化引发的心理效应？对于上述所有维度，我们都可以想象，当某人被肯定化时，他会经历一个内部过程。每一个维度的过程如下（Killingmo, 2006）。

1. 被看见："他看见了我，那么我必然可见，所以，我在。"这个维度强化了存在感。
2. 被理解："他理解我，那么我是一个可被他人理解的人，因此，我与他人有关联。"这个维度加强了依恋感。
3. 被倾听："他很专心地听我说话，那么我必然是值得倾听的人，所以，我是一个值得的人。"这个维度增强了切实感。
4. 被接受："他接受了我，那么我的观点就不是完全没有根据了。"这个维度强化了拥有权利和合法性的感觉。

同时应该强调，这些体验不是在意识层面上传达的。这不是一个认知推理过程。它应该被视为一种元逻辑。我们可以设想，来访者根据治疗师肯定化时的背景氛围而得出的"结论"，就是其自发的情绪编码。之后，在治疗对话中就可以对肯定化以及感觉和语境进行反思。

肯定化的心理效应不仅与自体体验有关，还与自体表征有关。然而，需要强调的是，肯定化并非针对自体表征的内容，而是其描绘性、持久性和整体性，我们称之为结构性特征。如果它们不能被合理地建立，自我表征就将无法作为人格中相对稳定的参照物发挥作用。来访者无法将治疗师对无意识愿望的诠释体验为有意义的东西，因为他无法触及一个轮廓分明的"我"，这个"我"具有"意愿"的能力。在这种情况下，治疗师面临着一种结构上的缺陷，他需要先处理这种缺陷，然后才能将视角转向冲突动力。

肯定化什么时候在治疗对话里产生价值？作为治疗师，我们得考虑到来访者的自体状态（"感受的状态"）会随着时间的推移而改变。不同来访者的自体状态不同，同一个来访者在不同时间段内的自体状态也会不同。正如我们前面强调的，源自冲突和缺陷的心理因素将在成人人格中以复杂的模式被组织起来。这意味着必须对这种模式的某些部分进行诠释，而对其他部分采用肯定化策略。二者的相对比例可能因来访者而异。与边缘结构，存在情感剥夺的病理结构，或有早年未能解决的强行分离体验或其他重大创伤的情况相比，神经症结构基于缺陷的特征所占的比例会更小。

如何进行"肯定化"？

治疗师如何进行肯定化的沟通？肯定化干预并无标准公式。这是一个意图的传递，其形式多样。我们将通过几个例子来展示在实践中肯定化是如何发生的。我们之前提到过案例 H（见本书 p.180），当意识到母亲在住院期间离开她时，她在治疗过程中反应强烈。最突出的是其绝望和困惑的感受："我可以依靠什么？我可以依靠谁？"就好像她的脚下的地面突然被抽离了。这是一种不同于我们在活跃的冲突中发现的特质，在冲突中，它是关于在相互关系中的被背叛的爱、恨和负罪感。在这种情况下，它是关于更基本的东西。它是关于存在的感觉，关于在自我体验中意义的缺失。在这种情况下，H 不需要什么说明或安慰。诠释也不适用，没什么可诠释的！H 没心情去发现一些东西来理解这些联系。事实上，她迫切需要从另一个人那里得到反馈，明确肯定这样的感觉是可以理解的，她有权这样感觉。只有这种对她的情绪状态的确认，才能在自我体验中重建意义。在 H 的案例中，治疗师的难题是如何传达这样的肯定。是否应该用言语表达？如果是，使用哪些言语？还是只通过治疗师的在场来表达并且准确地避开言语？

如前所述，治疗师选择了保持沉默，只是发出一些柔和的声音，表示"我在这里，我听到你了"。在接下来的会谈中，治疗师收到的回馈表明，选择这样的干预模式在治疗上是富有成效的。我们可能会认为，治疗师的发出的声响表明他在倾听和理解，这有助于减少 H 被抛弃的感觉。治疗师以安静的方式传达出所需的平静："不要着急，给自己时间去感受你的感受。"最后，治疗师的这种联结方式表达了对 H 的整合体的尊重。在移情中，他没有重复来访者早年的内部客体的侵入姿态。总而言之，我们可以说，治疗师传达了一个隐含的信息："我理解你的感受——这是一种可能的感受——你有理由以这种方式感受——我不会离开你。"这一肯定验证了 H 的主观体验，将困惑做了了结。她重新站稳了脚跟。H 的故事表明，在不使用言语的情况下，肯定性的成效也在发生。

肯定化的干预也可以通过言语传达。在第一节会谈中，L 看着治疗师："你相信我说吗？"在这里，L 第一次公开表露怀疑。无论对话的主题如何，疑问总是会出现。我们如何理解 L 的怀疑？就其本身而言，疾病的表现指明了匮乏的方向。L 有一种长期的空虚感和无法与他人关联的感觉。"存在"更多地与外部面具相联系，而不是内在锚定的"我"。这种匮乏非常清晰地表现在移情的特质上。L 是我前面所描述的平淡无味和单调性的一个绝好例子（见本书 p.120）。L 需要治疗师的反复保证，一成不变。L 带来的材料很少包含想法、幻想和梦。

当 L 问："你相信我说的话吗？"治疗师应该如何回答？一种可能是回应一个安抚性的"是"，以减少其疑虑。但这种保证存在一个问题，它没有考虑到怀疑是一种内化了的事实，它不能直接产生影响（Killingmo，2004b）。因此，善意的安抚不会产生更深层次的影响。它反而会增加怀疑。另一个拒绝直接安抚的原因是，它阻止了对怀疑本身的分析，也否定了它在以后生活中的重要性。L 对她所有的关系都持怀疑态度。

不进入安抚性客体的角色，也就是 L 无意识地试图操纵治疗师扮演的角色，我们还有一个替代选择，那就是治疗师与怀疑本身相关联。治疗师回答说：

> 我知道你不能肯定我是否相信你，你是怀疑的。你有这种感觉并不奇怪，你从未体验过被人当回事的感觉。即使是你的母亲也没有这样对待过你，所以你现在不能肯定我是否也是如此。我向你做出再多保证也无益。因为你心中充满了怀疑，不会因为保证而改变。

该表述旨在传递肯定化。它不像诠释一样给予来访者先前无法获得的洞察力，也不是要回答一个紧迫的问题。它的独特之处在于谈到了这个事实，即来访者不断地提出问题，但体验不到谁能给出满意答案。肯定化的元素在于，某些事被确定下来了，另一个人理解她的感受，她有合理的理由感受怀疑。治疗师通过在表述中提及她的母亲，使其成长历史中的这种怀疑也被合法化了。同时，这也为进一步探究她与母亲的关系以及对母亲的攻击提供了一个起点，这种攻击一直存在，但 L 从来不敢去感受。

尽管治疗师有意做出肯定，但肯定化并不总是能取得理想中的工作效果。也可能是来访者拒绝或无法对肯定做出有效的反应。这提醒我们，肯定化干预不是静态的。重要的是在每一个独特案例中如何进行沟通。临床经验表明，如果肯定化仅在语义层面上传达，即通过文字内容传达，则肯定化通常不被接受，或没有情感性的影响（见本书 p.231"直面情感"）。这与现代发展理论的观点是一致的。个体生活中最核心的客体关系体验是前语言的（Cashdan, 1988）。它们储存在前语言中，也无法被话语内容激活。这强调了治疗师的语调、声音本身的特质对肯定化的决定性意义（Killingmo, 1990a）："因此，人们选择采用积极的语调，极大地帮助建立新的内在客体或存在状态的情感核心，旧的内在客体或存在状态复苏，从而建立新的联结"（Steiner, 1987, p.269）。根据治疗师的语调，同样的内容可能会被赋予完全不同的意义。甚至一个简单的发音，如"嗯"，都在表达复杂的情感内容。这就是 H 的案例中发生的事情。我们可以得出结论，如果一个肯定化干预要在治疗上起效，它就不能只是一个短语或一次技术工具的使用。它需要传递出治疗师的真情实感。

总之，我们可以说，肯定化干预有如下几点目的。

1. 确定感受，即来访者情绪上的孤立感，让治疗师在情感上可触及；

2. 消除疑虑，重建更稳定的自体表征和"我"的感受，为进一步的治疗性工作打下基础；

3. 减少依赖，即对治疗师安抚的依赖；

4. 纠正观念，即内疚和责任的早期观念，是它们给来访者真实的自体体验带去了困惑和阻碍。

这些因素有助于使来访者将注意力从需求满足转向对需求态度本身及其产生的背景的探索，这就是分析。当自体体验的意义的紧迫需求被重新满足时，我们可以设想自体能够在更高的水平上运作，并能采取一种更为探究性的态度。

注   释

[1] 在最近的发展研究中，这个概念被赋予了更具体的含义：儿童的情感被镜映，但是以一种有差异的方式，即所谓的"标记性镜映"，这表明照顾者可以平静地涵容儿童的绝望、愤怒等（Fonagy et al., 2002）。见本书 p.222"始终居先或始终随后"。

[2] 这种"轮换"已经得到了针对生命早期母婴互动的研究的识别和分析（Bateson, 1975; Bruner, 1983）。

[3] 弗洛伊德在一封信中赞扬了费伦齐的文章，并评论说自己的技术

性建议大多是"消极的"："人们每做一件事都应该报以积极的态度，我把这对应你引入的'机智'一词。我发现，服从者服从着这些训诫，就好像它们是禁忌，毫无任何弹性"（Grübrich-Simitis, 1986, p.271, cited by Pigman, 1995）。

第十二章

✳

临 床 行 动

在前一章中，我们描述了两种不同的干预策略：诠释和肯定性干预。接下来，我们将从具体的临床问题开始。我们选择"临床行动"一词，是强调此刻我们发现自己身处于临床的基层，即治疗师此时会直接触及临床材料。在这一层面上，上述两种干预策略将形成某种背景，在不同的范畴上影响临床实例的讨论。这些案例没有得到系统整理，也不能对治疗师面临的各种问题和决策提供全面的概览，案例讨论的目的是揭示治疗师具体言行之下的心理含义。其中一些例子指向对情境的判断，而另一些则具有建议的性质。我们将设法证明为什么某种方法优于另一种方法，我们希望培养大家在临床上明察秋毫的能力，提升临床洞察力。以下每一"临床行动"都围绕一个子标题展开描述，子标题表达了该讨论主题的核心。

举明和落地（figure and ground）

来访者常常无法意识到自己要表达的意思。对于正在倾听的治疗师来说，陈述可能是重要情感信息的载体，而来访者只将其体验为事实或中立的说明，并无特别意义。流动的字里行间并无情感可言。这种语言是死的，可能代表了治疗中的顽固阻抗，因为饱含情感的自体表征已经在语言中销声匿迹。来访者不再是她自身言语的一部分。如果治疗师以这种形式与来访者对话，那么，来访者的自我理解或是自体体验都不会发生什么深刻变化。对话成为一种智力层面的交谈，既不会激活潜在的感受，也不会激活未被承认的愿望和想法。因此，治疗师的目标之一是复苏来访者的语言，使语言再次成为体验意义的载体。

可使用的方法有许多种，我把它们集中到这一小节内。如果治疗师和来访者发现他们正处于探索模式中，治疗师的任务就是试着突出来访者的叙事性要素，让"潜台词"浮现。举明要点的原理并不仅仅涉及语言的内容。在治疗对话中，风格和整体态度也作为一种"语言"表达着某种意义和功能。我们要让来访者洞察到他通过语言形式所传达的东西和自动化的存在模式。这是使来访者进入反思位置的第一步。比如，在句子中强调某一个词，这项举措常可奏效。

P：我必须帮我妹妹，但我不想，这不是我的意愿。

T：不是你的意愿？

P：我想是我欠她的……

T：你觉得你欠她什么？

P：是的，Y的情况比我糟，所以……我真的得到的比她多。

T：可能是因为你对Y有一种内疚感吗？

这段对话说明了潜在的同胞冲突如何在心理表面表达出来。这段对话的第一句话已经可以看出矛盾心理（必须帮助，但不想帮助），而在相当中立的"这不是我的意愿"中包含了反对的意见。治疗师稍微质疑性地把这个词传递回去。这意味着出现了一个新的、更重要的词（"欠"）。这个词对来访者来说并不特别，而治疗师听出它可能是一个"关键线索"，一个与无意识主题关联的联结。为了使其更靠近意识，治疗师重复从来访者那里收到的信息，同时强调"欠"这个词。这个例子很好地说明了治疗师的语调如何将一个词从来访者措辞中更次要的位置"提升"出来。这个词就是一次"举明"。因此，与这个特殊词语相关的联想和情感被激活了。在此案例中，治疗师的"举明"意味着与妹妹相关的具体材料显现出来了。来访者觉得自己比妹妹更讨人喜欢。治疗师开始形成印象，即一种潜在的贪婪，一种无意识的想要摆脱妹妹的愿望，这愿望导致她背负着一种未被承认的内疚感。治疗师以假设的形式向来访者传递出这种内疚感。目的是让来访者体验到对话涉及一些至关重要的情感，这些情感没能在最开始的话语中被表达出来。这只是诠释之漫长过程中的第一步。此处，来访者体验到她所背负的一种持久的内疚感。体验是开始，而下一步是了解她在无意识中对妹妹怀有哪些感情、愿望或幻想，以及在她看来，自己为何因此内疚。总之，这是一次对自我理解的改变，产生于这个诠释过程。举明可能是在治疗性对话中取得进展的最常见的干预形式。

名词和动词

逃避情感的一种常见方式是用名词化的方式表达自己："我并没有摆脱我的焦虑""关于内疚感……""我的怀疑没日没夜地紧随我"。这些都是实物名词的形式来表现不可抗力的情感特点。来访者说"我的怀疑"而不是"我怀疑"。在这种表达中，"我"丢失了，与主题拉开了距离。因此，体验也消失了。这里的情感是客观化的，被盖棺定论：这是关于"我的怀疑"。情感被归类了。这种归类思维方式是一种防御，即典型的隔离（Killingmo, 1990a）。隔离发生的形式有多种。一种形式是碎片化感知。人在某个时刻只能考虑当下的一个孤立元素，而无法关注到事件整体。不管是内部感觉还是外部感觉，所有感受性的感觉都以一种额外附加的方式被放置。另一种形式是碎片化言语或碎片化沟通方式。比如通过增加一些小停顿或单词，以此打断对话的连续性。从动词层面"提升"到名词层面的谈话就表达了这样的倾向。这些不同形式的隔离的共同点是，它们打断了联结。但关键是，只有在联结的体验中，感情才能被确切地唤起。隔离会泛化，通常是以一种嵌入性格的防御策略来抵御情感体验。

治疗师可能很容易被"拉进"来访者的语言形式："我理解你的怀疑困扰着你。"治疗师也以名词形式作出回应。只要来访者和治疗师继续谈论"这个怀疑"，对话就陷入了谈论"外面"的事物，怀疑本身的情感并未激活。这种疏离的对话形式无法从表面渗透下去，也无法与导致来访者持续疑虑的无意识冲突产生关联。尽管人们可以通过理性推理对怀疑的原因达成合理的理解，但这种理解与"我"的体验无关，也无法改变怀疑的动力特征。因此，它也无法引发深层变化。我们构建了三个方法来使对话脱离这种归类模式。第一个是在谈论的主题中纳入"我"。第二个是将主题与来访者的动力联系起来。第三个是行动化。我们将通过下面的例子来说明。

案例 M，当需要在一个小组中出席并发言时，她会非常焦虑。最让她困扰的是，她可能会突然头晕目眩。此处有两件事值得注意：第一件是她感觉头晕来得毫无由头："它就这么发生在我身上"；第二件是她把这种烦恼的感受称为"我的头晕"。一天早上，M摇摇晃晃进入治疗室，走向沙发，倒在沙发里，开始说话。

M：哦，头晕又来了——我刚站在门外——正要按门铃——然后它就砸在我头上了——我都不知道我怎么了。

T：你站在办公室门外？

M：是的，我其实很着急，我知道我迟到了——我觉得我应该快点。

T：嗯，你感到你应该……

M：我确实觉得我应该利用好我在这里的治疗时间。

T：听起来好像你来这里因为这是你应该做的——好像这并不是你自己选择的？

M：我今天真不想来。

T：嗯——

M：我在想要不要说我病了，这样我就不必出席那个会议了。

T：你本来要在那儿报告一篇论文？

M：想象一下，如果我真去了，当我站在那里，头晕突然袭来…

T：你提到今天站在门外时感到头晕，这可能与那个会议有关吗？

M：我不知道，你觉得呢？

T：你觉得谈论这个会议很不舒服。你宁愿避开它。也许你今天站在门外的时候还在想这事儿……

M：我昨天上床睡觉的时候就想到了这件事——挺害怕的。

T：当你刚刚站在门外时，它又出现了？

M：是的，也许吧，不过现在我只觉得头晕。

T：你今天不想来咨询。也许你觉得来了就得谈会议的事情。

M：我不想谈论那个会议。

T：如果你知道自己要去参加会议，恐慌就会出现。当你今天站在门外的时候，你似乎觉得你应该谈论它，同时，你还想逃避——所以你心里有一种无法解决的冲突。

M：是个冲突。我还觉得你认为我应该去。

T：是的，似乎你是这么感觉的，而且除了头晕，你找不到其他解决办法。冲突太强烈了，让你感到头晕。

当冲突接近意识时，M 会感到头晕，以此来保护自己。她以一种名词的方式来描述自己，"我的头晕"，让眩晕的感觉成为一种自我异质的现象。她把它放在客观的位置上，在自己之外，是与她无关的东西。她还意识到，头晕这个事实是孤立的，没有其他可能的关联之物，无论是内在的幻想还是外在的事件。简而言之，M 体验到某种"碰巧发生"的事情。治疗师的策略是将头晕转化为一种动力性的关联。他试图让 M 体验到，头晕包含了一种主动的意图，它是一种防御，并且这种防御在冲突被激活的情况下启动了。治疗师的方法是，首先指明 M 发现自己处于一种冲突的情况下。一方面，她认为自己应该谈谈这次会议；另一方面，这又使她感到恐慌。治疗师的下一步是将冲突和头晕联系起来，向 M 表明当冲突看起来无法解决时，头晕是她在无意识中求助的东西。最后，治疗师试图通过将来访者的名词"头晕"一词替换为动词"感到头晕"来打破情感的隔离。他把对话从名词层面下沉到动词层面。这种运用现在时态的动词进行言说的形式，使得名词形式所代表的僵硬和隔离被打破，主题得以行动化。这样，情感被带回到语言中，头晕和未被承认的情绪之间产生了有意义的联系。我们可以把它归结为一条临床准则：情感总是寓于动词之中。在 M 的案例中，头晕同时代表了防御和焦虑的信号。

M 的症状特别适合用来解释名词和动词（头晕和感到头晕）之间的区别。有些词本身既有名词形式，也有动词形式。虽然并非都是如此，但原理相通。当来访者用名词方式表述自己，尤其是重复表述时，治疗师应通过描述性语言重新表述它们，用句子中的动词激励来访者去寻找背后的驱力。

意 料 之 外

治疗师有时会感觉对话"似曾相识"。来访者重复相同的主题、得出相同的结论、描述相同的情绪、使用相同的词语。材料不少，但缺乏动力性内容，毫无意外和新奇之处。车轱辘话来回说，结论重复地做。简而言之，治疗停滞不前，谈话无关紧要。这让人想到，来访者成功地让治疗师作为一个拍档参与到一种由来访者把控的谈话形式中，并且无意识地避开了具有威胁性的主题，这些主题可能会激活潜在的冲突和匮乏。这种情况很难被一眼看穿，因为这些材料表面上看起来很重要。它甚至可以作为一种"诱饵"，使治疗师进入来访者的圈套。因此，对话没了新意。反移情是治疗师摆脱这种僵持状态的最佳助手。治疗师可能会无意识地对被操纵的感觉做出反应。通过将这种感觉带入意识，治疗师可能会重新获得一个整体视角，并使自己回到一个自由的位置，能够分析那些已然发展起来的情境。

在精神分析治疗中，治疗师的任务和优势在于可完全自由地从意想不到的角度来诠释临床材料。这恰恰可以将对话带离熟悉地带，并在停滞处制造松动。这种自由的前提是治疗师采取一种元立场。她参与关系，同时又观察双方之间的互动。我们可以想象，这个"观察者"并非有意识地在场。这是一种前意识水平上的流露，它"自动"告知治疗师当下的关系状态。然而，来自前意识的信息又是微弱的，它可能会在来访者移情的压力下暂时遗失。因此可以说，获得和重获解脱处境是治疗师需要持续关注的问题。以下想象或许有助于理解：试想这个观察者坐在看台上观看场上的游戏比赛。从这个位置上看过去，游戏会浮现出越来越明显的特性，游戏风格和游戏队伍的构成会越来越清晰，训练有素的观察者可以基于游戏过程逐渐察觉出策略。从这里也可以更容易地发现比赛中的弱点，并指出未被利用的资源。相对于场内游戏，观察者是自由的，因此他可能会对游戏发表一些玩家都意想不到的评论。而这些出人意料的评论可能恰恰是让玩家改变风格的决定性因素。

"意料之外"在精神分析技术中起着关键作用。其原因在于心理防御的特性。防御的一个基本特点是，它力求通过一切手段保持既定的平衡。从这个角度来看，治疗师的评论代表了一种潜在的威胁。治疗师是挑战来访者安全网的挑衅者。因此，来访者会诱使治疗师作为一个合作拍档加入防御机制和自体的无意识神话。在来访者得逞的时刻，也是治疗性过程陷于停顿的时刻，治疗师会感到困在原地、徘徊不前。

> N 是一个活泼的运动型女孩。她经常骑自行车前来治疗。当她每次进入治疗室时，会例行公事般地将自行车头盔和防风夹克挂在门后的挂钩上。与往常不同的是，这一天，她将防风夹克放在了挂钩下方的地板上，而头盔还挂在挂钩上。

N：我不知道我今天应该说点什么……（停顿）嗯——我们昨天说的事情很重要……（停顿）我意思是我觉得很难碰触到它，我

又想了很多，我要翻篇了，可以这么说。（停顿）

（这时，治疗师想到：此时，她的话浮在表面——她试图让我进入昨天的主题——这不是她此刻关心的——这不是现在所处的情感位置。她的言语是描述性的和概括化的，她沉浸在自己的言语中。如果我继续跟随这个"碰触的主题"，我们将待在熟悉的地带中——她清楚地"知道"——它被"冻结了"——它无法深入。她不想在分析中继续前进——她遭遇了深处的抵抗吗？她为什么今天把防风夹克放在地板上？）

N：我相信我已经试过很多次了——去联结，我的意思是，当我在聚会或类似的场合——但我做不到——（停顿）

（治疗师想：她是否觉得我在向她施压，希望她与我联结？我现在是否像她父亲一样，总是让她"参与"这件事、那件事——"一个人得积极，你知道的，我的乖女儿"——她从我的言语中听到了这个内在父亲的声音吗？她在抗议吗？她是那个顺从的、在人生中一直都很听话的女儿吗？）

N：（坚定地）不，我不想再进一步了——

（治疗师想：她在抗议，她现在想让我感受到无助——她已经尽了自己那部分责任——现在取决于我。）

T：你今天把防风夹克忘在地板上了。

（听到这句话，N 感到震惊，她迅速转过头，瞥了治疗师一眼。）

T：我注意到了。当我提到它时，你可能认为我的意思是你做错了什么——你通常会小心地把它挂在头盔下面的钩子上。

N：也不是非得那样挂着吧——

T：非得？

N：这是个大事吗？

T：听起来好像你在和一个总是要求你做到细心谨慎的人说话——你父亲出现在我脑子里，当我提到风衣时，我让你也想起了他。

N：是的，你让我想起了我爸……你总让我想起他。

T：也许你想抗议一下？

N：那跟防风夹克有什么关系？

T：你通常会小心地把防风夹克挂在钩子上——在头盔下面，今天你把它放在地板上。也许你想让我知道你想按自己的方式做事，你是在抗议那些规矩，那些你不认同的规矩？

　　这是一个描述意料之外评论的示例。这让来访者大吃一惊，它打破了对话中浮于表面的联结方式，将对话带入一个新的轨道。事实上，这个轨道会引导我们走向潜藏之处，即对话背后的对话。对来访者来说，只有发展到这一步，对话才趋于清晰。我们可能会问自己，治疗师是如何知道风衣是通向与父亲潜在冲突的通道的？首先可以肯定的是，治疗师永远不知道。这始终是一个在多种假设中做选择的问题。治疗师之所以选择防风夹克的假设，可能是因为留在地板上的夹克非常明显地打破了来访者的通常模式。她尽职尽责的态度让她很快又把它捡起来，挂回了钩子上。此外，另一个前提是，关系中发生的一切都被视为某种语言、某种信息。通过把防风夹克搁在那里，N 传达了一些信息，尽管她当时并没有意识到。治疗师将其视为抗议的诠释必须在移情中生发。虽然这种移情在临床材料中并不会公然呈现，但它恰恰关乎关系中的潜在情感。尤其是它被一种挑战口吻表达出来——"不，我不想再进一步了！"说出此话的就是一位受够了侵入性的治疗师（父亲）形象的人。

沉　　默

　　来访者和治疗师之间富有成效的对话通过一种自然轮换的方式"轮到你——轮到我"（见本书 p.189）体现。双方语像链条上的环节一样相互轮换。对话是由当前主题的强度和关系张力来推动的。即使进展缓慢或存在迟疑，对话中仍有"流动"。这可以用航海来类比：风正帆悬！

这种动态的交互很容易被打破。来访者可能会突然退出对话伙伴的角色，并保持沉默。然而，沉默并不表示双方之间的对话停止，而是表达方式改变了。沉默本身就是沟通。首先，这是一个信号，提示治疗师，关系紧张程度正在增加。其次，它表示对话激活了某些来访者不愿意用话语来表达的幻想和情感。此外，沉默还可以被看作对进一步探索的阻抗。因此，沉默是一种非常重要且不应被忽视的临床现象。

突然的沉默总是伴随一组现象出现，这些现象可被称为缺口。包括意外的停顿、语调或表达方式的突然变化以及明显的错位。它们可能被视为小崩溃或"微型崩溃"（Busch, 1995）。这意味着焦虑被激活，自我的功能水平已经降低。这里的治疗要点是治疗师当场指出这种中断。阻抗就在表层附近，它呼之欲出，治疗师应该意识到。因为正是在这种情况下，在自我重新建立防御之前，存在着增加来访者对自身防御功能模式的洞察力的可能。同时，治疗师应该循序渐进地指出，确保这种洞察不仅仅是智力上的，确保来访者能一步一步地跟随治疗师的"逻辑"。此外，自我会发现自己处于脆弱的位置。如果治疗师进行得太快，来访者可能很容易感到被侮辱，因此阻抗会增加。

我们用一个临床例子来说明这一点。

P：昨天下午，我突然觉得一切依然是徒劳……（中断句子，低头，带着拒绝的表情沉默）

T：（过了一会儿）你打算告诉我一些事情，然后你沉默了，好像发生了什么——

P：不——（犹豫）就，没什么……没有可说的了。

T：你犹豫了——

P：我无法忍受待在里面了。

T：好像有什么东西太沉重了，难以感受，也说不出来。

P：很痛苦。

T: 你觉得很痛苦，然后选择沉默，把自己关闭起来。

P: 是的——

T: 我们在早前的治疗中也曾看到过这一点。当突然冒出某些强烈的感觉时，好像你会突然断掉——你给了我一个信息，"这没什么好说的，别管我。"它似乎已经成为一种模式。

P: 我意识到了。

指出阻抗的第一步是让来访者意识到对话中断的事实。在这个例子中，治疗师邀请来访者暂停："好像那里发生了什么事。"治疗师留在此处，以便来访者注意到沉默。"依然"这个词指向了一个人思绪中的失望。来访者是否一直抱着希望，然而突然遭遇了失望？来访者是对治疗感到失望吗？如果是这样，可能也潜藏着攻击？基于这样的想法，治疗师可以在来访者回答"不"之后说："可能你感到失望，但你不想让这影响到你，也不想让我知道？"这种诠释将视角指向了刚刚发生的内容，指向了愿望以及那些明显被激活的痛苦感受或想法。

在这种情况下，治疗师选择了不同的干预路线。他选择强调犹豫不决的形式。如何证明治疗师的选择是合理的？有两个方面。第一，让来访者体验到一种机制已经激活。第二，向来访者展示这种机制在实践中是如何运作的。简而言之，让来访者熟悉自己的防御。我们可以认为这种诠释是沿着自我路线进行的。如果治疗师选择继续沿着内容路线，这可能容易导致来访者在防御和阻抗方面一无所获。即使有阻抗的感觉，也不是来访者自己的，因为治疗师已经提过了。从理论上讲，这种指出的目的是让来访者洞察到更多关于意识与无意识的自我功能之间的联系，从而更耐受与更深层次的情感、冲动和幻想相处。基本的理念是阻抗本身必须被分析，而不是忽视或规避。治疗自始至终都伴随着这种对阻抗的指出。有些人认为，对阻抗的分析是分析治疗的本质："来访者对分析工作的阻抗、分析师对阻抗的诠释以及来访者对诠释的反应，代表了精神分析过程的基本元素，代表了分析工作的核心。"

应该强调的是，沉默并不是某种单一临床现象。在本文的情境中，我们将沉默视为一种阻抗。沉默作为阻抗时，是一种与关系中的紧张、焦虑和拒绝息息相关的现象。在其他语境中，沉默可能会表达几乎相反的意思——即一种内在的平静和沉思的状态。来访者的主体背景最终决定着我们如何理解临床材料中这些个性化现象的独特之处。

始终居先或始终随后

治疗师在治疗过程中起着催化剂的作用。在这里，我们将指出两种态度，"始终居先"和"始终随后"。它们可能看上去是对立的。然而，在临床实践中，它们其实互相呼应、互相补充，二者同等重要。让我们从前者开始，即"始终居先"。作为对话伙伴，治疗师必须通过反应表明他对来访者想表达的内容的理解。治疗师以清晰、准确和共情的方式将所获反馈给来访者，使来访者体验到被理解。这样，对于来访者，治疗师就在情感上变得可及。这是一个必要不充分条件。它存在于"始终居先"的原则中，即治疗师给予来访者的应该多于他从来访者那里接收的。但是对所接收之物进行准确回应并不足够。回应必须包含这些信息，但还应有所扩展。由于回应包含的信息多于来访者先前发出的信息，我们可以说治疗师"走在"了来访者的前面。这种"新的""更多的"和"不同的"元素刺激了来访者视角的改变，并有助于对话的进展。

这种变化元素的引入方法不可胜数。比如通过改变语调或语速，简单地将来访者的表述传递回去，就可以赋予新的含义。治疗师若以缓慢的速度、深沉的声调和清晰的发音做出反应，常常会使来访者居于一种更具反思性的位置。来访者需要进入一种与自身的叙述关联的体验性关系中。惯常的做法是，治疗师可以在回应中添加新元素，比如一个触发词。

P：我只是坐在那儿——就像我平常一样，在办公室里，我突然感到悲伤，我不明白……我其实并不是那种闷闷不乐的人。

T：当你变得悲伤时，似乎你很吃惊。你不会把自己看成一个闷闷不乐的人。这似乎是一种你不熟悉的感觉。

此处来访者的叙述分为两部分。它们都被包括在治疗师的反馈中。第一个是单词"吃惊"。第二个是对句子的复述。治疗师构建的新元素是，悲伤是来访者不熟悉的一种感觉。"熟悉"就是一个触发词。很明显，悲伤并不契合来访者对自己的看法。触发词的目的是让来访者觉察到他在试图维持自身形象，即不会"闷闷不乐"的人的形象，这个形象是被迫的、令人疲惫的和有局限的。触发词的作用先于来访者当下的心理发现，从而成为治疗进展的触发因素。

第二个原则是"始终随后"。这显然与刚才描述的原则相反，但如果我们把触发和引领区分开，就不矛盾了。"居先"并不意味着治疗师操控或引领对话，而是通过打开新的角度来触发。"随后"的位置则表达了这样一个事实，即来访者是这个过程的驱动者。如果治疗师以引导的方式介入对话，就会阻断无意识的动力，导致临床材料无法出现，因为材料是在来访者的内部情境和主观逻辑中组织的。这里应该强调的是，我们谈的是理念原则，而临床实践实际上困难重重。当治疗师别无他法时，总会无意识地用各种方式干预，从而引导治疗过程。

然而，作为一种态度，治疗师最好还是尽可能保持一种退后的姿态。这有助于来访者将注意力转向自发产生的内在过程和想法，也有助于来访者感觉这是属于他的地盘，而非治疗师的。"没耐心"的治疗师会无意识地施加张力来咎责关系，这会剥夺来访者对自身的心理时空感的支配。另一方面，如果治疗师能在背景的位置上谨慎行事，来访者就有机会以自己的意义和方式前进。人总是在自身活动中体验生命，以此建立自信和自尊。并非只有没耐心的治疗师会破坏来访者亲身体验的机会，"有用的"

和"过度保护的"治疗师也可能会做同样的事。前者的驱力是害怕没有帮到或做得不够。而后者是想要避免让来访者看到治疗师假想的失望或拒绝。他们所做的是"接管"或"促使",这样来访者就失去了寻找和发现自身道路的机会。只有那些源于来访者内在倾向的发展或解放的过程才可能引发结构性的变化。如果来访者不能遵循自我决定,在一个或多个方面步入变革之旅,也就不可能实现这样的改变。真正的解放总是包含着机遇的因素。如果治疗师总是为了实现"有用性"而走在来访者之前,就可能让来访者失去了抓住机会的良机!

"是的,但是——"

当治疗师用"是的"开启干预时,这本身可能有益于对话的进一步发展,尤其当它表达了一种深思熟虑、略带好奇的态度时。治疗师间接地表示,来访者的信息已经被收到、被理解,治疗师正怀着善意的好奇心等待着双方的进一步沟通。但是,如果"是的"后面接着一句"但是",情况就不同了。对话在性质上发生了变化(见本书 p.157 "反移情"中的案例G)。它变成了双方站在对立立场上的谈话。彼此交互的内容消失了,他们成为辩论的双方,各有主张,对话不再同向前行。

虽然这不会带来临床材料的明显变化,但从反移情的角度来看,这可能非常重要。在无意识的层面上,治疗师通过他的表达方式,成为一个并不和善的客体表征,而隐藏的情境有了不同的情感意义。由于被激活并移情到治疗师(教师、批评者、竞争者和敌人)的客体形象的不同,关系可能表现为从商量到争吵这个范围里的任何形式。此时的关键在于,治疗师在移情中记录下这番迅速的变化,并在诠释中呈现。然而,"是的,但是"又是一种常见的社交表达,所以潜在情境的变化很容易逃过治疗师的注意,对话将持续笼罩在一种未被承认的攻击性的控诉关系下。攻击和反击可能是来访者熟悉且有把握的关系模式。因此,他将试图操纵治疗师，使其成为攻击者。治疗关系转随即变为无意识的战斗。可以说，此时开启"是的，但是"干预的需要，不再仅仅是一种语言习惯的表达了。来访者无意识中感受到的某种压力也会加剧这种情况。来访者将治疗师置于其防御模式中的角色。因此，当反移情表现为想与来访者争论的欲望或需求，或"阻止"来访者的错误行为时，治疗师务必暂停。治疗师必须设法理解被激活的潜在情境，并诠释该情境，而不是僵持在对抗的立场上，将反移情行动化。

当来访者提问时

治疗师往往不直接回答来访者的提问，这是基于这样一种理念：治疗目的不是弄清问题本身的内容，而是问题的无意识基础或动机。例如，关于治疗师年龄的问题（"你看起来很年轻，你多大了？"），其潜台词可能是来访者担心治疗师是否有足够的经验和能力去理解自己（Gullestad，2000）。问题的关键在于，治疗师表面上的回答可能会阻止潜在的问题暴露出来。任何情境下的任何答案都可能如此。当治疗师的回答触及一个现实位置时，就可能产生这种情况。处理（来访者提问）的原则与移情有关，具体如下：除非问题涉及治疗框架，否则不能在现实或事实层面上回答。相反，如果问题是在有意义的情境下提出的，就应该进一步探索与问题有关的联想和幻想。这不会改变来访者在治疗性对话中提问的事实。治疗师如何在保持分析性视角的同时满足来访者的问题？我们将通过以下两种不同的治疗师态度来讨论。

　　　　O 咨询迟到了4分钟，他躺在沙发上，叹了口气。停顿了几分钟后，他有些犹豫地开口。

O：这样躺着是被允许的吗？——躺着什么也不说？（短暂停顿）
T：看来你很难完全放松下来？

O：是的，当我要说点什么的时候，它就变得沉重又无聊……

T：你是觉得你该说点什么吗？

O：是的，难道不是这样吗？

T：在治疗中，你不需要满足任何要求。你可以想到什么说什么。

O：你的意思是，不用解释也不用为自己辩护？

T：是的，没错。

　　如果只谈明面上的内容，对话可能在一开始显得有意义和"正确"。此处，治疗师在回应前允许了一个短暂的停顿。目的是传达他感受到的一种努力，即呈现了来访者在开启对话前一段长时间停顿中的某种体验。然而，治疗师的回应并未包含"被允许"一词，这是来访者前面陈述的中心词。而且这个回应也与来访者提出的问题无关。我们可以说，治疗师的回答"脱离了轨道"。然而，对话其实被引到了一个新轨道上，而且有成效的是，它呈现了来访者的感觉，即他应该做一些事情的感觉。我们可以看出，这里存在一种抗议，来访者抗议自己在治疗关系和他人关系中要达到他人对他的期望和要求，这些人现在也一直是他生活的中心。但是治疗师也无法借此机会去接近潜在动力。似乎来访者的快速回答"是的，难道不是这样吗？"抓住了治疗师并将其放在了一个"回答"的位置上。此外，治疗师的回答具有指导的性质（自由联想下的精神分析指导的小型版本）。这个反应使对话上升到事实层面，主题失去了内在张力。O再次迅速给出了合理且"聪明"的反馈，治疗师除了做出"是的，没错"的回应，别无他法。对话失去了动力，已然言之无物了！

　　如果我们在其中添加一个移情的过滤器，情况将有所不同。治疗师注意到O在治疗过程中迟到了。然后，他注意到一个稍长的停顿和犹豫不决的声音。尤其是，治疗师注意到O提出了问题，问什么是被允许的。所有这些要素都要被放置在一起，从同样的角度去理解。治疗师的第一个想法是：这个人以这种方式在对谁说话，我代表了什么？我在来访者内心世界的客体表征中代表谁？当下的情境活现了来访者早年的什么关系情境？治疗师不立即给出答案，尽管这也可能被认为是某种非言语的抗议。此时，该情境为揭示来访者的防御策略提供了坚实的基础。来访者的提问是控制对话的一种形式。作为提问者，他迫使治疗师成为一个有问必答者（被要求负责）。因此，来访者为对话预设了前提。治疗师在心理上被推到了防御的位置。通过这种策略，O成功避免了潜在违抗的公开显现。作为替代，这种潜在违抗通过提问将治疗师逼到墙角来呈现。O逃离了，就像在其他社交场合一样。他从未公然违抗过。

O更深层次的冲突在于他提出的是否被允许在会谈中保持沉默的问题。这让我们看到，在没有安全网的保护时，让自己站出来处于他人注视之下是令人焦虑的。治疗师的假设是，来访者在无意识水平上通过提问描述了某个过去的客体表征，与给予许可的内在权威有关。没有这个权威的认可，他就不会感到安全。这很有可能是一个严厉和苛责的父亲形象。这已经移情到了治疗师身上。因此，治疗关系的无意识动力可以被理解为一种父子情景，上演着压迫者和反叛者之间未解决的冲突。这就是来访者害怕表现自己和害怕公然违抗的根源。

在这种理解的背景下，有人可能会问：治疗师是否可以在一开始采取某种不同的干预，从而使冲突成为焦点？我们除了对治疗师的第一次干预提出建议之外，其实后续别无他法，因为我们无法预测对话将如何继续，这些只是纯粹的假设。然而，我们有可能讨论另一种开场方式，这或许导致另一种潜在场景。让我们回到这段对话的开始，在停顿几分钟后，O犹豫地问："这样躺着是被允许的吗？躺着什么也不说？"治疗师的另一种做法可以是，在回应之前，让问题"悬"在空中，不肯定也不否定：

> 你躺下后，保持这个姿势，什么也没说——然后你问我这是不是被允许——似乎你觉得有人要求你在这里说点什么，然后你问我是否可以——好像你需要权威的允许，这样才能感到安全。

这里的干预可以说是一种诠释。它呈现了来访者没有意识到的情境。同时，重要的是，这个诠释从描述性言语开始，并处于来访者能理解的水平。治疗师以观察为参考，通过共享这个前提，让来访者更容易看到诠释的逻辑。治疗师没有扮演权威的角色，因此也没有重复专横的父亲形象。此外，通过在诠释中纳入观察，治疗师表达了将来访者视为治疗盟友的尊重。另外，还值得注意的是，诠释是以假设的形式表达的，是"仿佛"或"好像"的东西。事情还未成定局。因此，在来访者看来，诠释是治疗师的责任。这为来访者开辟了更多的心理空间，以便其对诠释进行考虑。最后，我们可以说，治疗师的陈述中有不同程度的诠释。此处诠释的首个要素是治疗师暗示 O 在治疗情境中感觉到一种需求。然而，此时从观察到诠释的跃变还未成气候，在治疗师陈述的后半部分，跃变更明显，开启了"从权威处获得许可"这一主题。该主题与假定的潜在冲突直接相关。治疗师将安全感与最后一部分诠释联系在一起，这意味着给了来访者这样做的理由。它有助于让诠释为来访者带来更多意义。

一个相对复杂的诠释，如上述案例，让来访者有机会抓取某些部分，而搁置其他部分。同时，这些部分被纳入对话，但在来访者准备接受这些部分之前，可能一直处于"休眠"状态。无论来访者选择将哪个部分关联到当下的情境，它都与进一步的对话息息相关，因为所有元素都会回到同一个基本主题。

触 碰 不 适

精神分析性空间中的张力会造成不适，而来访者会试图避免这种不适。逃避不适的一种方法是将治疗对话引导到"中立"的轨道上。这一策略有效运作的先决条件是，来访者成功地让治疗师成为逃避行动的合作者。我们必须意识到来访者对建立这样的联盟有着持续的兴趣，并且他们无意识地向治疗师施压，依其逃避不适的需要而采取行动。如果来访者成功，对话将脱离冲突性的张力，治疗过程就停下了。

下面讨论的这个案例中，来访者成功地操纵了与治疗师的对话，从而避免了不适感。该案例由来访者的陈述（P）和治疗师的两种陈述（T1 和 T2）组成。T1 代表治疗师在对话中的评论，即实际发生的对话。T2 是一种替代方案。

> P：这让我想起了我做讲座的那个片段，有人在后排喊，"那你了解这事吗？"……是的，我已经多次提到这个场景，不，这确实算不上一次很好的经历——
>
> T1：是的，你提到过，也许更靠近一点看会有些用。
>
> T2：是的，你提到过，同时我也注意到，提到它，你就已然满足了。你并没有进入其中。

毋庸置疑，来访者所指的事件令其深感羞辱。它一箭穿心，刺痛着他的自尊，这种难堪被再次激活，忆及此事让来访者坐立不安。所以来访者掩饰自己的情感，把此事作为一个"片段"来"提及"，仅此而已。他说他已多次提到此事，大概是为了让治疗师同意这其实就是件陈年往事。来访者的潜台词大致如下："这是我们已经熟悉的东西——因此这里没有太多可收集的信息了。此外，我已经意识到这并非一次愉快的经历。"

T1 的回应方式表明治疗师没有"相信"来访者的潜在信息。她并不反对来访者在早些时候提到过此事，并试图促使他进一步参与其中。这就可能在说，来访者在更深层的意识中并没有在情感上结束这一事件。换句话说，治疗师意识到来访者仍在寻求对不安的逃避。同时，治疗师选择的形式可能表明，来自来访者的微妙压力会无意识地影响到她。治疗师的表述中有一个决定性的词是"有些用"。有了这个词，治疗师为来访者提供了进一步工作的"纲要"。这个预设框架扼杀了对话中的自发性和意外之物。来访者和治疗师共同创造了对此难堪事件"有些用"的故事。依此说法，来访者已经得到了无可争辩的不在场证明，依然规避着不适感。我们还注意到治疗师添加了几个小词，"也许"和"一点"。在治疗师的构建下，这两个词都在力图削弱某种呼吁，好像她希望让来访者免于不适。此外，我们还应考虑到，来访者并不是唯一幸免者。构建的温和模式可能表明，治疗师也在将自己抽离不适。如果一个人让别人感到不适，这总归是不舒服的，特别这个人还是位治疗师。

T2的开始方式与T1相同，治疗师表示理解来访者之前提及此事。然而，她带来了其他元素，赋予了干预完全不同的情绪基调。毫无疑问，这是给来访者的一个信息，即他面对的是一个专注而不轻易让事情划过的倾听者。它还传达了治疗师是一个紧随当下所谈并通观全局的人。因此，治疗师传达出一个客体-意象，与来访者的防御策略形成对比。同样重要的是，治疗师没有以"但是"开头，因为那容易被视为批评，导致对话进入辩论模式。通过使用"同时"一词，治疗师展示出我们可以从不同角度处理同一主题，从而带来一个差异化的认知与情感的模型。T2还指出，来访者选择只是提及该事件（"已经满意"）。治疗师因此传达出，这是一个主动让事情有所保留的意图。换句话说，治疗师确定来访者选择不在更深层次上面对这个羞辱性事件，并追问故事的后半部分。整体结果是来访者没有得到"自由通行"的保证。他也没有得到下一步对话的外部引导。治疗师以其评论与态度将责任放在了来访者身上。也许可以说，来访者已经被带到了开放的环境中，必须依靠自己来确定方向。不适感越来越近了。

T2干预模式的基本思想是，张力必须保持在分析空间内（见本书p.95）。来访者讲述的故事中往往隐含着这种张力，它存在于主题本身以及来访者与主题的关系中，并随着主题的呈现而展露出来。治疗师不需要刻意保持张力。来访者的阻抗常常会让对话中的张力浮现。为了重启对话的进展，治疗师必须选择一种挑战阻抗的干预模式。不难理解，这种做法会让治疗师感到不适。因为它很容易带来拒绝或批评的感受，因此治疗师会选择更间接的行动，如T1所示。治疗师产生不适的原因可能有很多。治疗师首先应该觉察自己所保护的是不是自己的脆弱。治疗师会无意识地识别来访者，并预测出一种反应。这种反应不是基于来访者的处境，而是基于治疗师自己对拒绝的投射。治疗师避免面质来访者的防御，另一个原因可能是"还击"会激活一种攻击性的动力。如果治疗师的情感管理在一个未分化的水平上运作，面质可能带来一种攻击性的指责，治疗师会不知不觉通过一种软化、隐藏和通常来说多余而冗长的干预来避免这种指责。治疗师害怕简明扼要的对话。

直 面 情 感

P是一位30多岁的女士，从未被人"看见""抱持""发现"。这种匮乏感自她记事起就存在了。她描述自己和与他人的关系时言辞丰富，内容却重复单一，总是围绕着从童年开始的某些生活片段——她感到自己总是"在外面"。她讲述这些故事的方式是叙述性的，几乎只谈事实。即使当谈到"疯狂的孤独"时，她的声音也是平淡的。这是一个旁观者在说话！她不在自己叙述的故事中。

她描述中的许多情节都是关于母亲的。她的母亲对生活的态度可以概括为："家里人都很好。我们有我们需要的一切，我们衣食无忧，没有什么可抱怨的。如果你有不同的意见，你就不属于这里。"由于母亲的严厉苛刻、死气沉沉和无法包容，她从未经历过温柔、慷慨和情绪开放的时刻。治疗师认为，P深刻的孤独感应被理解为对缺陷状态的表达（见本书 p.47）。在生命中的一个决定性阶段，她没有得到过一位具备共情能力的照顾者的情感性反馈，而这是感受到更深刻的归属感所必需的。

然而，治疗性问题是：此时此地的情感在哪里，如何与之关联？治疗师感知（"听到"）到来访者平淡话语背后的无声哭泣，这进一步强化了上述问题。治疗师多次进行此类干预："你从未体验过被看见、被抱持，我理解你的孤独和陌生的感觉，你感到被忽视和孤独。"然而，这些对其内在状态的肯定化尝试并没有奏效。它们没有激活情感。来访者点头接受了治疗师的话，简短地表达："我已经知道了，我本可以自己说的。"此时，治疗性对话并没有触动什么。它只是在孤独的主题里绕弯，感受本身并不存在。

治疗一段时间后，来访者开启了如下会谈。

P：我最怕的，或者说我所烦恼的……所害怕的，实际上……我害怕的是，当我40岁、50岁、70岁的时候醒来，然后……有点，不知道……为没有做过的事情而后悔……你没有好好生活过。我已经把恐惧抛在脑后了。我已经有一段时间没有真正感受到这种焦虑了。

T：这似乎是一个令人恐惧，而且挺困难的主题。

P：我记得最糟糕的情况是……有一天晚上，我们一群朋友坐在一起，我记得……就像……我感到非常陌生，一种完全陌生和置身事外的感觉。我记得我离开了；我简直要疯了。我记得那天晚上我和一个朋友步行回家，试着……啊……（安静地）我已经很久没有说起这事了……

T：（平静并安静地）我想我听到了这些话语背后的哭泣。

P：（立即爆发出恐惧，哭泣）——是的，就是这样，它就是这样，就是这样的…（哭泣慢慢停止；来访者平静下来，与治疗师的联系在更深的层次上建立起来了。她感觉"终于有人理解她了"。）

这种干预做了什么，让它能抱持住情境并释放出情感的压力？关键似乎是治疗师直接与情感"对话"。肯定化不只是通过文字内容传递的。P在纯粹的认知层面上接受了治疗师的这种尝试，但隔离在情感之外，没有整合性的效果。而现在将认知和情感联系在一起的是，治疗师"听到"了P的言语以外的情感（哭泣），并直接将它表述了出来。这不再是关于被理解的词语。她确实被理解了！对 P 来说，这意味着治疗师突然被来访者体验为一个真正能看到她、听到她、抓住她的客体。她被发现了——就像她一直希望有人做到的那样。孤立状态被打破了，她被接纳进伙伴关系之中。

这一片段说明，只有确认"触碰"到情感时，才有变化的效果。它还表明了一种直接的影响，即来访者与治疗师的关系彻底转变。治疗师从一个外在客体变成了一个情感可及的客体。她被归入一个伙伴关系之中。

声　明

在某些情况下，来访者和治疗师都不会在关系中感受到强大的压力。这种氛围的特点是联盟、感同身受、共同参与"发生"和"正在进行"的某个过程的联结体验。这种"我们"和工作联盟的体验，是来访者的自体表征记录的一种无冲突的感受。说话的不是自体中的苛刻责罚的那一面。当移情关系带着这种慈悲友善的特质（通常被称为正性移情）时，我们可以考虑使用一种被叫作声明的干预。它关注治疗过程本身。它坚定我们的"立场"，同时指出"现在如何？""那是什么？"它将一些事实带到眼前，即治疗是一项工作，随着时间的推移而发生，并且有其目标。与诠释和肯定化相反，这种形式的干预为来访者开辟了一往直前的体验。这一观点在文献中很少被提及。我们同意洛茨（Lotz, 2001）的观点，他主张治疗师要望向未来，而不是仅仅停留在过去和现在——后者是精神分析的传统观点。我们接下来将讨论以下问题。

1. 如何在实践中让声明发生？

2. 何时适合使用这种干预形式？

3. 如何理论性地确定声明模式的合理性？

声明的干预形式可能多种多样，它们围绕着以下基本表达："它不再那么重要""这是你第一次提到……""这儿发生了一些变化"。这些表达相互接近，同时又指向不同的方向。第一种形式是半坚定半质疑。这与引发来访者焦虑的境况或挑战（这些主题也在早期治疗中呈现过）的时刻相关，但现在它们在一种主动把控的方式下被提及。这可能表现为来访者更直接地表达主题，而不是用过去特有的恳求或控诉的潜在语调。这种移情较少受到自我贬低和无助的影响。治疗师选择指出发生的变化，是因为来访者自己没有在意识层面注意到。来访者被带入一种反思的关系中，反思变化以及可能影响变化的因素。它还意味着一种邀请，即将治疗工作视为一种合作，因此也强化了工作联盟。总之，我们可以说，这种干预记录了发展性获益。同时，我们必须提醒治疗师避免太快地进行此类干预。并非所有的变化都是真实的。它们可能是反恐怖的反应、来自一种被迫的意识形态的宣告或是一种在移情中操控治疗师的反应。如果治疗师过早地主张改变，他就有可能与来访者不真实的部分共谋。因此，也失去了分析的自由。

第二种形式，"这是你第一次提到……"则更为直接。当一位已接受了一段时间治疗的来访者呈现之前没带进治疗的事实信息或记忆的时候，这种形式就派上用场了。这些信息通常是带来强烈不适感或羞耻感的事件或经历，或关乎行为，或关乎相貌。重要的是，这不是关于感情或记忆的被压抑（repressed），而是主动压制（suppressed）。它们的呈现并不是分析工作的结果，这并不奇怪。但令人惊讶的是，一些被主动封锁的东西突然被允许冒出来了。这就是吸引治疗师的注意力并被声明的东西。通过聚焦于此，治疗师传达出内在过程已然发生的信息，来访者现在能够，或准备好以更开放的姿态展现整个自我。在移情的语言中，这意味着来访者不再那么担心治疗师或内摄客体的评判。

"这儿发生了一些变化！"这句反馈是三种声明形式中最坚定的一种。它还带着一个"感叹号"，可闻可感。当变化的发生确凿无疑，且来访者和治疗师都看到了这些改变时，这种形式的声明可能是最适合的（这就是弗洛伊德建议"来一根雪茄"的时刻！）。当害怕飞行的来访者第一次敢面对焦虑并乘飞机旅行时，就是这种声明出现的时刻。同时，治疗师不能屈服于称赞的诱惑。对来访者来说，所发生的事情的确是一种成就，但是，正如我们前面所强调的，对来访者的成就，治疗师不能"居功"！否则他会破坏分析立场。治疗师必须处于描述性的姿态。此外，一个先决条件是，来访者"乘飞机"的决定来自他自己，而不是训练计划的一部分。这些改变的根基是完全不同的。

如果……

"如果……，会是什么样的情况？"，这句话邀请来访者想象一种假设的情境。"告诉你的上司会是什么样的情况？""接手这职责会是什么样的情况？"这种形式指出了某种状态，来访者从未在心理层面触及，或在现实生活中没有勇气表达。治疗师采取了主动，并指出了一种来访者无法从自身发出的可选方案。目的是激发来访者从更广阔的视角看待自己的事业和行动自由。

Q在治疗中表现出高度的合作，他是一个"好"来访者，总是准时到达，从不错过会谈。他达到了他所认为的治疗师期望——他焦虑于不能取悦治疗师。他无意识地体验到与治疗师的关系是一种绝对的"约定"，就像他体验到与母亲的关系一样。有一次，Q迟到了10分钟，他非常沮丧，但自己没有表达这种感觉。当治疗师指出他似乎感到很烦的时候，他点了点头。因为这次治疗会谈，他错过了一次工作会议——一次事关前途的会议，这对他很重要。治疗师评论道："你没有想过取消这次治疗会谈？"

Q的反应非常惊讶——几乎不敢相信。可以自己决定对他来说并不是一个心理现实。当治疗师指出他无法自由选择时，他获得了这种自由。有效的体验达成了。对Q来说，这似乎打开了一个新的视角，一种新的——解放性的——思维方式。

这个例子展示了邀请来访者去想象一个假设的情景。治疗师指出了一些新的东西，它开辟了采取另一种更自由的姿态的可能性，而不是来访者先前能够想象的可能的替代品。在 Q 的案例中，毫无疑问，干预有助于扩大来访者体验的领域，从这个意义上说，干预在治疗过程中起效了。我们可以说，干预有此影响，是因为它与被压抑掉的反抗母亲或治疗师的幻想联系在一起，这种反抗的需要已经在治疗中得到了实现，在某种程度上是对母亲的象征性反抗，其中包含了取消会谈并不是灭顶之灾。他第一次在治疗中迟到并且承认自己的恼怒，这些事实支持了这一假设。换句话说，潜在冲突的动力改变了，它有利于分离。是时候迈出自由的一步了。

这种干预形式的治疗性效果有一个先决条件，即它以关联性和情感性的方式做出反馈，反馈的冲突性区域与来访者所在的"新的功能方式的边界上"的区域相一致（Lotz, 2001, p.64）。将这一观点与"温柔一推"（Mahler et al., 1975）的隐喻联系起来似乎是合理的，后者指的是雌鸟温柔地推动雏鸟，让它们放开树枝，展翅飞翔。然而，治疗师给来访者"温柔一推"的事实也可被用作相反的论点。治疗师进行干预、指导对话，而不是回答来访者的倡议。因此，重要的是要强调这不是促使来访者行动。它们是描述性的表述，指出了可能的立场，但不是建议。选择什么由来访者自己决定。同时，即便治疗师指出无关紧要的东西，这本身也有一种刺激效应。

理论上，可以说后两种干预形式，即"声明"和"如果……"，有助于自我分化。从发展的角度来看，它们发挥着榜样的作用——更细致的思维方式和更自由的认知功能的榜样。我们可以说这是程序性学习。但即使治疗师在某种意义上是一位"教师"，此处也不是一个通常意义上的教学场景。我们在这里所说的学习不是通过意识层面的练习和逻辑操作，而是通过对治疗师的分析性态度的自发性认同而发生的。

第十三章

✳

路途的终点

结 束 治 疗

我们的思路走到了治疗的尾声。弗洛伊德在 1937 年的著作《可终止与不可终止分析》（Freud, 1937a）中提出了一个悖论：精神分析必须结束，但同时还有更多可分析的东西！福斯（Foss, 2012）谈到了这种模糊性，他指出，只有当人们意识到分析不会结束时，分析才可以结束。因此，治疗师不能指望能走到分析的绝对终点。在这一点上，精神分析也脱离了医学治疗模式，精神分析的终点不是内嵌在方法中。结束是双方商量决定的。然而，这并不意味着结束是偶然发生的。如果不知道一个人要去向哪里，分析就不会发生。治疗师需要有一个关于"路的尽头"的临床隐喻。

判断分析可以结束的临床标准往往不明确，因此治疗师也许会同样模糊地谈起结束的信号。它们不一定与分析师的理论目标一致。诚然，原则上理论和技术之间可能存在密切的关系，但由于精神分析中目标的表述通常处于相当高的抽象水平，因此它们并不总是与实践相一致。在下文中，我们将首先介绍结束的临床标准。之后，我们将详细参考一个结束过程。最后，我们将勾勒出一些基于理论的目标概念化。

临 床 标 准

在评估阶段，在治疗开始之前，我们首先要了解患者的问题、目前的生活状况、求助的愿望和治疗期望。例如，问题可能是长期依赖：在社交场合，患者不断地寻找预期行为的迹象，并观察他人对自己的反应。他们的雷达总是开着的。患者会通过他人的信号来调整自己的行为表现。治疗师注意到患者对他人期望有着显著的敏感性。很久以后，在考虑患者的治疗是否可以结束时，这种敏感性将是一种衡量标准。治疗师会倾听患者，他是否依然持续关注别人的反应？还是可以更多倾听自己的声音？他对畅所欲言的恐惧减少了吗？当他第一次谈到自己的成就时，语气中有骄傲的部分吗？这是一个"微观"层面上的改变：他们的声音变得更有力量，语调更有活力，背部更挺直，目光更直接。这些都是治疗师评估过程进行到了哪里以及是否该结束的重要信号。

在与治疗师的关系中发生的变化是特别重要的。通过患者的投射，治疗师被赋予了情感的重要性。患者存在方式的改变通过在移情中现实化而具有了特殊的分量，如下例所示。

R进入治疗室的方式很特别。她会把外套和自行车头盔叠在一起，放在门边的一个角落里。每个人进入房间后都要走几步才能到沙发上坐下，但R几乎是蹑手蹑脚地沿着墙走，并不使用这个空间。在接受了很长时间的治疗后的某一天，她转过身来，看着治疗师，惊叹道："我从来没有真正看过这个房间是什么样子的，你是什么样子的！"这像一场小型革命。治疗师回答说："是的。看来，现在看着我和这个房间已经不那么危险了。"重点是，核心的心理态度通过存在方式和程序、手势和模仿以及使用语言的方式交流。在治疗中，治疗师观察患者进入治疗室、放置衣服和物品以及躺在躺椅中的方式，这些方式反映了患者的特点。R仪式化方式的改变标志着她涵容自己情感的能力增强了。治疗师想："她现在不那么害怕麻烦我了——我们离目标更近了。"

与治疗师关系的变化也可以通过分配给治疗师的客体表征来表达：

> 我一直把你放在神坛上。你是一名审判者，我就成了小被告或者是适应不良的人。至少，你在我的眼中一直是地位非常高的人，并且拥有一种不可思议的力量。在某种程度上，我给你赋予了很大的力量——我把很多力量归功于你。真的，这有点问题——我有点像是匍匐在你的脚边，我是需要帮助的人，祈求你的慈悲。我想："现在你必须让他开心——给他一些东西让他不感到无聊。"现在情况真的变了。我现在觉得我们更加平等了。这句话里值得注意的是，患者详细地描述了她对治疗师的期望，这加强了记忆的真实性。患者即将"收回投射"（见本书p.261）——这是另一个结束到来的迹象。

上面所描述的微观层面的变化是随着时间的推移发生的，而且过程中没有患者的意识参与。这些改变并不是以改变声明的方式发生的，他们不受意志的支配。借用克里斯（Kris）的说法，它们是无意识重组的过程，是一种"安静的自我工作"。患者往往是最后一个注意或意识到变化发生的人。这应该被理解为患者已经"适应"了生活中的困难。它们是熟悉的，因此代表着安全。全力接受某些事情已经发生了改变（即使是想要的变化），也可能意味着某种威胁。在生活中迈出新的和决定性的一步是一种挑战，它可能会导致一种退行的需要，即个体不想离开"巢"。这个问题尤其可能在结束阶段被激活（见本书p.243"案例S"）。我们还想指出，正因为改变是缓慢的和"安静的"，所以有理由相信这是一个持续过程。它们不是精神内容的改变。它们也不基于意识形态基础。我们认为，这种存在方式的改变是表明结构性变化已经发生的最有效证据。

治疗改变以独特的方式整合在一起，在临床实践中，我们最感兴趣的是个体具体的改变过程——而不是患者在预先确定的改善标准上的评分。

从临床角度来说，治疗的目标是个人定义的，而不是基于理想或理论的结果变量。就微观层面的变化而言，这些变化应与个体的最初状态相联系。患者就是自己的测量（标准）。这并不意味着个人评估是独立于理论的。人格发展理论和精神病理学告诉了我们什么是本质的变化。

微观层面的变化是治疗师的主要观察基础。在更宏观的层面上，它们可以列为以下类别：(1)与他人的关系，(2)与自己的关系，(3)结构弹性，(4)体验深度。每个类别的问题示例如下。

1. 与他人的关系

与主要客体的关系是否更加协调？

是否减少了对对方具体存在的依赖，是否自己就能行使功能？

是否能够在此时此地直接地向他人表达自己的感受和需求？

与过去相比，这个人是否在更大程度上与周围的人产生了建设性和有意义的互动？

2. 与自己的关系

"我"的感觉和作为自己生活的"主理人"的意识是否变得更强了？

这个人是否比以前更"放松"在一种"足够好"的感觉中？

这个人可以在适当的时候说"不"吗？

这个人可以完整地表达自己，并向他人表达反对意见吗？

3. 结构弹性

防御是否不像以前那么僵化了？

这个人可以把控制权留给别人吗？

这个人是否已经不那么严苛——是否不那么"紧迫"了？智力过程是否更少被强迫进行？

4. 体验的深度

这个人可以在生活中体验快乐吗？

这个人可以专注于一项任务吗？

这个人更活在当下吗？

这个人可以"卸下防备",让自己被感官印象吸引吗？

目标是什么时候达到的？

什么时候可以说，与主要客体的关系已经适当地和解了？

什么时候可以说，僵化的控制模式和性格特征已经被合理地软化了？

这些问题的答案在很大程度上取决于难以量化的观察结果。它们主要是定性的，因此，我们可能无法准确说明治疗何时可以结束。无论是对治疗师还是患者，这都是一个需要判断的问题。决定性的因素是治疗是否达到了患者能够继续自己解决生活问题的程度。在这种情况下有一个变量：对患者来说，在当前生活处境中，什么是他向往的和现实的？虽然精神分析以整体视角为出发点，但治疗并不一定以人格所有部分的变化为目标。

患者和治疗师有时会在何时结束的问题上产生分歧：治疗师认为进一步治疗是有用的，而患者想要结束。这种情况的处理也涉及伦理的维度。在我们看来，首先应该尊重患者的自主权，这意味着个人的评估应该受到重视。接受精神分析治疗必须是个人的选择。如果治疗师和患者的"计划"之间有冲突而无法解决，治疗师必须能够放手。总之，治疗师必须明白，不同的患者可能有不同的目标，这可能是不同人格结构期待不同种类的收获的问题。重点是，目标不一定建立在理想的愿望之上。个人考虑是首要的。

有时，"目标"还未达成，治疗就要结束了。也有可能出现治疗不再有进展的情况，也就是说，治疗不再富有成效。有关治疗进展的问题要进行持续的评估。在一节会谈后，治疗师可能会有一种没有任何进展、被搁浅的感觉——治疗进程已经停止了。出现这种感觉可能可以拓展我们对临床图景的理解。也许是因为治疗师困于某种特定的治疗过程的概念，也许治疗师体验到的治疗过程不再前进就是实际上已经停止的迹象。在这种情况下，被卡住的体验自然会导致（我们）反思是否要结束治疗，即使患者仍然希望来参加会谈并继续治疗。在这方面，我们要强调治疗师的责任。不继续进行没有效果的治疗是一种职业和伦理责任。"永恒的"分析可能表示治疗师和患者共享了一个神奇的想法，即只要继续分析，转换"有一天"终会发生。分析是达到目的的手段，而不是目的本身。

一个痛苦的过程

贯穿本书的一条主线是：每一个治疗过程都是独一无二的。治疗一个患者的方法与另一个患者的不一样。结束也是如此。每个人都有自己的结束方式 [1]，但同时，一些整体考虑通常是有效的。一个成功的分析意味着患者已经对治疗师和治疗产生了依恋，而不仅仅是认知上的"意见交换"。这意味着结束不是一夜之间发生的，而是一个阶段的开始。患者和治疗师会在更早的时间决定一个结束日期。虽然结束阶段持续几个月是很常见的，但没有规定要求结束阶段应该持续多长时间。结束是一个悲伤、抗议、焦虑和接受的时刻。当做出决定时，治疗师有必要对可能激活的强烈感觉表示理解和尊重。同样必要的是，治疗师坚持自己的决定，不屈服于患者的诉求，而是坚持告别的现实。正是在这样的态度下，患者才可能放下儿童式的依赖，找到自己作为独立的成年人的位置。谢尔德鲁普生动地描绘了这种情况："对躺在躺椅上的患者来说，他似乎是悬在悬崖的边缘——在数千米高的悬崖之上。而对坐在旁边的治疗师来说，患者离地只有25厘米"（私人通信）。这一评论反映了幻想和现实之间的全部差距。首先，它表明真正的恐惧存在于想法中。这种焦虑的根源在于儿童式的想象。其次，它表明治疗师是一个理解共享体验的人，同时也是一个独立的他者，他代表着现实——就像一个有安全感的父亲，可以安抚焦虑的儿童（Killingmo, 2004c）。

下面我们将提到案例 S 的治疗结束阶段。这段叙述具有丰富的细节，它是特定于这个个体的，但也告诉了我们一些关于精神分析治疗的一般性的东西。

接受了四年半的治疗后，S 的生活状况发生了翻天覆地的变化。她不再沮丧，在设计师的工作中充满创造力。在过去的两年里，她与一个满意的对象建立了稳定的关系。治疗帮助她摆脱了内心的退缩。在开始接受治疗之前，她一直觉得自己没有活在这个世界上。她从根本上怀疑她的经历和感觉是否真实。通过治疗，她逐渐更相信自己的体验，也更能感觉自己有权感受到自己的感受。S 现在看起来是一个相当独立的年轻女性，能够处理生活中的困难。治疗师认为治疗很快就可以结束了。但他们发现自己仍然处于富有成效的治疗过程中，仍然有冲突的材料要继续分析，S 经常表达分析对她是多么重要——在许多方面，它是她生活的基石。

大约在实际结束的十个月前，S 提起了这个话题，双方展开了以下对话。

> S：我们有很多合理的原因可以现在结束工作，但我只想继续。如果这只是我一个人能决定的事情，我会继续。也许只有到不得不结束的时候我才会结束。但我觉得这样太自我中心了。
>
> T：自我中心？
>
> S：你可能认为应该结束了。
>
> T：好像你把结束的问题推给了我，它变成了来自外部的东西，不是你的决定，而是你不得不向它屈服的东西。它似乎不是你需要关心的。
>
> S：是的，就像这样。就像有一个不是我的原因告诉我必须尽快结束。

治疗师既觉得松了一口气，又觉得沮丧。她认为 S 自己提出结束的主题是一件好事，尽管她是以消极的方式谈到的。与此同时，治疗师觉得自己被抓住了，被置于刽子手的位置上，因为 S 把结束看作治疗师的问题。治疗师的反移情是恼怒："她自己就不能承担结束的责任吗？"治疗师感觉这是一个绝佳的机会，可以朝向必然会到来的分离的方向温柔地推一下 S。因此治疗师选择将 S 的反应诠释为放弃责任。与此同时，她事后对自己如此快地进行诠释感到震惊。她的行为是基于反移情吗？她是否在某一刻变成了那个冷漠无情的、"可能"认为 S "应该结束了"的人，S 眼中的那个人？很快，治疗师有了新的观察，她认为她没有捕捉到的正是 S 需要留在分析的安全怀抱中，以及对说再见感到恐惧。在这一节的剩余时间里，她纠正了干预过程，并说出 S 需要有一个地方来展示她所关注的事情。这种需求在她早期的生活中没有得到满足。

不管怎样，"结束时间"现在已经被提上了议程，而且在 S 的倡议下，结束日期是在几个月后确定的。不久之后，双方发生了以下对话。

> S：一切都变得更容易了。与此同时，我有点担心，结束治疗后，我无法独自继续下去。我害怕这些改变会停止。虽然我已经走得更远了——我只想继续——走得更远、更远。变得更加自由。如果我不再来这里，我害怕改变就会停止。
>
> T：是的。
>
> S：来这里真是太好了……我只想继续来。
>
> T：是的。

治疗师肯定化的"是的"传达了"它可能就是这感觉"的含义。她明白，经过长期的治疗，S 对她产生了依恋，害怕说再见，不敢自立。该主题在整节会谈期间不断重复。S 变得越来越坚持，宣称继续来治疗会很好。一段时间后，治疗师对材料的体验发生了变化。她越来越觉得自己被放在了被告席上。她在某个阶段甚至感到内疚：我犯错了吗？真的到了结束分析的时候了吗？S 得到的已经"足够"了吗？同时又觉得不耐烦：她有可能会完全满意吗？有可能会"足够"吗？基于这种感觉，治疗师做出了如下评论。

> T：似乎你在告诉我，你对我们要结束治疗的事实感到不满。

　　S：绝对不是。我很满意。（坚持）但是，你必须要允许我希望好的
　　　　东西应该继续下去！

　　此时，治疗师面临双重话语"我很满意！"和潜台词"我指责你！"。
她问自己：这是与我自己的分离问题有关——我需要将其作为私人问题
来处理（治疗师的移情见本书 p.154），还是与反移情有关——是对 S 无意
识施压的反应？ S 的抱怨主要不在于话语的文字内容，而在于非语言信
号。最重要的是治疗师在这节会谈中对 S 坚持希望继续治疗的反应，这
种态度本身表达了被否认的不满。另外，S 说话的声音平淡单调，身体姿
势给人一种克制的感觉：这里有没被直接表达的感受！有趣的是，S 对
自己的语气发表了评论：我想知道为什么我用这种抱怨的声音说话——
我不是在向你表明我很开心或者很高兴。S 可能意识到自己身上有两种
"声音"——一种表示满足，另一种表示愤怒，因为她没有如愿以偿。抱怨
的语气见证了旧的委屈。她正在对一个客体说话——一个内化的母亲表
征——在她最需要的时候，母亲没有回应她，而且她仍然对这个内化的母
亲怀恨在心。在移情中，治疗师被分配了一个令人沮丧的母亲角色，S 可
以通过拒绝感激来惩罚她："母亲（治疗师）不应该觉得她给了我什么。她
不会逃脱惩罚的！"有一次，治疗师诠释了 S 无意识惩罚她的愿望："这看
起来像我在做违背你意愿的事情，你再次感到没有得到需要的东西——
就像你对母亲的感觉一样。当你坚持需要继续治疗时，可能是在告诉我，
我没有给你你需要的。这可能是一种惩罚我的方式。"尽管 S 没有立即同
意这个诠释，但她也没有抗议。会谈结束后，她坐起身，斜眼看向治疗师，
带着一抹微笑说："我认为你基本上是对的。"
　　在这个过程的这一点上，与结束相关的核心关系主题已经被激活。
治疗师和 S 的关系是一个很好的联盟，它承载了抗议和惩罚的愿望。然
而，在接下来的时间里，S 一次又一次地重复，她只想来这里，来这里，
来这里！突然在一次治疗中，治疗师想到了"贪得无厌（insatiable）"这个

词——S 有点贪得无厌——有点贪婪。治疗师琢磨着这个想法——她通常不会从这个角度来思考，并担心这个主题的概念化会被 S 体验为批评。但她还是决定冒个险。

T：似乎这里有种无法被满足的感觉。

S：是的，我什么都想要！

也许这个主题对治疗师来说比对患者更难。虽然 S 可以在一定程度上认识到并承认自己贪婪的需求，但这并不等同于她准备放弃这些需求。她的确什么都想要！在某一时刻，好像失去了所有的工作视角。S 不惜一切代价也要继续治疗。她确信她自己无法独自应对生活。她表示，如果治疗结束，那么她也要结束一切。有段时间，她坚称自己是被骗了才会答应结束的安排！有时治疗师会怀疑这是不是可持续的。S 退行性需求的力量使治疗师一度怀疑 S 是否适合分析。治疗师邀请 S 通过一个漫长的过程与自己建立了联系，让 S 的需求被打开却不能被修通？

一种相反的感觉与怀疑并存：事实上，S 能够允许自己公开地展示这种退行的需求恰恰证明了分析过程中的深度信任。在这种情况下，治疗师认为任何形式的干预都是不够的。我们要做的是作为接收器和容器，经受住暴风雨的考验。治疗师必须相信问题会解决的。她面临的挑战是如何保持一种独立的心理位置，既不证实 S 对自立的恐惧，也不让自己被威胁操纵。治疗师可以给出类似以下温柔的干预：是的，人们在接过对自己的掌控权时，可能会有这样的感受。这传达了一种理解，即放弃处于安全拥抱中的儿童位置是困难的。的确，正如卡琳·博伊（Karin Boye）在她的诗《当然是痛的》（*Of Course it Hurts*）中所写的那样，"当花蕾绽放时，当然是痛的"。[2] 渐渐地，S 似乎可以接受治疗师涵容性的态度，并把它变成自己的——"这就是它可能的感觉"——也许这种肯定化（见本书 p.202）帮她放下了索求的态度，接受了现实。在最后一个阶段，她能够公开表达对自己得到的一切的感激：

谢谢你给了我新的生命。我将永远感激你把我从空虚和疏远中、从内疚和羞耻中拯救出来。感谢你在这无尽寂静的时刻里的耐心。它们不是无用的，而是给了我存在的感觉。你给了我深刻的内在价值感。[3]

我们描述了这场长达十个月的结束阶段，首先是因为它说明了长程治疗的结束可能激发的情感力场。我们在 S 身上看到的那种深度心理退缩，只有当对失望和拒绝的恐惧在移情中行动化时才可能得到修通——这个过程是通过对治疗师的依恋发生的。结束是一种分离，可能包括害怕被抛下以及与告别有关的悲伤。在已经建立起依恋关系的治疗中，放弃一个似乎是安全和归属感来源的客体可能是痛苦的。结束很自然会引起一种阻抗——重要的是，我们要意识到，这种阻抗是在分离成为事实（即双方同意结束）后才会充分展现。然而，即便分析延长，阻抗也不会减弱！

但我们想要强调的是，没有任何规则表明精神分析治疗的结束一定会像案例 S 那样以如此强烈的方式发生。在这个例子中，永远停留在一个封闭的、接受位置的潜在儿童式期望在光天化日之下被揭示了出来。对大多数患者来说，结束是逐渐发生的，而且患者越来越适应这一现实。对自己负责自然会引发不同形式的抗议，失望、破碎的幻想和愤怒是结束阶段的常见感受。结束阶段经常会挑战治疗师自己关于分离的问题，这些问题可能表现为对评估的怀疑：结束是明智的吗？没有我，患者能行吗？我应该再给他一点时间吗？具有决定性意义的是，治疗师可能会理出哪些议题是她自己的（从而促进产生自由的部分），而不是确认患者的确不能自我负责。当然，前提是不能自我负责的感觉可以被涵容和肯定化。

S 治疗的结束也示范了治疗过程中被精神分析称为修通的那一部分。它在于患者逐渐熟悉自己对放弃早期心理立场的阻抗。理解自己重复的存在和关系模式是一回事，而克服它们要难得多。对 S 来说，挑战是放弃在生活中事事顺心的要求。这是一个在治疗过程中反复出现的主题，一个 S 已经获得了相当多的洞察的主题。从一个角度来看，结束阶段的剧烈反应可能看起来像是退步。"修通"包含了前进两步和后退一步的概念，即更深层次的改变必然是一个渐进的过程。这样的修通可能会对治疗师的耐心造成挑战 (Freud, 1914a)。但与此同时，这也是整个过程中促成更深层变化的一部分。

基于理论的目标概念化

上文中我们讨论了结束治疗的临床标准。在这些标准的背后是一些更普遍的标准化判断。精神分析一直未能从理论上对治疗目标做出精确而统一的表述。但这样的尝试并不少见 (Sandler & Dreher, 1996)。比如，"解放力比多""高潮的能力""性器的优先""彻底解除超我""新的开始""自主性""抑郁心位""自我观察的能力"和"对不安全感的耐受"。我们可以认为，有这么多不同的概念化是因为问题本身是如此复杂，没有明确的答案。如果事实的确如此，我们必须接受同时存在几个有效答案。这也可以从另一角度进行理解，不同的学派传统使用不同的术语，因而产生了这么多不同的概念。弗洛伊德冷静地表达了自己对精神分析治疗目标的看法："毫无疑问，命运会比我更容易解除你的疾病。但你要说服自己，如果我们能成功地把癔症性的痛苦转变为普通的不快乐，你会收获良多。有了健康的精神生活，你将能更好地武装自己来对抗不快乐"(Breuer & Freud, 1895, p.305)。因此，这种治疗并不能保证幸福。精神分析治疗的目的是软化人格中由冲突导致的僵化、重复、锁定——尽管治疗目标并不是毫无冲突的生活。[4]

精神分析产生了两种截然不同的心理健康观点。一方面是"美化本能的人"，它在思想史中起源于浪漫主义的非理性主义。另一方面，一种根植于启蒙时代的相反观点认为，"完全理性的人……通常被视为健康的典范和理想的形象"(Hartmann, 1939, p.9)。与以上争论一致的是，霍尔特（Holt, 1965）讨论了对人的不同看法——浪漫主义和启蒙主义的观点——如何沉积在精神分析的目标中。驱力心理学的健康理想表现为"性器的""高潮的能力"等，而自我心理学的目标则是"自主性"。自我自主性的观点将精神分析从过于"酒神（Dionysian）"的视角中"拯救"出来（Holt, 1965）。二者对精神分析的健康概念都是必要的："最理性的态度不一定构成适应最佳的态度……理性必须将非理性作为设计中的一个元素"（Hartmann, 1939, pp.9-10）。

在这种背景下，治疗师成为规范的监护人。任何干预都包含内隐价值。治疗师的价值观并不是预先设定的，精神分析治疗师甚至在什么是"现实"和"理性"这一问题上都存在分歧。这些概念涉及我们生活在什么样的世界里，对自己的期望是什么，必须接受不适和痛苦的程度——不同的人对这些问题的回答是不同的。我们不可能只谈论一个现实："我们身处现实的不同的视角的领域中……它部分源于主体性"（Schafer, 1970, p.279）。谢弗绘了四种不同的视角：滑稽的、浪漫的、悲剧的、讽刺的。它们都是精神分析理解方式的组成部分，尽管不同的治疗师会在不同程度上认同不同的视角。治疗师的私人世界观也不能被视为一个在临床水平上被孤立的抽象的实体。治疗师的视角以一种微妙的方式影响着所有干预，甚至是具体的措辞（Strenger, 1989）。

注　释

[1] 坎特罗威茨（Kantrowitz, 2015）基于对 82 名过去的患者的采访，论证了有无数种方法可以让治疗过程得到满意的结尾，而且每段治疗都以自己的方式结束。我们处于特定性的领域。

[2] 这首诗的开头是："当花蕾绽放时，当然是痛的。/ 否则春天为什么犹豫？"由珍妮·纳恩（Jenny Nunn）翻译成英文（Boye, 1985）。

[3] 来自治疗结束时给治疗师的信。

[4] 自然与文化冲突的观念根植于强调人性中非理性部分的浪漫主义。叔本华（Schopenhauer）和尼采（Nietzsche）等哲学家声称，文明需要抑制性和攻击性等自然倾向。然而，在尼采看来，理想是表达自然倾向——"权力意志"——而弗洛伊德的精神分析的特点是认识到驱力必须被驯服，冲突是生活的一部分。

第三部分

改变的理论

第十四章

※

治 疗 方 面

意义的确立

心理治疗中的所有变化是否都可以追溯到一些可描述的、在不同形式的心理治疗中都很常见的因素？这样的想法很早就存在，现在有一些共同因素也已经被提出来，例如，与可以激发希望、为困难提供诠释并提供可能的解决方案的助人者有很重要的情感联系（Rosenzweig, 1936; Frank, 1973; Wampold & Imel, 2015）。近年来，我们所说的这种关系因素得到了强调，被认为是核心的共同因素。这些因素与精神分析的思维毫不矛盾。然而，从精神分析的角度来看，关键是这些单一因素都需要嵌入理论网络。只有当考虑到整个网络，它们才具有意义和临床相关性。

在谈到精神分析视角的治疗时，很自然地要从"分析"概念本身开始。"分析"的意思是"分开（breaking up）和分离（separating）"，与化学家在实验室里的工作有相似之处，那么，为什么要谈及这个词呢？弗洛伊德的回答是，二者确有相似之处。精神分析学家根据症状追踪潜在的无意识愿望和冲动——就像化学家在分析的物质中分离出基本元素。同样，梦的诠释也是从对梦中单个元素的自由联想开始的（见本书 p.195）。完成分析之后会发生什么？不需要帮助患者进行新的、更好的元素结合吗？精神分析一直因为"太多的分析和太少的整合"而被批评（Freud, 1919, p.161）。然而，精神生活其实是不同于化学物质的：精神生活的整合不需要帮助，因为其有一种"统一和结合"的自动趋向（出处同上）。精神病理学的特征就是精神的分裂和割离。治愈之道在于促进自我内在的整合功能。当保持精神材料分裂的机制被澄清后，自我就能够将它们包含进来。这个模型假定在有机体中会发生一个组织过程。[1] 人类是创造意义的存在！一种完全凭空出现的焦虑，或者以陌生的意志形式出现的强迫性冲动，都被个体体验为是毫无意义的：这很可怕，尤其是因为这种现象对个体来说完全无法解释。当一个人寻求帮助时，他总是带着隐隐的"为什么"。[2] 这个"为什么"正是与精神分析治疗有关的。[3]

　　患者有意识的意义语境的中断是出于他自己的愿望和感觉不能被体验为自我体验的一部分。尽管这些被压抑的部分在动力学上仍然是活跃的，并以精神症状的形式表达出来。症状可以被看作一种妥协形成，它在抵御被禁止的愿望的同时，又以一种置换的和象征性的形式表达了这些愿望。例如，强迫洗涤可能是在回避，为了"洗掉"攻击性的感觉；而与此同时，全神贯注于"脏"又为被禁止的感觉提供了一些出口。经典精神分析就是朝向去揭示和翻译这种象征符号的转换意义的。其中最核心的就是患者可以意识到并将自己不想要的动机和意图——例如嫉妒、愤怒、爱恋——整合为她自我形象的一部分。这种洞察意味着，患者体验到潜在原因与当下生命议题之间的一种联系。令人费解的症状和情绪状态变得可以理解。洞察力被建立，被详细阐明，被细致区分。在精神生活中，某一层意义之上可能覆盖着更深的意义——意义层层叠叠。这意味着治疗师并不总是能理解患者材料的意义——有时这些意义是不清晰的。在走向意义的过程中，必须涵容和忍耐不确定性和混乱。

节　　制

　　如果我们假设精神疾病在很大程度上是起源于未被满足的、固着的需求和匮乏，那么似乎有理由假设"治愈"是通过满足过去没有得到满足的需求而发生的。在与某些患者的接触中，许多治疗师想要去满足患者的想法不断增加，而这些患者的病理正是基于照顾者缺乏共情和情感可及性。满足的概念是建立在这样一个前提上的：成人个体中的儿童式需求是有可能被直接满足的。[4] 精神分析却得出了不同的结论：让治疗有效的恰恰是需求没有被满足。在这里可能会有一系列的争论，争论为什么心理学并不支持将满足作为治疗原则。早期的匮乏感和渴望不会继续作为缺陷的简单状态，或者说作为嗷嗷待哺的状况而存在。失望、仇恨和报复心理——这是儿童对基本需求被拒绝的情感反应——迫使这些需求被构建为互相矛盾的需求，其特征是个体既想要又想拒绝那些提供给他的东西。另一个反对满足的观点是基于这样一个事实：原初客体的失败已经在儿童的幻想中得到了诠释。儿童创造出自己的结构。因为它被编码在具体思维模式中——通常是前语言的——这种儿童般的心理现实无法在成年期被激活。因此，满足的概念建立在一个过于简化的发展模型上。它没有考虑到婴儿时期经历的结构重塑。[5] 另一个反对满足的论点与移情有关。如果治疗师满足了移情中表达的需求，就失去了将它们作为与原初客体固着的关系中的愿望和需求来进行分析的机会。在这种背景下，可以说，满足需求就是夺走患者的分析机会！

不满足的原则是节制概念的核心。弗洛伊德（Freud, 1915b）在一篇技术著作中讨论了一例患者爱上治疗师的案例。患者的爱既不应受到谴责，也不应得到满足，而应加以分析。分析技术要求治疗师"不应满足这些渴望着爱的患者的要求。治疗必须在节制中进行"（出处同上，p.164）。尽管这里构成威胁的是色情的渴望和欲望，但毫无疑问，节制代表了一种普遍的态度。1919年，弗洛伊德反复强调，一定不能满足患者的愿望："拒绝他最强烈地渴望和表达的那些满足恰恰是有利的"（出处同上，p.164）。给患者他们当时想要的东西——无论是安慰、建议还是爱，都无济于事。相反，应该追求去澄清未被承认的冲突和感受，这些也是对治疗师提出的要求和愿望，也正因此，患者在自己的生活中无法找到真正的 满足感。满足这些愿望只能提供替代的解决方案。不满足的原则是精神分析治疗有别于其他所有治疗形式的首要区别。

最近几年，节制的观念受到了大量的批评。弗洛伊德作品的现代读者认为它表达了治疗师的冷漠和非人格化、甚至近乎非人化的态度。然而，弗洛伊德讨论的不是治疗师的情感态度，而是治疗性改变和真正的心理成长的条件。他说得很清楚，节制是一种治疗性原则。有一种误解认为节制描述的是治疗师在治疗情境中的外在表现。也有人声称，避开满足是不可能的。被倾听、被看到和被理解本身就是一种令人满足的体验。如果在这种广义的层面上使用满足感这个词，没有人会否认精神分析治疗是提供满足的。但与此同时，人们会失去认识满足作为治疗原则和治疗师的情感态度之间的区别的机会。这是两个不同的问题。

基林莫（Killingmo, 1997）对节制的概念和对概念的批评进行了彻底的讨论，并在那里推出了节制原则的升级版本：

> 在任何时候，分析师都应该移情地与患者的即时经验调谐。他应该通过肯定化态度向患者传达自我体验的安全和有意义的感觉。分析师应该以一种尊重的方式代表患者从发展角度进行分析。他应该以一种自由和自然的行为方式，提供一种具有关切和人类共情的分析环境。在这种全然的情感在场中，分析师应该放弃对愿望的满足，放弃接受在移情中活现的角色分配，不必考虑这些是来自关系还是来自本能。相反，他应该对它们进行分析，以便探究前因。考虑到这一点，分析的失败就是没有充分尊重患者的发展潜能。

（Killingmo, 1997, pp.157–158）

回忆和重构

癔症患者"在很大程度上受到回忆的折磨"（Breuer & Freud, 1895）。为了使患者恢复健康，必须唤起和重温痛苦的童年记忆。最初的模型中，回忆和情绪的释放（宣泄）是治愈的因素。尽管弗洛伊德用自由联想的方法修正了他的治疗模式，回忆仍然是治疗的核心原则。目的是一样的："从描述性的角度讲，它是为了填补记忆中的空白；从动力学的角度来说，是克服因压抑而产生的阻抗。"（Freud, 1914a, p.148）一个关键的隐喻是考古（即发掘）："分析性治疗……不寻求添加或引入新的东西，而是要带走一些东西，让一些东西显现出来"（Freud, 1905b, p.261）。从这个角度看，建立意义是与意识化和重新整合被压抑的记忆相联系的。

记忆模型遭受了尖锐的批评，尤其是在最近的记忆研究中。在讨论这一批判之前，我们有理由特别指出，弗洛伊德是没有提出关于人类记忆如何运作以及如何回忆过去的完整模型的。然而，在这个语境中有两个核心概念，"重构"和"事后性（Nachträglichkeit）"。当考古的隐喻涉及回忆起过去的历史真相时，重构的概念意味着过去的记忆得到了构建。弗洛伊德（Freud, 1918）在对"狼人"的讨论中坚持认为，决定性的经验和事件往往不能作为记忆再现，"而必须从各种迹象的集合中逐渐而艰难地推测——构建"（出处同上，p.51）。所谓的原初场景对焦虑发展的意义就是一个例子[6]。弗洛伊德强调，"狼人"目睹的场景被想象所染——有很多东西被添加进了"一个好奇的儿童后来的愿望"（出处同上，p.58）。然而，儿童想象的场景产生了和真实场景一样的心理效果。弗洛伊德的结论是：幻想的经历也可能被体验为创伤性的。同时，在工作中，他始终强调真实的童年经历的重要性。因此，"历史现实"和"重构"的概念常常被放在一起，处于一种辩证的紧张关系中。

对某一事件的记忆也可能在事后被镌刻上情感的意义（"事后性"）。

那么，事件本身并不是造成创伤的原因，而是后来被纳入了一种新的理解。情感意义是回溯性地创造的，记忆是根据个人当前的经验重构的。"事后性"这个概念证明了弗洛伊德对记忆复杂功能的理解，以及过去和现在如何在微妙的相互作用中塑造主观体验状态——自我持续的组织功能的表达。这个概念也可以用来提醒心理治疗师"不要把考古的隐喻太当真"（Gammelgaard, 1992, p.115）。然而，今天的问题是，"事后性"是否仍然需要被保留为一个独特的概念。[7] 我们的观点是：对这一概念所指的心理现象进行更普遍的描述，即记住重构总是存在，将有助于精神分析与一般心理学的整合。

现在我们来谈谈回忆作为治疗原则受到的批评。福纳吉（Fonagy, 1999a）以现代记忆研究为起点，反对了"填补记忆空白"这个观点，虽然该观点自弗洛伊德的原初理论以来已经得到修正，且仍然是精神分析特征的既定观点。现在没有证据继续支持此观点，再维持这种观点对精神分析是有害的。重点是，那些以占统治地位的客体情节为基础的重要经历和创伤性事件，可能发生在记忆系统形成之前；而记忆系统的作用是用叙事——"故事"来表征这些经历和事件。研究发现，记忆不是由一个，而是由多个系统组成的。有两个对精神分析治疗很重要的系统，它们之间有明显的区别。一个是陈述性或外显记忆，另一个是程序性或内隐记忆。陈述性记忆储存经验、事实和事件，这些记忆以语言或感官图像的形式被表征，属于可以记住的过去。陈述性知识是象征性的，因为它总是有参照，但它可能是意识的、前意识的或无意识的。这个系统中与分析师最相关的部分是所谓的个人或自传体记忆。

程序性记忆指的是关于某事如何完成的信息。它是技能和学习动作序列的基础。儿童知道如果表达强烈的愤怒、寻求安慰等会发生什么。也就是说，在家庭中适用什么样的情感规则。陈述性的知识是可以被回忆起来的，而程序只能通过行动来表达。程序性知识表征的是非象征性的知识。这两个记忆系统是相互独立的（Damasio & Damasio, 1994）。因

此，当早期记忆无法被回忆时，并不一定是像精神分析通常认为的那样
被压抑了，而是因为它们从未被编码和存储在一个能够被回忆的系统中。
早期经验是内隐的，例如通过所谓的情绪程序（Crittenden, 1990; Clyman,
1991）。

陈述性记忆和程序性记忆之间的区别对于理解治疗性的改变过程具
有相当重要的意义：

1. 这意味着，有些经历可能无法以语言表征的记忆形式被回忆——即
   使是在最长时间的分析中也是如此。这意味着，作为自动程序存在
   的自体-他人关系的内在模型是意识无法接近的。然而，这并不意味
   着它们不能被重构和被重新赋予意义（Anthi, 1983）。

2. 核心客体关系作为程序存储在性格特征中，扩展了对精神分析的客
   体或材料的理解。弗洛伊德专注于症状、幻想形成和冲突的象征表
   达；而性格特征的概念意味着更广阔的视角，包括存在方式、态度
   模式、认知风格、注意功能、肌肉运动，简而言之，即患者的整体
   行为（Anthi, 1986a）。更近期的概念——"与他人相处的存在方式"
   （Stern, 1994）——将注意力引向治疗关系中呈现的存在方式。我们
   所谓的人际策略（Killingmo, 2001b）也包括这样一个观点：存在方
   式中包含着无意识的信息和对对方特定反应的期望。程序的概念指
   的是存在方式如何被"储存"，这些已经被程序性储存的东西可能
   在未来和精神材料一起被组织，被语言或象征符号所表征，之后可
   能通过诠释被潜在地触及。

3. 程序是通过彼此互动实现的。因此，患者通过与治疗师在一起的方
   式——而不是叙述的内容，来交流关于他自身的特别之处。只有当
   治疗师有意识地将注意力转移到潜在的存在方式时，它们才会发生
   改变。治疗的焦点从患者叙述的内容转移到此时此地发生的互动。
   情感在与治疗师的关系中被行动化，并因此成为进入内在情节的绿
   色通道，这些内在情节无法用语义和象征方式表达。在这一点上，

现代的记忆研究支持临床精神分析中移情的特殊意义。

4. 对程序的关注也对如何定义洞察的概念产生了影响。治疗上富有成效的洞察首要关注的并不是考古隐喻指出的被压抑的材料。而是关于洞察一个人是怎样的人——他与他人关系中的存在模式，邀请他人与其跳什么样的"舞蹈"。在此基础上，我们可以断言，解除压抑不再是治疗性改变的唯一机制。使内隐的客体关系进入意识成了一个决定性因素。

5. 将一个人的注意力转移到实际的移情情感上，这确保治疗不会停滞在呆板的理智化和寻找前因当中——停滞在过去。这个视角是关于一个人如何在当下的关系中阻滞、隐瞒和歪曲的。

上述观点很容易被接受，从而让我们在治疗实践中完全依靠此时此地的观点（见本书 p.163 "此时此地"），而摒弃了历史观点。然而，这两种观点其实并不是相互竞争的。精神分析治疗的洞察力工作的一部分在于患者和治疗师一起创造出一幅合理连贯的画面，描绘出患者的人格在当下是如何运作的。而历史观则意味着在自己的过去中体验情感联系，这有助于产生深刻而有意义的洞察。尤其是在创伤患者的治疗中，与患者的传记真相取得联系可能至关重要（Bohleber & Leuzinger-Bohleber, 2016）。移情中活现的"具身记忆"[8]——被治疗师的反移情所捕捉——可能就是通向患者重要传记事件的入口。这样，历史也助力了治疗师扩展对患者人格动力学的理解。

榜 样 学 习

自我组织的改变是通过与客体的对话实现的，这个客体的自我系统比患者本身更细致、更分化。这个过程中的一个重要机制是认同。认同是一种心理机制，存在于个体像他人一样感觉、思考或行动的过程中。

认同是无意识地发生的，并且预设了一个前提，即自我表征和客体表征之间的区别已经建立并持续存在。治疗师是一个榜样，而患者"接受"了更适应的思维方式、态度模式、存在方式和行动选择。对治疗师反思模式的认同尤其重要（即心智化，见本书 p.38）。治疗师将患者对自己和他人的表征视为一种精确的表征。它们并不等同于现实，而是患者的建构、意图和归因的表达。当个体被始终如一地视为有意图的、心智化的存在时，她就能逐渐内化自己作为自己世界创造者的意象（Fonagy & Target, 1996）。当然，说治疗师是榜样并不意味着患者应该变得像治疗师一样。在这种语境下，要区分人与功能模式的榜样之别。想要变得"相似"的愿望，以及钦佩和理想化治疗师的需要，都应该得到治疗性的修通。另一方面，认同指的是"接受"特定的功能方式——比如更细致的问题处理、更现实的态度、更宽容的人际存在方式以及更独立的自体表征。

收 回 投 射

移情显化了患者的反应，比如患者预期自己会遭遇轻蔑的注视、傲慢的微笑或者严厉的斥责。因此，我们的注意力可能被引向自我内化的价值、道德规范、禁令和禁忌——它特有的"超我行话"。当治疗师没有以患者预期中的严格态度回应时，治疗师就变成了一个"辅助性超我"（Strachey, 1969），它管理着比储存在古老的超我内摄中的观念更现实和更新的观念。谢尔德鲁普把精神分析治疗称为伟大的再条件化（re-conditioning）实验（即舍弃旧的回应模式）。患者总是对治疗师的回应有所预期。当这些预期没有达成，重新获知的可能性就出现了。通过这种反复的经历，我们可以假设预期水平会逐渐下降。一种试探应运而生（Weiss & Sampson, 1986）：治疗师也理解和赞成这一点吗？事情来临时她会反击吗？如果治疗师通过了患者的试探，患者将会体验到预期和当前的治疗关系中发生的事情是不一致的。这种体验可能具有情感矫正的作用。

矫正性体验被强调为治疗性改变的主要因素（Alexander & French, 1946; Hartmann, 1999）。当涉及打破哈特曼（Hartmann, 1999）所说的"功能失调的信念和预期"时，把治疗师体验为不同的和"新的"客体无疑是非常重要的（p.174）。然而，在我们看来，纠正性体验本身并不能产生更深层次的变化。虽然治疗师不再像预期那样反应，但这并不等同于"内摄"停止了反应！因此，有必要诠释内化的表征。在我们看来，"矫正性情感体验"这个术语并不准确。矫正性体验的核心心理机制最好被描述成"收回投射"（见本书 p.238 的例子），而这很难在没有诠释的情况下发生。[9]

放　手

精神分析治疗常常涉及与现实的痛苦相遇。一个人可能意识到，母亲未能看到她强烈的需求；而另一个人可能认识到，父亲是如此严酷无情。抛弃对理想父母的幻想是必须的。魔法般的希望与"要是"或"倘若"的想法相关（Akhtar, 1991）——相信如果做出不同的选择，一切都会更好，或相信"解决方案"存在于未来；这种想法阻碍了个体直面现在。这种情况是一个接受现实本然的问题。在治疗过程的这个节点上，"放手"是一个合适的意象。放弃对父母或其他客体本应该有所不同的要求很困难。坚持对过去的指控还可能有一个重要的因素，那就是报复："他们不能逃脱惩罚！"放弃这些要求就等于接受世界并不像自己希望的那样——你放过了世界！个体必须放弃旧的期望，换句话说，要意识到车已离站。只有接受不可能，可能之事才会真的成为可能。这是一件幻灭且失落的事情，它也意味着哀悼的过程是精神分析治疗的一个治疗因素。每个人的丧失感各不相同，可能会经历爱的丧失、归属感的丧失和自我独特性的丧失（自恋的丧失）。放手可能会激发一种儿童般的无助感，一种天塌地陷的感觉。这些感觉通常只在治疗的终止阶段出现（见本书 p.243"案例 S"）。

关于哀悼，弗洛伊德写道：

> 为什么力比多从客体中脱离出来会是一个如此痛苦的过程，
> 这对我们来说是一个谜……我们只看到力比多如此依附于客体，
> 并且绝不会放弃那些丧失了的东西，即便替代之物就在手边。
>
> （Freud, 1916, pp.306-307）

尽管本书中不谈论力比多，而是谈论对客体表征和自体表征的情感依恋，毫无疑问的是，弗洛伊德在这里表达了一种人性深层的引力。也许总会有一些东西让我们无法放手？

洞察力和行动

在精神分析治疗中，洞察力是一个首要的治疗因素，它隐含在我们前面讨论的所有部分中。然而，仍有一个问题：洞察力的哪些方面导致了行为和生活态度的改变？首先，应该明确精神分析的洞察力概念并不等同于基于逻辑的认知理解。洞察力是建立在改变自体体验的自身经历之上的。这意味着概念本身包含着一个变化的元素。如果一种洞察力缺乏这种唤起的维度，它就不是精神分析意义上的洞察力。然而，我们相信有一种洞察力体验，它与现实的经验交替出现。精神分析治疗过程的特殊性在于那些主体性体验的时刻，它们不时出现，带着新奇的变化。换句话说：在体验和行为改变之间有着内在联系。在接下来的内容中，我们将描述体验的三种截然不同的性质，我们认为它们具有改变的潜力。这三者是"醒来""我所感"和"我所思"。

第一种——"醒来"——患者自己的话能最好地说明问题：

> 我看啊看，还是看不清楚。我有点不太清醒。这是一种可
> 怕的体验：我只是作为一个思想生物而生活，没有感情。但现
> 在，有时事情会离我近些，变成我的事。发现一切都成为布景真

是太可怕了。一切都死气沉沉。当我还是个孩子的时候，我就有这种感觉。我看不见，也没人看见我。

我从迷雾中走出来了。

好像我和现实之间的玻璃墙消失了。

（Schjelderup, 1955）

或者像另一位患者所说："简而言之，我发现生活是我自己的责任。"这些陈述指向存在性体验的时刻，暗示着一种存在于世或与世界关联的不同以往的方式。

第二种——"我所感"——指的是真实的体验。患者在进入治疗时，对自己与他人的关系往往抱有刻板和传统的观念。他们会对父母、伴侣和孩子说"好""棒""还不错"。然而，这些都是具有表面和理想化特征的语义概括，缺乏真正的情感感受。一个典型的例子是，某人被教导说冲突只会导致斗争。在治疗过程的短暂一瞥中，这个人"看到"自己多年来一直对自己的另一面视而不见，他感到自己实际上是在生气。正是这种真实的感受，让他对"我"有了更强烈、更丰富的体验。我们可以说，真实的体验包含了一种"拥抱"："这就是我所感受到的。"这种情感与自我表征有关，并能带来改变。

第三种——"我所思"——指的是体验到自己的心灵"器官"是如何工作的。接受和反思周围环境的方式通常是个体自动功能模式的一部分。它与个体本身是一体的。一个人无法意识到自己的"风格"特点。通过治疗师具体而持续地强调患者如何听到和使用治疗师的评论，以及在治疗期间如何在心理上"工作"（Feldman, 2004），患者最终会被带到一个位置，在那里"捕捉到"自己的形态。他会对"这就是我所想的"这一认识感到震惊。鉴于这种体验，旧的方式不再是一种自动化思维。真正的变化发生了。

我们在这里描述的体验品质可能是短暂的，它们唤起情绪的属性稍纵即逝。即便如此，即使它们走了，曾经被体验过的事实将使它们更容易失而复得。随着时间的推移，这种反复的体验对锚定、深化和加强改变的效应产生了累积效果。这三种体验品质的共同之处在于它们的感官特征。它们是关于"看""感觉""感知"，是关于一个人的功能和身体的模式。它们是强化的现实经验的表现。一般来说，相比于基于认知的理解，感官体验与行动之间的联系更为紧密。确切地说，直指感官的洞察力使其更容易转化为行动。更为根本的是，它关乎那些有助于将患者的基本态度从被动转变为主动的洞察力。

治疗师的存在

我们会假设每个治疗师都通过存在和出现的方式以及自己无法控制的微表情自发地交流其情感态度。与此同时，我们也会假设，患者根据治疗师的情感信号调整自己的情感模式，无意识地登记了这些内容。这种考虑为治疗因素问题增加了一个新的维度。我们通常认为，治疗师的临床经验、技术技能和对移情-反移情动力的关注是对治疗过程产生有效影响的最重要因素。然而，如果采用以程式化存储的情感进行工作的理念，那么一个治疗师可能在实现上述品质上成绩斐然，但同时，治疗师的"存在"也包含了他自身的反感。不难想象，假如治疗师的攻击性或不耐烦的情感被编码到这种程式化层面中，可能会对患者产生一种潜在的威胁，而患者会无意识地保护自己不受威胁，比如通过某种微妙的固守。患者的情感组织记录着：此处危险，不可敞开心扉。

这一点促使我们重新回到"分析性空间"（见本书 p.89）和"分析性态度"（见本书 p.167）两章讨论的议题。分析性空间的安全不仅是通过稳定的框架传递的，同时在更深的层面上，还是治疗师在自发的存在方式中表达出来的情感信号所传递的。同样的考虑也适用于分析性态度。治疗师可能会赋予治疗关系一种紧迫匆忙的特征，这无法为患者自己的节奏提供平静和空间（Killingmo, 1984a）。现代客体关系视角也进一步强调了这一观点的重要性。我们的目的不再像经典分析那样是为了"解开"谜团，即所谓的在梦、倒错（parapraxes）和自由联想中揭示无意识的愿望。新的视角中，更重要的是澄清无意识的情感态度，因为它们出现在患者-治疗师互动的所有层面上。治疗师的存在，即治疗师在控制之外传达的情感信息，可能是决定性的。

治疗师的存在引发的一系列问题包括：

1. 一个人可以通过学习成为一个好的治疗师吗?
2. 治疗师自己的治疗能在多大程度上纠正那些消极的存在变量?
3. 精神分析的疗效在多大程度上与无意识的关系动力有关?
4. 这种动力是否说明并非所有治疗师对每个人都一视同仁地"好"?

在此，我们是否应该关注治疗师和患者之间的治疗性匹配的概念?

这些问题留待解答。它们向精神分析治疗发起了挑战，精神分析应该做出应对，并尽可能地进行实证性的研究（Heinonen & Nissen-Lie, in press; Bernhardt et al., in press）。[10]

总　　结

从历史上看，精神分析一直倾向于寻找对治愈的统一解释。在关于治疗性改变的重要文章中，标题都是清一色的"精神分析的治疗性作用"（见 Loewald, 1960; Strachey, 1969; Modell, 1976），仿佛这是一个单一原则。然而在我们看来，如果把精神分析治疗看作针对整体人格的各方面，那么将不同的有效原则和各个局部因素并用，会比追求将"治疗行动"集合在一个公式中更有成效。精神分析治疗是全局性的，其特征是一个让人格变得更加整合的过程。

注　释

[1] 尽管理论上来说，它是建立在自我心理学的基础上的，但弗洛伊德的确没有从理论角度阐述这一点（Hartmann, 1939）。一般心理学也支持与生俱来的有组织的自我活动的观点。现代认知理论强调感知、思维和记忆都倾向于以有意义的模式被组织。

[2] 意义提供了一种掌控的体验，而缺乏有意义的语境则导致掌控失败。现代健康心理学研究强调意义的丧失——即对如何理解情境的不确定——是躯体疾病的决定性风险因素（Havik, 1996）。

[3] 意义的概念是复杂的，总是包含着这样一个问题：对谁有意义？这是两个意义语境的问题，即患者的主观意义和治疗师的分析性意义。后者应以与前者相适应的方式进行沟通。

[4] 这种想法在一些使用所谓退行疗法的治疗师中很盛行。这里的理念是，个体通过退行与躺在妈妈膝盖上吮吸温暖的母乳等婴儿式的原初需要建立联系，而这样的满足可以在治疗框架中发生。

[5] 见本书 p.137"婴儿式情节"。其中提出了一个论点，即我们不能直接访问婴儿式情节。

[6] 弗洛伊德的术语，表示儿童对父母性交的看法（见本书 p.22"无意识过程"）。

[7] "事后性"的概念受到法国精神分析学家的特别强调（Lacan, 1966; Laplanche & Pontalis, 1968, 1971; Laplanche, 1992），也一直是北欧国家对精神分析的法式诠释的核心（Gammelgaard, 1993; Andkjær Olsen & Køppe, 1981）。这个概念已经成为一种辩证的——而不是"机械的"——精神分析的关键理念，并且它进一步强调过去不是以线性的方式影响现在。

[8] "具身记忆"的概念代表了对记忆的彻底反思。记忆不再被理解为

类似于计算机中的信息处理概念，而是作为整个有机体的功能，是复杂的、具身的、动力学的重新分类和交互过程的产物（Edelman, 1989; Leuzinger-Bohleber & Pfeifer, 2002; Leuzinger-Bohleber, 2015）。

[9] 斯特雷奇（Strachey, 1969）也强调了诠释的重要性。通过变异的诠释，自我慢慢地登记了幻想的内在客体和真实的外在客体之间的差异。患者会意识到"感觉到的攻击性特征和精神分析师的真实本性之间的对比，分析师的行为不像患者的'好'或'坏'的古老客体一样。也就是说，患者将意识到他古老的幻想客体和真实的外部客体之间的区别"（出处同上，p.282）。个体内在恪守的严密被客观世界松动了。

[10] 近年来，心理治疗研究的文献越来越强调治疗师的感受对治疗结果的重要性（Baldwin & Imel, 2013; Nissen-Lie et al., 2017; Castonguay & Hill, 2017; Johns et al., 2019）。关于什么构成了治疗性的专长，也存在持续的争论（如 Rønnestad & Skovholt, 2013）。

第十五章

✳

关 于 验 证

我们对精神分析治疗的结果有多确定呢？我们能相信这些效果会持续吗？我们怎么知道变化是由治疗引起的呢？治疗师和患者认为已经达成的改变是否可以被记录下来并向外界证明？精神分析难免要回答这些问题。正如我们在前言中指出的那样：精神分析并不是自成一派的。精神分析治疗必须像其他形式的治疗一样，证明其合法性。精神分析作为一种治疗方法，其有效性涉及的问题在概念、一般理论和方法论上都很复杂，构成了大量研究文献的基础。然而，认为能找到"最终"答案的想法毫无意义。问题和方法都会随着时间的推移而改变。这里，我们不是去评估研究并得出结论，而是希望强调一些可能的方法学角度，这些角度更关注支持精神分析方法的推动工作。

精神分析治疗是一种长程疗法，它用明确的人际关系作为治疗工具。同时，它假设患者的问题会在这个人际关系中出现，并呈现出特定的形式。因此，病理的产生和治疗的过程之间存在形式的基本统一。病理的解决是通过产生病理的同一媒介进行的。这种同构性（Killingmo, 1984b）意味着，如果精神分析治疗要展示其独有的贡献，它就必须说明它引发的各种联结方式的改变，而不是症状的减少。在此有一个挑战，那就是得塑造一些记录方式，以足够灵敏地识别出这些变化。

治疗性改变是个体特异的、关系性的，这意味着它只能在很细微的程度上进行考量。这是一个大抵只能通过对体验品质的描述来传达的现象。这意味着当今心理治疗研究中使用的许多登记工具都不适用。这些工具不能捕捉到分析现象的特异性。许多研究人员仍选择使用那些能提供量化数据和很高的评分者间信度的标准工具。不难理解，它可以实现更易于管理的研究设计。但同时，它缺少了讨论现象与方法之间浮现出来的东西。它优先考虑了准确性，而不是关联性。我们相信，至关重要的是始终把握分析性现象的特异性，并承担起开发适合的评估方法的艰巨工作。在下文中，我们将介绍一种我们称之为深度访谈的方法，我们相信这种方法与当前所述相关。[1]

深 度 访 谈

　　记录患者对变化的描述有很多种方式，从问卷形式的自我报告到在公开访谈中向另一个人陈述。这两种方法之间存在着重要差异，尤其是它们启动了个体不同的心理过程。自我报告调查有预设的可供选择的回答选项，个体很难参与其中并表达自己。它们的风险在于仅是捕捉个体那些被预期的自我观点和社会角色功能，也就是说，这种自我表征与更深层次的情感并无联结。相反，开放式访谈使患者可以自由地表达体验，从而使患者在情感上参与进来。一般来说，当个体在情感上参与一段关系时，自我与他人关系的"资料"就会被激活。这意味着开放式访谈不仅能捕获心理上的最终产物，还能将当事人之间的动力关系（移情和反移情）作为资料包含在内。我们认为这些资料与精神分析情境相关，因此有必要将其纳入。

　　深度访谈就是开放式访谈的一个例子。它邀请个体用自己的语言、个人化的方式表达自己"在这个世界上的存在"。这种方法在刺激和反应方面都是开放的（Killingmo, 1992）。因此，投射的程度（见本书 p.94）增加了，访谈情境与治疗情境有了一些相似之处。与普通的临床访谈一样，深度访谈也在努力减少焦虑和建立联系，从而让患者感到安全，又允许他们开放地面对自己的不良经历和感受。所有的提问都被个性化地跟进，对话得以展开。

与大量的心理治疗调查相比，针对精神分析理论旨在引发的独特变化的研究极少。[2] 为了验证精神分析治疗的效果，重要的是使用的方法能够敏锐地捕捉到特定的精神分析资料。此类方法的例子包括罗夏墨迹测验（Killingmo, 1992）和成人依恋访谈（Gullestad, 2003）。另一种方法是在事后调查的情境中纳入移情因素（Pfeffer, 1959）。最近的一些调查对此进行了追踪（Leuzinger-Bohleber, 2002; Stänicke et al., 2015）。我们还认为，在针对精神分析治疗变化的事后调查中，我们提出的深度访谈也值得拥有一席之地。以下，我们将提出一些支持深度访谈的重要性的论点。

1. **深度**。"深度"这个词本身就意味着其目标不局限于个体在社会化形式中显露出来的信息，即我们称为精神表层的存在信息。它试图捕捉人格的各个方面——在无意识水平上运作的动机和心理机制——这是个体无法散漫地呈现出来的。简而言之，深度访谈是寻找那些不能以直接询问的方式获得的信息。

2. **元视角**。这意味着访谈者基于元视角来倾听个体的"文本"：文本涉及一些与显性内容（"表面价值"）所传达的不同的东西。其潜台词是通过语调和肢体语言表达出来的。

3. **形式**。记录和诠释的视角是指向形式的。语言的表达、词语和文体模式是原始素材。我们有理由相信，与心理内容相比，这些结构特征在更大程度上逃脱了意识的审查。出于同样的原因，我们也假设通过破译这些形式上的因素，更容易获得可信的结果。

4. **动力学**。深度访谈将访谈者与患者之间的动力作为相关资料：患者的沟通方式和访谈者对自己被期望扮演的"角色"的情绪反应，直接显现出了患者的关系风格和策略。

5. **理论概念**。深度访谈将情节的概念置于中心位置。这个概念指的是客体关系结构，是理解人格和病理以及治疗动力的核心。当这个概念也被用于评估治疗带来的变化时，就实现了联合的理论连接：病理、治疗过程和变化集中在同一个概念中。

斯特普和哈德雷在1977年形成了他们所谓的评估治疗变化的"三部分"模型（Strupp & Hadley, 1977），这个模型影响了心理治疗研究。该模型从三个角度评估结果、社会、患者个体和专业临床工作者。第一个角度指的是"客观"的指标，例如工作能力的衡量（测量病假、社会保险金等）。第二个角度是患者改善的主观体验——感觉到自己的真实性。第三个角度涉及"超越了社会适应和主观幸福感的人格结构理论"。这儿有必要引入一个结构的概念，在这个结构中，"一个人的主观感受状态和行为获得了意义"（Strupp & Hadley, 1977, p.189）。深度访谈以主观报告为出发点。同时，它旨在对人格的结构维度进行系统的诠释。因此，深度访谈可以说结合了斯特普模型中的第二和第三点。我们相信，我们所提出的情节的概念及其蕴含的理论网络，满足了对理论的需求——既考虑主观体验状态的意义，又考虑行为的意义。

患者自己的声音

我们应该在多大程度上相信患者关于治疗以及他在治疗中的获益的陈述——他的言语描述？又在多大程度上相信患者所说的那些积极的行为改变并非一厢情愿、否认、讨好或只是出于惯性？反对主观性报告的观点主要认为，它没有考虑到在无意识层面发挥作用的厌恶情绪。为了纠正防御机制的影响，我们需要一种能逃脱意识控制的方式，来登记自身观点和关系形态。尽管在原则上确实有理由持怀疑态度，但我们依然支持对个人叙事可信度的更细致入微的观点。[3] 当我们谈到个人叙事时，指的不是对访谈者提问的直接回答。患者只是简单地回应一个邀请，即用自己的言语叙述自己的治疗，没有任何特别指向。患者不是在与某人对话，而更是在和自己对话。

接下来，我们将报告案例 U 的一段叙事。在经历了三年半的精神分析治疗后，U 正在回顾过去。他把自己的故事讲给一位心理学家听，心理学家只用"嗯"或"是"表达他"听到""理解""在这里"。换句话说，用一些声音保持某种联结。我们录下了这段叙事，其中心理学家的回应标记在括号里。

（微微一笑）我想象了三年。我有点感觉像是奔向夕阳，自由自在……一切都会迎刃而解，像一部每周更新的小说……在即将结束的时候我觉得，也许，我又有一次小的复发了，实际上。（嗯）实际上。事情有点混乱。反正，其实我真的很失望。然后，然后我就觉得这不管用了。然后我真的很失望。这真荒谬。这是浪费时间。我在这里干什么呢？诸如此类。现在。但是——然后，我可能有点——有点天真。我有点想到，现在我来这儿了，对吗？所以，它就静悄悄地、平静地，在这里建立起来了。这些东西会在另一端消失。但是——我知道，一段时间后，又并非如此。它可能会在一定程度上再次出现。所以，我花了很多时间在这上面，我发现事情并不是一劳永逸的，事实就是这样。这是一种每天为了生存而战斗（轻轻地笑）的方式。（是的）事实上，事情并不会就这么过去。就是这么个事儿，真的。（嗯）。不，你根本没有得到什么自由。没法一劳永逸……

事实上，我对此的想法——我没有想法——我不知道。开始的时候，我与那个东西有一种神秘的联系。我想我们之前已经说过了，我曾经有过这样的期望，有点儿，会有这些闪过。（是吗？）那就是——事情何时发生，由什么导致，诸如此类。清晰的景象。但其实不是那样的。它更像是一种——或者——实际上，它，它——并不是那样的。它其实不是那样的（微笑）。我就知道会是这样。但是——但是真的，完全不一样。这是一个非常漫长的过程，在某种程度上，我知道大部分事情会这样。但是它有点——我想我告诉过治疗师，就是关于那件事，在我的生活中曾有过很多这样的事情，然后，它们有点像黑白画面——当我开始谈论这些的时候，画面开始移动，变得有色彩和气味，等等。它开始移动，引起了很多这样的悲伤。非常悲伤，真的，我哭得稀里哗啦的。这些更像是某些已经包含在内的东西。而不是什么新鲜的东西。它不是什么新生活。如果你明白——事实上，它不是一闪而过的东西。我做过很多奇怪的梦。在某种意义上，它们才是这些（轻笑）闪现的东西。（是的。）

然后就是难以置信的兴奋。其实这感觉是很美好的——我的意思是，我想，我的期望与当时的实际情况其实很不一样。

（是的。）所以——其实我真的很享受，事实上，我觉得，这种感觉就好像是过了一段时间。

我把治疗师看作我的律师，近似，在某种程度上，她会以某种或其他方式理解我，实际上，这感觉非常好。它不带任何评判。我可以去呈现一些尴尬和困难的东西，在某种程度上非常羞耻的东西，我认为。我不认为，有很多羞……我曾认为我把其体验为羞耻，是的，非常多的羞耻。但后来这种感觉消失了一点儿。可是——我要说什么呢？想起来了，事实上，就是，事情是这样的，过了一段时间，然后，然后以某种方式——不管是她做的还是我自己做的，我真的没法说清楚，但这就好像和什么东西绑定在一起，就像是，和责任有关的东西，真的。和，就像和这里现在发生的。这些变得越发重要了。事实上，从现在开始，现在，现在我知道了——在某个时候我想，我现在真的知道的足够多了。在某种程度上。现在这真的是我自己的责任了。实际上，就像这样，是的，说起来好像有点冠冕堂皇，真的，就是——这是一种自身责任的维度。我的责任。真的，不是——一个人不能来到这里光生闷气，然后用各种理由推脱，这样那样的。现在这真的是我的责任了。事实上，我觉得这样真的很好。当我获得这种感觉的时候，我觉得这样真的很好。然后，它有点此时此地的感觉，并且有点儿实践，有点像实践——对。我真的很喜欢。就这是种感觉——是的。这是一种责任，简单而纯粹。我非常喜欢。我喜欢得不得了，事实上，匆匆跑来，做个诠释，并没什么好处，但是，就像责任，我的责任是……实际上。（是的，嗯。）这是过了一段时间才领会到的。我觉得这很好，真的。我喜欢这样，这样很好。（清嗓子。）是的……

但是，真的，这是一种工作，真的。可能它也是一种工作。是的，就是这样。所以，我不认为任何事情是，最终，所以，这其实也不是什么每周更新的小说，比如以这样一种方式，某种事物或其他什么揭示了自身——真的，这其实是一种，是一项工作，是工作。在某种程度上去承担责任。这工作真的很管用。（是的。）它很管用。

我不知道该怎么形容，但实际上，这是一种类似——一种——一种类似真正的生命感，就真的可以这么说，这是不同的。它是——它是——它是一种更简单易行的存在，真的。各方各面，都如此。我想，包括与他人关系中的安全感。对吧？包括暴露自己的时候。与孩子们的关系中的安全感以及——我觉得听起来真的是一种不同的生命感觉。（是的）。它是真的。具体说出来并不容易，真的。但在这一点上，有一种不同的生命之感，简单而纯粹，真的。这——这非常清晰。

我们可以把这段叙事当作富有人性的文献来阅读。一个人在努力地寻找词汇来描述生活中决定性的变化。叙述很吸引人。听者会自然而然地认同他的体验。这个叙述立刻让人觉得"真实"，并提供了现实的印象，说明分析性治疗过程包含了什么，以及人们可以期望从这种治疗中得到什么。同时，叙事可以被视为一份研究报告，以可论证的方式阐明了：(1)主观说明的可信度，(2)治疗变化的特征，(3)疗效性因素。在接下来，我们将提到这段叙事中支持这三个维度的特征。

可信度

1. **叙事方式**。U 以一种逐渐推进的反思的方式，努力形成合适的表述。这些反应不是预先经过分类整理的——这里没有现成的陈词滥调。U 在此时此刻展现出了一种正在进行的思考，也是他内部的心理"工作方式"，他强调这是通过治疗学会的。听者会感受到内容和形式之间的一致。

2. **清醒**。U 讲述了期望的根本性变化。最初的治疗目标是开始一段崭新的生活，但他得到的却是与生命关联的一段不同的关系。这种现实性增加了可信度。

3. **实现方式**。U "抓住"了什么东西。一种对现实的新体验开始了，这是一种觉醒。U 的语言不是鹦鹉学舌的语言。这加强了叙事的真实性。

4. **接纳**。U 认识到生命中的困难不会"一劳永逸地消失"，而是可能"再次出现"。他放弃了幻想。在叙事中，一厢情愿的想法似乎不见了。

5. **明白变化是相对的**。U 认为没有什么是"最终的"，改变仍然需要"工作"。这表明 U 没有把治疗结果理想化，而是准备拥抱不适。

6. **语言**。"冠冕堂皇"标志着对自己语言的反思。U 明白那些关于"自己的责任"的词语听起来可能很容易像是空洞的陈词滥调。

改变的特征

1. **对现实的体验**。U 从早年开始就一直疏远的那些艰难的经历，现在充盈着情感——"被赋予了色彩"。他苏醒了。

2. **责任**。U 使用了"责任"这个词不下六次。这个词对他经历的变化至关重要。虽然很早的时候，他期望得到一些东西，但现在他意识到生命是自己的义务。这是一个从被动到主动的转变，传达了一种新的存在于世的姿态。不再索取！抱怨不能带来更多好处（"一个人不能来到这里光生闷气，然后用各种理由推脱，这样那样的"）。他必须靠自己把握今天。这是一个重要的姿态，让他可以处理生活中的问题。

3. **放手**。一种对现实的认识取代了关于变化的魔幻、浪漫的叙事（"奔向夕阳"），这是一个渐进的变化过程。对治疗目的的想法以及对疗效机制的看法也在不断改变。他与生存及人生目标的关系发生了变化——"生活的意义不同了"。

4. **心理功能**。收获不在于某一特定的洞察，而是一种新的精神功能：能够进入一种对自己的苦难和经验的反思关系——一种自我分析的能力。有趣的是，U 自发地使用了"工作"这个词——"靠自己进一步与自己的问题工作"已经成为一种精神现实。

疗效性因素

1. **行动**。儿童时期的经历、与自己的关系、与父母的关系很早就被保留在现成的语义描述中。在治疗过程中，这些开始"变动"了——冻结的部分融化了，理智化和孤立被打破了。

2. **哀悼的过程**。U 过去让自己与一些痛苦事件保持距离，现在这些事件被情感充满并"被赋予色彩"。这个过程被描述为"哀悼"。

3. **渐进的进程**。对突破的期待——期待"闪现"，即被压抑的事物能自我揭露——对这种戏剧性的实现的期待改变了，如今他意识到这是一个渐进的过程。

我们并没有对上述叙事按照预先确定的类别进行编码，也没有按照组织缜密的理论来诠释。为了使这些资料能成为有意义的研究资料，一切都保持着相当低的抽象程度。我们相信，当我们让患者用自己的方式发声时，这些叙事也会为自己发声。这些材料有内在的有效性。精神分析治疗的合法性取决于这些声音的特殊性能否被听到。自我报告是原始资料。登记的方法和诠释的实践不应与自我报告相去甚远。否则，与这种现象之间的联结就会减少，也就不再能回答相应的问题了。如果距离太大，我们可能会陷入一个有固定规则的"诊断游戏"中，不能捕捉到精神分析现象的特殊性。方法和现象就不再相关了。

结　　语

细心的读者会注意到，结构和形式是贯穿本书的线索。这个角度在精神分析现象中并不起眼。它表达了一种选择，告诉读者哪些方面是我们在工作中优先考虑的临床材料。其他人会有自己的首要理论观点。当然，我们的角度不是一个新的角度。它建立在一种理解模式之上，这种模式在挪威的精神分析环境中有广泛的支持者。我们用"谢尔德鲁普传统"这个词汇描述了它。然而，这种传统也是基于一定的背景——特别强调性格意义的德国传统。1971年，在柏林精神分析研究所成立50周年之际，挪威精神分析学家约尔迪斯·西蒙森（Hjørdis Simonsen）做了一场题为"作为生活叙事的自我呈现的行为（Das Verhalten als Selbstdarstellung einer Lebensgeschichte）"的演讲。她的主题是我们如何理解他人。西蒙森首充分肯定了先与弗洛伊德的传统精神分析一脉相承的传统诠释。然后，她彻底地转变了视角，从文字表达的内容转向了无言的、在性格和人的一般存在方式中表达的信息。正是通过形式和肢体语言，我们获得了对另一个人内心世界最直接和最感官性的理解。因此，西蒙森可以说将经典的梦的解析与对形式的诠释结合了起来。关于它们之间的关系，形式处于优先地位。她和谢尔德鲁普一起为我们称为"挪威精神分析"的传统做出了贡献。

西蒙森用一段德国警句为当时的叙述作结：

经历成为经验

经验就是形式

形式本身包含着其起源的故事[4]

Erlebnis wird Erfahrung
Erfahrung ist Form
Die Form trägt in sich selbst den Bericht ihrer Entstehung

我们也用一句格言结束我们的叙述：

生命历史铭刻于形式之中。

注　释

[1] 关于该方法的进一步介绍，请参阅居勒斯塔和基林莫的文献
（Gullestad & Killingmo, 2002）。

[2] 精神分析治疗追求的具体治疗改变尚未被考虑，这提出了一个主
要问题，即相比之下，哪些治疗形式最"有效"，哪些是所谓的有
循证基础的心理治疗的先决条件。在随机对照研究中，我们通常
使用更简单的结果测量方法，而行为和认知治疗中关于改变的目
标比精神分析治疗更容易量化。尼尔森（Nielsen, 1999b）在此基
础上得出结论："在 EVB* 概念下，以症状改善为导向的研究占据了
主导地位，这有利于某些形式的治疗，而贬损了其他形式的治疗"
（p.443）。

[3] 当然，这并不意味着我们反对揭示无意识动力和结构模式的方法。
任何对精神分析治疗的事后调查都应该包括此类方法，例如罗夏

＊ 即循证的（evidence based）。——译者注

墨迹测验。

[4] 英文版为"Incident becomes experience / Experience is form / The form carries within itself the story of its origin"[在德语中 Erlebnis 和 Erfahrung 有区别，但在英语中没有合适的词来对应。二者指出了某些事情发生在个体身上时的粗糙体验与当个体是真正主体时的更细微的体验之间的区别，这有点类似于比昂所说的 β 元素（beta-elements）和 α 元素（alpha-elements）的区别——英文版译者的评论。]。

参 考 文 献

Akhtar, S. (1991). Three fantasies related to unresolved separation-individuation. A less recognized aspect of severe character pathology. I S. Akhtar & H. Parens (red.), *Beyond the symbiotic orbit. Advances in separation-individuation theory. Essays in honor of Selma Kramer* M.D. (s. 261–284). Hillsdale, New Jersey: Analytic Press.

Anthi, P.R. (1986). Wilhelm Reich. Hans bidrag til psykoanalytisk tenkning og praksis. *Nytt Norsk Tidsskrift, 3* (4), 35–45.

Anthi, P.R. (1997). En teoretisk referanseramme: En betingelse sine qua non. I S. Gullestad & M. Theophilakis (red.), *En umulig profesjon? Om opplæring i intensiv dynamisk psykoterapi.* Oslo: Universitetsforlaget.

Alexander, F. & French, T.M. (1946). *Psychoanalytic therapy.* New York: Ronald Press Co.

Andkjær Olsen, O.A. & Køppe, S. (1981, 1986). *Freuds psykoanalyse.* København: Gyldendal.

Arlow, J.A. & Brenner, C. (1964). *Psychoanalytic concepts and the structural theory.* New York: International Universities Press.

Balint, M. (1935). Critical notes on the theory of the pregenital organizations of the libido. I *Primary love and psychoanalytic technique* (1952). London: Hogarth Press.

Balint, M. (1937). Early developmental stages of the ego. Primary object love. I *Primary love and psychoanalytic technique.* London: Hogarth Press.

Bateman, A. & Fonagy, P. (2006). *Mentalization-based treatment for borderline personality disorder. A practical guide.* Oxford: University Press.

Bateson, M.C. (1975). Mother-infant exchanges: The epigenesis of conversational interaction. I D. Aaronson & R. Rieber (red.), *Developmental psycholinguistics and communication disorders* (s. 101-113). New York: Annals of the New York Academy of Sciences, 263.

Bellak, J.E. (1952). The Emergency Psychotherapy of Depression. I Bychowski & Despert, red. *Specialized techniques in psychotherapy.* New York: Basic Books.

Berghout, C.C. & Zevalkink, J. (2009). Clinical significance og long-term psycho-analytic treatment. *Bulletin of the Menninger Clinic, 73* (1), 7-33.

Bernhardt, I.S. & Holt, M. (2004). *Om psykologisk løsrivelse. Hanne Ørstaviks roman «Uke 43» belyst gjennom begrepet objektkonstans.* Hovedoppgave ved Psykologisk institutt. Oslo: Universitetet i Oslo.

Binder, P.-E. (2004). Om den relasjonelle psykodynamiske tilnærmingens plass i en pluralistisk verden. Intervju i *Impuls, 2.*

Binder, P.-E. (2006). Hva er relasjonell psykoanalyse? Nye psykoanalytiske perspektiver på samhandling, det ubevisste og selvet. *Tidsskrift for Norsk psykologforening,* 9: 899–908..

Bion, W.R. (1962, 1984). *Learning from experience.* London: Karnac Books.

Bion, W.R. (1967). Notes on memory and desire. I E.B. Spillius, red. (1988). *Melanie Klein today. Developments in theory and practice.* Bind 2. London: Routledge.

Bleichmar, H.B. (1996). Some subtypes of depression and their implications for psychoanalytic treatment. *International Journal of Psychoanalysis, 77,* 935–961.

Bowlby, J. (1969). *Attachment.* I *Attachment and loss.* New York: Basic Books.

Bowlby, J. (1973). *Separation.* London: Penguin.

Brandl, Y., Bruns, G., Gerlach, A., Hau, S., Janssen, P.L., Kächele, H., Leichsen-ring, F., Leuzinger-Bohleber, M., Mertens, W., Rudolf, G., Schlösser, A.-M., Springer, A., Stuhr, U. & Windaus, E. (2004). Psychoanalytische Therapie. Eine Stellungnahme für die Wissenschaftlichen Öffentlichkeit und für den wissenschaftlichen Beirat Psychotherapie. *Forum der Psychoanalyse, 1.*

Breuer, J. & Freud, S. (1895). *Studies on hysteria.* SE 2.

Bruner, J.S. (1983). *Child's talk.* Oxford: Oxford University Press.

Busch, F. (1995c). *The ego at the center of clinical technique.* Northvale, New Jersey: J. Aronson.

Cashdan, S. (1988). *Object relations theory. Using the relationship.* New York: W.W. Norton.

Clyman, R.B. (1991). The procedural organisation of emotions: A contribution from cognitive science to the psychoanalytic theory of therapeutic action. I T. Shapiro & R.N. Emde (red.), *Affect: Psychoanalytic perspectives. Journal of the American Psychoanalytical Association, 39.* Supplement.

Crews, F. (1995). *The memory wars. Freud's legacy in dispute.* New York: New York Review of Books.

Crittenden, P.M. (1990). Internal representational models of attachment rela-tionships. *Infant Mental Health Journal, 11,* 259–277.

Damasio, A.R. & Damasio, H. (1994). Cortical systems underlying knowledge retri-eval: Evidence from human lesion studies. I T.A. Poggio & A.D. Glaser (red.), *Exploring brain functions: Models in neuroscience.* New York: Wiley & Sons.

Dare, C. & Holder, A. (1981). Developmental aspects of the interaction between narcissism, self-esteem and object relations. *International Journal of Psycho-analysis, 62,* 323–337.

Darwin, C. (1872). *The expression of emotions in man and animals.* New York: Philosophical Library.

Dilthey, W. ([1883, 1973). *Einleitung in die Geisteswissenschaften.* Gesammelte Schriften, Bind 1. Stuttgart.

Eagle, M.N., Wolitzky, D.L. & Wakefield, J.C. (2001). The analyst's knowledge and authority: A critique of the «new view» in psychoanalysis. *Journal of the American Psychoanalytic Association, 49* (2), 456–489.

Emde, R.N. (1988). Development terminable and interminable II. Recent psychoanalytic theory and therapeutic considerations. *International Journal of Psychoanalysis, 69,* 283–296.

Enckell, H. (1999). Transference, metaphor and the poetics of Psychoanalysis. *Scandinavian Psychoanalytic Review, 22,* 218–238.

Fairbairn, W.R.D. (1952). *Psychoanalytic studies of the personality.* London: Routlegde & Kegan Paul.

Feldman, M. (2004). Supporting psychic change: Betty Joseph. I E. Hargreaves & A. Varchevker (red.), *In pursuit of psychic change. The Betty Joseph workshop.* London: Brunner Routledge (in association with The Institute of Psychoanalysis).

Fenichel, O. (1938). Problems of psychoanalytic technique. New York: *The Psychoanalytic Quarterly, 7,* 421-442.

Fenichel, O. (1946). *The psychoanalytic theory of neurosis.* London: Routledge & Kegan Paul.

Ferenczi, S. (1928). The elasticity of psychoanalytic technique. I M. Balint red., (1955). *Final Contributions to the Problems and Methods of Psychoanalysis* (s. 87–101). New York: Basic Books.

Fonagy, P. (1999a). Memory and therapeutic action. *International Journal of Psychoanalysis, 80,* 215–223.

Fonagy, P. (1999b). Process and outcome in mental health care delivery: a model approach to treatment evaluation. *Bulletin of the Menninger Clinic, 63* (3) 288–304.

Fonagy, P., red., (2002). *An open door review of outcome studies in psychoanalysis.* Andre reviderte utgave. London: International Psychoanalytic Association.

Fonagy, P. & Target, M. (1996). Playing with reality. Theory of mind and the normal development of psychic reality. *International Journal of Psychoanalysis, 77,* 217–233.

Fonagy, P., Gergely, G., Jurist, E.L. & Target, M. (2002). *Affect regulation, mentalization and the development of the self.* New York: Other Press.

Fonagy, P. & Lemma, A. (2012). Does psychoanalysis have a valuable place in modern mental health services? Yes. *British Medical Journal,* 344.

Foss, T. (1994). Furor sanandi – en refleksjon over lidenskapen etter å helbrede. *Tidsskrift for Den norske lægeforening, 6* (114), 723–725.

Foss, T. (2012). Erfaring av noe ufullendt. Foredrag på den XXIII Nordiske Psykoanalytiske Kongress i København.

Frank, J.D. ([1961], 1973). *Persuasion and healing.* Baltimore, Maryland: John Hopkins University Press.

Freud, A. (1981). *The writings of Anna Freud Vol. VIII. The psychoanalytic psychology of normal development.* New York: International Universities Press.

Freud, S. (1900). *The interpretation of dreams.* SE 4–5. London: Hogarth Press.

Freud, S. (1905a). *Three essays on the theory of sexuality.* SE 7.

Freud, S. (1905b). *On psychotherapy.* SE 7.

Freud, S. (1910). *The future prospects of psychoanalytic therapy.* SE 11.

Freud, S. (1912). *Recommendations to physicians practicing psychoanalysis.* SE 12.

Freud, S. (1913). *On beginning the treatment.* SE 12.

Freud, S. (1914a). *Remembering, repeating and working-through.* SE 12.

Freud, S. (1914b). *On narcissism: An introduction.* SE 14.

Freud, S. (1915a). *The unconscious.* SE 14.

Freud, S. (1915b). *Observations on transference love.* SE 12.

Freud, S. (1916). *On transience.* SE 14.

Freud, S. (1916–1917). *Introductory lectures on psychoanalysis.* SE 16.

Freud, S. (1917). *Mourning and melancholia.* SE 14.

Freud, S. (1918). *From the history of an infantile neurosis.* SE 17.

Freud, S. (1919). *Lines of advance in psychoanalytic therapy.* SE 17.

Freud, S. (1920). *Beyond the pleasure principle.* SE 18.

Freud, S. (1921). *Group psychology and the analysis of the ego.* SE 18.

Freud, S. (1923a [1922]). *Two encyclopedia articles.* SE 18.

Freud, S. (1923b). *The ego and the id.* SE 19.

Freud, S. (1925). *An autobiographical study.* SE 20.

Freud, S. (1926). *Inhibitions, symptoms and anxiety.* SE 20.

Freud, S. (1927). *The question of lay analysis. Postscript.* SE 20.

Freud, S. (1933). *New introductory lectures on psychoanalysis.* SE 22–23. (*Nytt i psykoanalysen. Nye forelesninger til innføring i psykoanalysen.* 1967. Oslo: Gyldendal Norsk Forlag.)

Freud, S. (1937a). *Analysis terminable and interminable.* SE 23.

Freud, S. (1937b). *Constructions in analysis.* SE 23.

Gabbard, G.O. (1995). Countertransference: The emerging common ground. *The International Journal of Psychoanalysis, 76* (3) 475–487.

Gammelgaard, J. (1992). They suffer mainly from reminiscences. *Scandinavian Psychoanalytic Review, 15,* 104–121.

Gammelgaard, J. (1993). *Sjælens renselse i psykoanalyse og tragedie.* København: Hans Reitzels Forlag.

Gammelgaard, J. (1998). Metaphors of listening. *Scandinavian Psychoanalytic Review, 21,* 151–167.

Gedo, J. (1981). *Advances in clinical psychoanalysis.* New York: International Universities Press.

Gill, M.M. (1967). The primary process. I R. Holt (red.)., Motives and thought. Essays in honor of David Rapaport. *Psychological Issues,* bind 2–3, 260–298.

Gill, M.M. (1979). The analysis of transference. *Journal of American Psychoanalytic Association, 27,* 263–288. Supplement.

Green, A. (1977). Conceptions of affect. *The International Journal of Psychoanalysis, 58,* 129–156.

Green, A. (1983). *Narcissisme de vie. Narcissisme de mort.* Paris: Les Éditions de Minuit.

Green, A. (1995). Has sexuality anything to do with psychoanalysis? *The International Journal of Psychoanalysis, 76*, 871–883.

Green, A. (2000). Science and fiction in infant research. I J. Sandler, A.-M. Sandler & R. Davies (red.), *Clinical and observational psychoanalytic research: Roots of a controversy* (s. 41–72). London: Karnac Books.

Greenberg, J. (2001). The analyst's participation: A new look. *Journal of American Psychoanalytic Association, 49*, 361–381.

Grünbaum, A. (1984). *The foundations of psychoanalysis. A philosophical critique.* Berkeley, California: University of California Press.

Gullestad, F.S. & Wilberg, T. (2011). Change in reflective functioning during psychotherapy – A single case study. *Psychotherapy Research, 21* (1) 97-111.

Gullestad, S.E. (1992). Å si fra. Autonomibegrepet i psykoanalysen. Oslo: Universitetsforlaget.

Gullestad, S.E. (1993). Psykoanalysen – en hermeneutisk disiplin? I P. Anthi & S. Varvin (red.), *Psykoanalysen i Norge.* Oslo: Universitetsforlaget.

Gullestad, S.E. (1994). Fear of falling. Some unconscious factors in Ibsen's play «The Master Builder». *Scandinavian Psychoanalytic Review, 17*, 27–39.

Gullestad, S.E. (1995). The personal myth as a clinical concept. *The International Journal of Psychoanalysis, 76*, 1155–1167.

Gullestad, S.E. (1998). Comments on Richard Webster's book: *Why Freud was wrong: Sin, Science and Psychoanalysis. Scandinavian Psychoanalytic Review, 21*, 92–96.

Gullestad, S.E. (2000). Om å lytte til pasienten. I A. Syse, R. Førde & O.H. Førde (red.), *Medisinske feil* (s. 169–181). Oslo: Gyldendal Akademisk.

Gullestad, S.E. (2001a). Attachment theory and psychoanalysis: Controversial issues. *Scandinavian Psychoanalytical Review, 24*, 3–16.

Gullestad, S.E. (2001b). Hva er evidensbasert psykoterapi? *Tidsskrift for Norsk psykologforening, 38*, 942-951.

Gullestad, S.E. (2003). One depression or many? *Scandinavian Psychoanalytic Review, 26*, 123–130.

Gullestad, S.E. (2004). Selvavsløring – et nyttig terapeutisk virkemiddel? *Tidsskrift for Norsk Psykologforening, 41*, 487–488.

Gullestad, S.E. (2005a). Who is «who» in dissociation? A plea for psychodynamics in a time of trauma. *The International Journal of Psychoanalysis, 86*, 639–656.

Gullestad, S.E. (2005b). In the beginning was the affect. *Scandinavian Psychoanalytic Review, 28*, 3–10.

Gullestad, S.E. & Killingmo, B. (2002). Dybdeintervjuet. Dialogen bak dialogen. I A.L. von der Lippe & M.H. Rønnestad (red.), *Det kliniske intervju* (s. 123–147). Oslo: Gyldendal Akademisk.

Haley, J. (1969). *The power tactics of Jesus Christ and other essays.* Oxford, England: Grossman.

Hanly, C. (1990). The concept of truth in psychoanalysis. *The International Journal of Psychoanalysis, 71*, 375–383.

Hanly, C. (1999). On subjectivity and objectivity in psychoanalysis. *Journal of American Psychoanalytic Association, 47*, 427–444.

Hanly, C. & Hanly, M.A.F. (2001). Critical realism: Distinguishing psychological subjectivity of the analyst from epistemological subjectivism. *Journal of American Psychoanalytic Association, 49* (2), 515–533.

Hansen, B.R. (2000). Psykoterapi som utviklingsprosess: Sentrale bidrag fra to utviklingspsykologiske kunnskapsfelt. I A. Holte, M.H. Rønnestad & G.H. Nielsen (red.), *Psykoterapi og psykoterapiveiledning. Teori, empiri, praksis.* Oslo: Gyldendal Akademisk.

Hartmann, E. (1999). Pasienten som veiviser i det terapeutiske terreng. I E.D. Axelsen & E. Hartmann (red.), *Veier til forandring. Virksomme faktorer i psykoterapi* (s. 164–186). Oslo: Cappelen Akademisk.

Hartmann, H. (1939). Psychoanalysis and the concept of health. I *Essays on ego-psychology.* New York: International Universities Press.

Hartmann, H. & Loewenstein, R.M. (1962). Notes on the Superego. *Psychoanalytic Study of the Child, 17*, 42–81.

Hartmann, T. (1999). Selvfølelse og psykoterapi. I E.D. Axelsen & E. Hartmann (red.), *Veier til forandring. Virksomme faktorer i psykoterapi* (s. 92–118). Oslo: Cappelen Akademisk.

Havik, O. (1996). Psykologiske tiltak ved somatiske sykdommer. En litteraturgjennomgang. *Tidsskrift for Norsk Psykologforening, 33*, 765–776.

Heimann, P. (1950). On counter-transference. *The International Journal of Psychoanalysis, 31*, 81–84.

Hilgard, E.R. (1962). Impulsive versus realistic thinking: An examination of the distinction between primary and secondary processes in thought. *Psychological Bulletin, 59* (6), 477–488.

Hoffer, A. (1985). Toward a definition of psychoanalytic neutrality. *Journal of American Psychoanalytic Association, 33*, 771–795.

Hoffman, I. (1994). Dialectical thinking and therapeutic action in the psychoanalytic process. *Psychoanalytic Quarterly, 63*, 187–218.

Holt, R.R. (1956). Gauging primary and secondary processes in Rorschach responses. *Journal of projective technique, 20*, 14–25.

Holt, R.R. (1965). Ego autonomy re-evaluated. *The International Journal of Psychoanalysis, 46*, 151–167.

Holt, R.R. (1989). *Freud reappraised. A fresh look at psychoanalytic theory.* New York: Guilford Press.

Holter, P.A. (1986). Psykoanalytikeren. Den lavmælte provokatør. I P. Anthi, F. Piene & P. Vaglum (red.), *Psykoanalyse i dag. Illustrasjoner av psykoanalytisk tenkning og praksis.* Oslo: Tano.

Jacobs, T. (1999). On the question of self-disclosure by the analyst: error or advance in technique? *The Psychoanalytic Quarterly, 68* (2), 159-183.

Joseph, B. (1985). Transference: The total situation. *The International Journal of Psychoanalysis, 66,* 447–454.

Josephs, L. (1995). *Balancing empathy and interpretation. Relational character analysis.* Northwale, New Jersey og London: Jason Aronson.

Karterud, S. (1995). *Fra narsissisme til selvpsykologi. En innføring i Heinz Kohuts forfatterskap.* Oslo: Ad Notam Gyldendal.

Kernberg, O.F. (1976). Technical considerations in the treatment of borderline personality organization. *The Journal of the American Psychoanalytic Association, 24,* 795–829.

Kernberg, O.F. (1999). Psychoanalysis, psychoanalytic psychotherapy and supportive psychotherapy. *International Journal of Psychoanalysis, 80,* 1075–1091.

Killingmo, B. (1971). *Den psykoanalytiske behandlingsmetode.* Oslo: Universitetsforlaget.

Killingmo, B. (1980). *Rorschachmetode og psykoterapi. En egopsykologisk studie.* Oslo: Universitetsforlaget.

Killingmo, B. (1984a). Forut for sin tid? En vurdering av Harald Schjelderups psykoanalytiske forfatterskap. I P.A. Holter, S. Magnussen & S. Sandsberg (red)., *Norsk psykologi i 50 år.* Oslo: Universitetsforlaget.

Killingmo, B. (1984b). Hva er dynamisk psykoterapi? *Nordisk Psykologi, 36* (3), 129–146.

Killingmo, B. (1985a). Problems in contemporary psychoanalytic theory: I Controversial issues. *Scandinavian Journal f Psychology, 26,* 53-62.

Killingmo, B. (1985b). Problems in contemporary psychoanalytic theory: I. Lines of advance. *Scandinavian Journal f Psychology, 26,* 63-73.

Killingmo, B. (1989). Conflict and deficit: Implications for technique. *International Journal of Psychoanalysis, 70,* 65–79.

Killingmo, B. (1990a). Beyond semantics: A clinical and theoretical study of isolation. *The International Journal of Psychoanalysis, 71,* 113–126.

Killingmo, B. (1990b). Characters on the stage: Ibsen's «Life-Lie» revisited. *Scandinavian Psychoanalytic Review, 13,* 90-102.

Killingmo, B. (1992). Issues in Psychoanalytic Research. *Scandinavian Psychoanalytic Review, 15,* 37–57.

Killingmo, B. (1994). Ibsen's *The Wild Duck*: A case of undifferentiated self-object representations. *Scandinavian Psychoanalytic Review, 17,* 145-158.

Killingmo, B. (1995). Affirmation in Psychoanalysis. *The International Journal of Psychoanalysis, 76,* 503–518.

Killingmo, B. (1997). The so-called rule of abstinence revisited. *Scandinavian Psychoanalytic Review, 20,* 144–159.

Killingmo, (1999a). Den åpnende samtalen. *Tidsskrift for Den norske lægeforening, 119* (1), 56-59.

Killingmo, B. (1999b). A psychoanalytic listening-perspective in a time of pluralism. *Scandinavian Psychoanalytic Review, 22,* 151–171.

Killingmo, B. (2001a). Psykoanalysen ved milleniumskiftet – noen refleksjoner. *Tidskrift for Norsk Psykologforening, 38* (1) 3–16.

Killingmo, B. (2001b). Trenger vi strukturbegreper? Egopsykologi i nytt hus. *Tidsskrift for Norsk Psykologforening, 38* (11), 1030–1041.

Killingmo, B. (2004a). Commentary – Ready for departure? *The International Journal of Psychoanalysis, 85,* 264–268.

Killingmo, B. (2004b). Uavsluttede dialoger. *Impuls, 2,* 5–10.

Killingmo, B. (2004c). Under Schjelderups kateter og på Schjelderups analysebenk. Portrett av en farsfigur. *Tidsskrift for Norsk Psykologforening, 41,* 561–566.

Killingmo, B. (2006). A plea for affirmation. Relating to unmentalised affects. *Scandinavian Pscyhoanalytic Review, 29,* 13–21.

Killingmo, B. (2007). Relational oriented character analysis. A position in contemporary psychoanalysis. *Scandinavian Pscyhoanalytic Review, 30,* 76–83.

Killingmo, B., Varvin, S. & Strømme, H. (2012). What can we expect from beginning therapists? A study of acquisition of competence in dynamic psychotherapy training. Under utgivelse.

Klein, M. (1946). Notes on some schizoid mechanisms. I *Envy and gratitude and other works, 1946–1963* (s. 1–24). New York: Delacorte Press/Seymour Laurence.

Kohut, H. (1971). *The analysis of the self. A systematic approach to the psychoanalytic treatment of narcissistic personality disorders.* New York: International Universities Press.

Kohut, H. (1984). *How does analysis cure?* Red., A. Goldberg & P.E. Stepansky. Chicago, Illinois: University of Chicago Press.

Kohut, H. & Wolf, E. (1978). The disorders of the self and their treatment: An outline. *International Journal of Psychoanalysis, 59,* 413–426.

Kris, E. (1952). *Psychoanalytic explorations in art.* New York: International Universities Press.

Kristeva, J. (1987). *Soleil noir. Dépression et melancholie.* Paris: Éditions Gallimard.

Lacan, J. (1966). Écrits. Paris: Éditions du Seuil.

Laplanche, J. (1992). Interpretation between determinism and hermeneutics. *The International Journal of Psychoanalysis, 73,* 429–445.

Laplanche, J. & Pontalis, J.-B. (1967). *Vocabulaire de la psychanalyse.* Paris: Presses Universitaires de France.

Laplanche, J. & Pontalis, J.B. (1968). Fantasy and the origins of sexuality. *The International Journal of Psychoanalysis, 49,* 1–19.

Larsen, K. (2004). Anna O – En undersøkelse av psykoanalysens historiefremstilling i lys av nyere materiale. *Tidsskrift for Norsk Psykologforening, 41,* 883–891.

Lecours, S. & Bouchard, M.A. (1997). Dimensions of mentalization: Outlining levels of psychic transformation. *The International Journal of Psychoanalysis, 78,* 855–875.

LeDoux, J.E. (1996). *The emotional brain. The mysterious underpinnings of emotional life.* New York: Simon & Schuster.

Leichsenring, F. & Rabung, S. (2008). Effectiveness of long-term psychodynamic psychotherapy. A meta-analysis. *Journal of American Medical Association, 300,* 1551–1565.

Leira, T. (1995). Silence and communication: Non verbal dialogue and therapeutic action. *Scandinavian Psychoanalytic Review, 18*, 41–65.

Leuzinger-Bohleber, M. (2002). The psychoanalytic follow up study (DPV): A representative multicenter study of long-term psychoanalytic therapies. Short overview, aims and design of the follow up study. I M. Leuzinger-Bohleber & M. Target (red.), *Outcomes of psychoanalytic treatment. Perspectives for therapists and researcher*. London og Philadelphia: Whurr Publishers.

Little, M. (1951). Countertransference and the patients response to it. *The International Journal of Psychoanalysis, 32*, 32–40.

Loewald, H.W. (1960). On the therapeutic action of psychoanalysis. *The International Journal of Psychoanalysis, 41*, 16–33.

Lotz, M. (2001). The Moment and The Next Step. *Scandinavian Psychoanalytic Review, 24*, 64–74.

Lunn, S. (1997). Det psykoanalytiske rum. I J. Gammelgaard & S. Lunn (red.), *Om psykoanalytisk kultur – et rum for refleksjon*. København: Dansk Psykologisk Forlag.

Mahler, M.S., Pine, F. & Bergman, A. (1975). *The psychological birth of the human infant*. New York: Basic Books.

Main, M. (1991). Metacognitive knowledge, metacognitive monitoring and singular (coherent) vs. multiple (incoherent) model of attachment. Findings and directions for future research. I C.M. Parkes et al. (red.), *Attachment Across the Life Cycle* (s. 127–159). London: Tavistock/Routledge.

Mitchell, S.A. (1998). The analyst's knowledge and authority. *Psychoanalytic Quarterly, 67*, 1–31.

Mitchell, S.A. (2000). Reply to Silvermann. *Psychoanalytic Psychology, 17*, 153-159.

Mitchell, S.A. & Aron, L., red. (1999). *Relational psychoanalysis: The emergence of a tradition*. New York: Analytic Press.

Modell, A.H. (1976). «The holding environment» and the therapeutic action of psychoanalysis. *Journal of the American Psychoanalytic Association, 24*, 285–307.

Modell, A.H. (1990). *Other times, other realities. Towards a theory of psychoanalytic treatment*. Cambridge, Massachusetts og London: Harvard University Press.

Money-Kyrle, R.E. (1956). Normal counter-transference and some of its deviations. *The International Journal of Psychoanalysis, 37*, 360–366.

Monsen, J.T. & Monsen, K. (1999). Affects and affect consciousness: A psychotherapy model integrating Silvan Tomkins' affect- and script theory within the framework of self psychology. I A. Goldberg (red.), *Pluralism in Self Psychology: Progress in Self Psychology*, Vol. 15. (s. 287–306). Hillsdale, New Jersey: The Analytic Press.

Nagera, H.N. (1964). On arrest in development, fixation, and regression. *Psychoanalytic Study of the Child, 19*, 222–239.

Nerdrum, P. (2002). Om empati. I A.L. von der Lippe & M.H. Rønnestad (red.), *Det kliniske intervju* (s. 74–100). Oslo: Gyldendal Akademisk.

Nielsen, G.H. (1999a). Psykiske problemer og psykoterapi i lys av moderne interpersonlig psykoanalyse. I E.D. Axelsen & E. Hartmann (red.), *Veier til*

forandring. Virksomme faktorer i psykoterapi (s. 20–40). Oslo: Cappelen Aka-
demisk.

Nielsen, G.H. (1999b). Psykoterapi som kunnskapsbasert praksis: Utfordringer og
dilemmaer ved årtusenskiftet. *Tidsskrift for Norsk Psykologforening, 36,* 436–446.

Nunberg, H. (1931). The synthetic function of the ego. *The International Journal
of Psychoanalysis, 12,* 123–140.

Pally, R. (1998). Emotional processing: The mind-body connection. *The Interna-
tional Journal of Psychoanalysis, 78,* 855–875.

Pfeffer, A.Z. (1959). A procedure for evaluating the results of psychoanalysis:
A preliminary report. *Journal of the American Psychoanalytic Association, 7,*
418–444.

Piaget, J. (1929). *The child's conception of the world.* London: Routledge & Kegan
Paul.

Pick, I.B. (1985). Working through in the transference. *The International Journal
of Psychoanalysis, 66,* 157–166.

Pigman, G.W. (1995). Freud and the history of empathy. *The International Journal
of Psychoanalysis, 76,* 237–256.

Rapaport, D. (1951). The autonomy of the ego. I M.M. Gill (red.), *The collected
papers of David Rapaport.* New York: Basic Books.

Rapaport, D. (1952). Projective techniques and the theory of thinking. *The Journal
of Projective Technique, 16,* 269–275.

Rapaport, D. (1953). On the psychoanalytic theory of affects. *The International
Journal of Psychoanalysis, 34,* 177–198.

Rapaport, D. & Gill, M. (1959). The points of view and assumptions of metapsycho-
logy. *The International Journal of Psychoanalysis, 40,* 153–162.

Reich, W. (1933, 1949). *Character-Analysis.* New York: Orgone Institute Press.

Reichelt, S. (1996). Veiledning innenfor systemisk terapi. *Tidsskrift for Norsk
Psykologforening, 33,* 232–238.

Renik, O. (1996). The perils of neutrality. *Psychoanalytic Quarterly, 65,* 495–517.

Renik, O. (1998). The analyst's subjectivity and the analyst's objectivity. *The Inter-
national Journal of Psychoanalysis, 79,* 487–497.

Ricœur, P. (1965). *De l'interprétation. Un essai sur Freud.* Paris: Éditions du Seuil.

Ricœur, P. (1977). The question of proof in Freud's psychoanalytic writings. *Journal
of the American Psychoanalytic Association, 25,* 835–871.

Rogers, C.R. (1957). The necessary and sufficient conditions for therapeutic
personality change. *Journal of consulting and clinical psychology, 21,* 95–103.

Rosenthal, R. (1966). Experimenter effects in behavioral research. New York:
Appleton – Century – Crofts.

Rosenzweig, S. (1936). Some implicit common factors in diverse methods of
psychotherapy. *American Journal of Orthopsychiatry, 6,* 412–415.

Ruesch, J. & Bateson, G. (1951). *Communication: The social matrix of psychiatry.*
New York: W.W. Norton.

Rycroft, C. (1966). Causes and meanings. I C. Rycroft (red.), *Psychoanalysis
observed* (s. 7–22). London: Constable.

Rønnestad, M.H. (2008). Evidensbasert praksis i psykologi. *Tidsskrift for Norsk psykologforening, 45*, 444-454.

Rønnestad, M.H. & von der Lippe, A. (2002). Forskningens bidrag til kunnskap om psykoterapi. I A.L. von der Lippe & M.H. Rønnestad (red.) *Det kliniske intervju* (s. 23–43). Oslo: Gyldendal Akademisk.

Sandell, R., Blomberg, J., Lazar, A., Carlsson, J., Broberg, J. & Rand, H. (2000). Varieties of long-term outcome among patients in psychoanalysis and long-term psychotherapy: a review of findings in the Stockholm outcome of psychoanalysis and psychotherapy project (STOPP). *The International Journal of Psychoanalysis, 81*, 921–943.

Sandler, A.-M. & Sandler, J. (1978). On the development of object relationships and affects. *International Journal of Psychoanalysis, 59*, 285–296.

Sandler, A.-M. & Sandler, J. (1998). *Internal objects revisited.* London: Karnac Books.

Sandler, J. (1976). Countertransference and role-responsiveness. *The International Review of Psychoanalysis, 3*, 43–47.

Sandler, J. & Dreher, A.U. (1996). *What do analysts want? The problem of aims in psychoanalytic therapy*, London og New York: Routledge.

Sandler, J. & Rosenblatt, B. (1962). The concept of the representational world. *Psychoanalytic Study of the Child, 18*, 159–194.

Sandler, J., Dare, C. & Holder, A. (1992). *The patient and the analyst.* Andre utgave, revidert og utvidet av J. Sandler & U. Dreher. London: Karnac Books.

Sandler, J. & Sandler, A.-M. (1994a). Therapeutic and countertherapeutic factors in psychoanalytic technique. *Psychoanalysis in Europe.* Bulletin, *43*, 45–56.

Sandler, J. & Sandler, A.-M. (1994b). Theoretical and technical comments on regression and anti-regression. *The International Journal of Psychoanalysis, 75*, 431–441.

Sandler, J. & Sandler, A.-M. (1994c). The past unconscious and the present unconscious. *Psychoanalytic Study of the Child, 49*, 278–292.

Schachtel, E. (1959). *Metamorphosis.* New York: Basic Books.

Schafer, R. (1968). *Aspects of internalization.* New York: International Universities Press.

Schafer, R. (1970). The psychoanalytic vision of reality. *The International Journal of Psychoanalysis, 51* (3), 279–297.

Schafer, R. (1976). *A new language for psychoanalysis.* New Haven, Connecticut og London: Yale University Press.

Schafer, R. (1983). *The analytic attitude.* New York: Basic Books.

Schafer, R. (1992). *Retelling a life. Narration and dialogue in psychoanalysis.* New York: Basic Books.

Schafer, R., red. (1997c). *The contemporary Kleinians of London.* Madison, Connecticut: International Universities Press.

Schibbye, A.L. Løvlie (2002). *En dialektisk relasjonsforståelse i psykoterapi med individ, par og familie.* Oslo: Universitetsforlaget.

Schjelderup, H. (1927). *Psykologi.* Oslo: Gyldendal Norsk Forlag.

Schjelderup, H. (1940). *Nevrosene og den nevrotiske karakter.* Oslo: Gyldendal Norsk Forlag. I Det blå bibliotek med innledning av Bjørn Killingmo (1988). Oslo: Universitetsforlaget.

Schjelderup, H. (1955). Lasting effects of psychoanalytic treatment. *Psychiatry, 18,* 109–133.

Schjelderup, H. (1984). *Det skjulte menneske.* Oslo: Cappelen.

Simonsen, H. (1971). Das Verhalten als Selbstdarstellung einer Lebensgeschichte. *Psychoanalyse in Berlin, 50-Jahr-Gedenkfeier des Berliner Psychoanalytischen Instituts (Karl Abraham-Institut).* Meisenheim: Verlag Anton Hain.

Spence, D.P. (1982). *Narrative truth and historical truth. Meaning and interpretation in psychoanalysis.* New York: W.W. Norton.

Spillius, E.B. (1992). Clinical experiences of projective identification. I R. Anderson (red.), *Clinical lectures on Klein and Bion* (s. 59–73). London: Routledge.

Stänicke, E., Strømme, H., Killingmo, B. & Gullestad, S.E. (2012). After analysis – changes in representation of aggression. Under utgivelse.

Stein, R. (1991). *Psychoanalytic theories of affect.* New York, Westport og London: Praeger.

Steiner, J. (1993). *Psychic retreats. Pathological organizations in psychotic, neurotic and borderline patients.* London: Routlegde.

Steiner, R. (1987). Some thoughts on «La Vive Voix» by Ivan Fonagy. *International Review of Psychoanalysis, 14,* 265–272.

Stern, D.N. (1985). *The interpersonal world of the infant. A view from psychoanalysis and developmental psychology.* New York: Basic Books.

Stern, D.N. (1994). One way to build a clinically relevant baby. *Infant Mental Health Journal, 15,* 36–54.

Strachey, J. (1969). The nature of the therapeutic action of psychoanalysis. *The International Journal of Psychoanalysis, 50,* 275–292.

Strenger, C. (1989). The classic and the romantic vision in psychoanalysis. *The International Journal of Psychoanalysis, 70,* 593–610.

Strenger, C. (1991). *Between hermeneutics and science. An essay on the epistemology of psychoanalysis.* Psychological Issues, Monograph 59. Madison: International Universities Press.

Strupp, H. & Hadley, S.W. (1977). A tripartite model of mental health and therapeutic outcome. With special reference to negative effects in psychotherapy. *American Psychologist, 32,* 187–196.

Svalheim, R. (1993). Det ubevisste. I P. Anthi & S. Varvin (red.), *Psykoanalysen i Norge.* Oslo: Universitetsforlaget.

Tansey, M.J. & Burke, W.F. (1989). *Understanding countertransference: From projective identification to empathy.* Hillsdale, New Jersey: The Analytic Press.

Theophilakis, M. (1997). De misbrukte barna og individualterapi. *Tidsskrift for Norsk Psykologforening, Supplement nr. 1, Ut av det lukkede rommet, 43,* 8–14.

Thomä, H. & Kächele, H. (1987). *Psychoanalytic practice 1. Principles.* Berlin, Heidelberg og New York: Springer-Verlag.

Thorbjørnsrud, G. (1993). Psykoanalyse og hermeneutikk. I P. Anthi & S. Varvin (red.), *Psykoanalysen i Norge*. Oslo: Universitetsforlaget.

Tomkins, S. (1995). *Exploring affect: The selective writings of Silvan Tomkins*. Cambridge England: Cambridge University Press.

Täkhä, V. (1984). Psychoanalytic therapy as a developmental continuum: Considerations of disturbed structuralization and phase-specific encounter. *Scandinavian Psychoanalytic Review, 7*, 133–159.

Van der Kolk, B.A., McFarlane, A.C. & Weisæth, L. (1996). *Traumatic stress*. New York: The Guilford Press.

Varvin, S. (2003). *Mental survival strategies after extreme traumatisation*. København: Multivers Academic.

Varvin, S. (2008). *Flyktningepasienten*. Oslo: Universitetsforlaget.

Varvin, S. & Rosenbaum, B. (2011). Severely traumatized patients' attempt at reorganizing their relationships to others in psychotherapy. I N. Freedman & M. Hurvich (red.), *Another kind of evidence*. New York & London: Karnac Book.

Von der Lippe, A.L., Monsen, J.T., Rønnestad, M.H. & Eilertsen, D.E. *Interactions in psychotherapy related to outcome*. SPR Conference i 2003 i Weimar, Tyskland.

Wallerstein, R.S. (1986a). *Forty-two lives in treatment. A study of psychoanalysis and psychotherapy*. New York: Guilford Press.

Wallerstein, R.S. (1986b). One psychoanalysis or many? *The International Journal of Psychoanalysis, 71*, 3–20.

Wampold, B.E. (2001). *The great psychotherapy debate. Models, methods, and findings*. Mahwah, New Jersey: Lawrence Erlbaum Associates.

Watzlawick, P., Beavin, J.H. & Jackson, D.D. (1968). *Pragmatics of human communication. A study of interactional patterns, pathologies and paradoxes*. London: Faber & Faber.

Webster, R. (1995). *Why Freud was wrong: Sin, science and psychoanalysis*. New York: Basic Books.

Weiss, J. & Sampson, H. (1986). *The psychoanalytic process: Theory, clinical observation and empirical research*. New York: Guilford Press.

Winnicott, D.W. (1949). Hate in the counter-transference. *The International Journal of Psychoanalysis, 30*, 69–74.

Winnicott, D.W. (1965). *The maturational processes and the facilitating environment*. London: Hogarth Press.

Zachrisson, A. (1997). Terapeutisk holdning. I S. Gullestad & M. Theophilakis (red.), *En umulig profesjon? Om opplæring i intensiv dynamisk psykoterapi* (s. 25–37). Oslo: Universitetsforlaget.

Zetzel, E.R. (1956). Current concepts of transference. *The International Journal of Psychoanalysis, 37*, 369–376.